U0002633

世茂出版有限公司
世潮出版有限公司
智富出版有限公司

世茂出版有限公司
世潮出版有限公司
智富出版有限公司

營養與健康2

營養與保健

by Adelle Davis　　　　許志榮　譯

世潮出版有限公司

LET'S STAY HEALTHY
by Adelle Davis
Copyright © 1981 by Harcourt Brace Jovancvich, Inc.
Published by arrangement with Harcourt Brace Jovanovich, Inc.
Chinese translation Copyright by Signet Book arranged
through Big Apple Tuttle-Mori Agency Inc.
All Rights Reserved

出版序言

財富、名位、健康，是每一個人都希望擁有的。然而許多人卻將其大部份的時間與精力用在追求財富和名位上，而忽略了自己的健康，一旦失去了健康，即使擁有龐大的財富與最高的名位，也變得毫無價值，眞是非常的不智。

我們的健康並非靠醫生和藥物來維護，而是靠食物的營養。爲了維持身體健康，我們需要不斷地從食物中獲得各種營養素，而良好的健康絕非偶然，有賴於每一餐、每一天、年復一年持續不斷地攝取適當與均衡的營養。

營養與健康的關係極爲密切，營養學是一門新興的學科。近代營養學是在生理學與生物化學的基礎上逐漸形成，爲一門綜合性的學科，包含的範圍極爲廣泛，然而有關營養的基本知識，則是每一個現代人所應具備的常識。適當的營養，從個人來說，可使身體健康，家庭幸福；從大處而論，國民健康是國家重要的資源，與民族昌盛國家繁榮休戚相關。

由於經濟繁榮，國民所得逐年提高，近年來，國人對於食物的獲取，非僅不虞匱乏，更有擔心營養過量之憂慮。然不可諱言，我們大多數人對於營養有關的知識，不是一無所知便是一知半解。中國人是世界上最講究吃的民族，自古到今，流傳著許多珍饈補品，但這些傳統古老的食物，是否對於我們健康有益，尚有待科學的分析與研究。

從現代營養學的觀點來說，我們每天的飲食中，各種營養素的質與量必須均衡適當的攝取，才能維護健康、預防疾病及保持充沛的活力。人體需要的營養素達四十種之多，醣類、蛋白質、脂質、維生素、礦物質及水，都是維持健康所需的營養素，但必須均衡適當地攝取，過與不及對健康皆有害無益。因此，正確的營養知識極爲重要，爲了保持身體的健康，我們每天的飲食，不僅要吃得飽，還要吃得好；同時更要從科學的觀點講求合理的營養。

美國最知名的營養學專家安德爾・戴維絲（Adelle Davis）女士是一位營養學領域的拓荒者，她堅信營養良好的飲食是健康活力的關鍵。她貢獻她的智慧與熱忱，提供現代營養學各種最新的知識與觀念，致力於喚起社會大衆重視飲食的營養，以促進良好的健康，免於疾病的痛苦。

戴維絲女士的著作有《吃的營養科學觀》、《食療與保健》、《營養與保健》及《營養與寶寶健康》曾經是美國最暢銷書之一，世界各國均有其翻譯本，是公認爲對人類健康最有益的好書。她以生動流暢的筆調，簡明扼要地介紹有關營養的知識，從她的書中讀者不僅瞭解到什麼是營養？食物中所含營養素的質與量，並淸晰地瞭解我們的機體如何攝取、消化、吸收和利用食物中的養料以維持生命活動的完整過程。每一本書的內容，不僅適合於一般讀者，即使是專業的醫生及醫護人員，也能從其中獲得極爲有益的知識。

雖然她的某些建議及對各種維生素神奇的療效，從專業的醫學方面而言，尚有探討或修正的必要，但是，她促進人類營養與健康的貢獻，仍然受到肯定。

在戴維絲女士這一系列叢書中，除了提供我們各種營養與健康的知識外，同時還提出許多卓越的見解，值得我們全體國人及政府深思與警惕。例如，她指出：由於化學肥料、殺蟲劑及殺草劑等大量的濫用，使農作物的土壤日漸貧瘠，食物因而缺少應有的營養素；食品工業的精細加工及任意加入添加劑；各種毫無營養價值的垃圾食物充斥市場，不僅使食品的營養大量地流失，對戕害兒童的健康尤爲嚴重。同時，她更大聲疾呼，指責食品及製藥業者誇大不實的宣傳廣告，欺騙消費者。她呼籲國人應具有營養的基本知識，購買食物及藥品時，應仔細閱讀其標示與說明，確實瞭解其所含的內容，選擇有營養價值並適合於自己健康所需的物品。

最有意義的一項是，她呼籲全體國民與政府應共同建立飲食營養與健康的共識。因爲飲食營養良好可以增進身體健康，減少醫藥費用的支出，促進家庭生活的幸福；而國民健康是國家重要的資源。值此全民健康保險即將實施之際，政府每年以龐大的預算支付醫療費用時，應考慮如何加強對國民有關飲食營養與健康的教育，增加飲食營養的知識，極爲重要。

本公司秉尊重讀者，出版好書的原則，特將戴維絲女士所著營養與健康系列叢書取得美國Signet Book授權中文翻譯出版，我們以極嚴謹的態度，將其內容完整地譯出，同時以專業的編輯將其區分爲適當的章節與標題，使它成爲生動而具可讀性的精鍊著作。希望本系列叢書的出版，能帶給讀者更豐富的營養知識，增進健康的身體，享受快樂的人生。

世潮出版有限公司謹識

序

本書是安德爾·戴維絲女士有關營養與健康的著作中最新的作品。她以最簡潔的詞句告訴我們有關營養學方面最專業的知識。同時並附有簡明清晰的圖表，使我們輕易地了解複雜的人體構造，同時也了解人類生長所需的物質是什麼？供給人體能源的物質是什麼？什麼食物會使我們發胖，什麼樣的物質對我們的身體有害。本書可使我們活得更有生命力，無論生理或心理上都能保持最理想的健康狀態。而且，經由詳盡的目錄、附錄及索引，我們想要的資料很容易就可以獲得，所以，本書也是相當理想的參考書籍。

一世紀以前，在美國，沒有任何醫學院認為臨床營養學是一門值得研究的學問；而現今，這種現象正快速地改觀。由於大衆對於健康的重視，對營養資訊的需求，專業的營養學訓練就愈來愈熱門了。內科醫師，無論年青或是年長，都想儘量補充這方面的知識，醫科的學生也開始修習營養學，畢業後的實習課程，也加上了臨床營養學。

過去三十多年來的改變，直接或間接地影響了安德爾·戴維絲的著作生涯。比起其他的營養學家，安德爾早就意識到營養學對於人體健康的重要性。

對於一個完全沒有營養學概念的人，本書是很好的入門指導，至於已有基礎的人，本書也可提供更進一步的資訊。它的內容，有組織且合邏輯的表達方式，我相信，做為學生研讀的教科書是非常適合的，無論是高中生或主修人類生態學及對人類生長發育有興趣的大學生，閱讀本書都會有益。

最後，也是最重要的，我想給本書作者一些勉勵：身爲一個內科醫師，經歷過各種大大小小的臨床病例，在看過本書之後，我深深覺得，任何人讀了這本書都不會被誤導，相反地，本書可幫助讀者自混亂、矛盾但又迷人的臨床營養學中獲得事實的眞象。

紐約李那山丘醫院駐院醫師　琳娜・拉斯加頓醫學士

導言

這是安德爾·戴維絲女士的第一本同也是最後一本書，這樣說，一定會令讀者迷惑，不過，只要稍加解釋就會明白了。在第二次世界大戰期間，營養學還是一門相當新的科學，當時，就有人要求安德爾寫本有關營養與健康方面的書，於是《有計畫地攝取營養、維持健康》這本書就誕生了。由於這本書的出版，使得安德爾又繼續寫下另外四本相關的書，這四本書後來都成爲國際間相當暢銷的書，讀者超過百萬人，而且，歷經十數年直到今天，仍定期的修訂、再版。

一九七四年，安德爾女士去世時，她幾乎已完成了所有的著書計劃—除了第一本書的增修工作之外。因爲這本書出版的時間已久，所以，安德爾女士希望能加些修改，使它更符合現代的要求，內容能夠更爲簡單易懂，而同時又能將營養學方面的理論溶入書中。本書的出版，就達成了安德爾女士的願望。

四十多年以前，在《有計畫地攝取營養、維持健康》這本書中，安德爾女士曾說過：「營養學正處於萌芽階段，未來還有一段很長的路要走，以後的研究將更能證明營養學的重要性，而且，大量新的知識將不斷地加入這個領域，所以，我們必須更加努力，才能與營養學進步的速度齊頭並進。」直到今天，這些話依舊適用。而身爲本書的編者，知道安德爾女士有意修改之後，我的工作就變得簡單多了。經過這麼多年，無論維生素、礦物質或是飲食方面的觀念，都有了很大的改變。飲食的適當與否，可以用科學的方法來計算，但是，其中還有部份理論引起爭議，大家都寧可相信事實而不信任理論。因此，我的職責就是從這些事實中整理出合理的結論。

今日，還存在著一個矛盾的現象，就是維生素的用量及其利弊。基本上，維生素是用來幫助營養的吸收，至於它們的重要性，醫學界、健康食品製造者及研究工作者的看法都各不相同。但是，從各種現象觀察，我覺得維生素對於人體的健康應該是重要的，所以，在本書中，特別利用一章的篇幅去介紹它。

另外，我覺得普通生理學方面的知識可以幫助讀者了解營養學方面的資訊，因此，也附加在書中。

飲食和健康部份，我也把它擴充，使其包含較多醫學方面的資訊，比如，某些疾病的食療方法。現今有些疾病，可以食物治療與藥物治療雙管齊下，效果會比單一治療來得有效。而對於現代人容易罹患的疾病，如糖尿病、肥胖症及心臟方面的疾病，我也提出了正確的飲食方法，以降低患病例。

當然，修改本書時，我總是儘量尊重原著，但是，經過這十數年，改變的東西實在太多了，某些章節不得不做大幅度的修改。我希望，修改後的內容能將安德爾女士的理念更合宜地傳遞給讀者。安德爾女士是營養學界一位偉大的先驅者，她值得我們及後人的尊敬與讚揚。

同時，我也要感謝所幫助我編修這本書的朋友及同事，感謝他們所貢獻的時間與知識。

另外，我要特別謝謝波莉·布朗司的校稿，還有潘妮·馬迪的打字排版，及克里夫·山多先生精美詳細的揷圖及說明。而山多先生要我在此代替他謝謝倫敦皇家醫學院所提供的建議及協助。

倫敦伊莉莎白皇后學院　安·歐德羅理工碩士

目次

第四篇　家人的健康……265

第一篇

消化與酵素

1 營養學與健康的關係

健康，就好像快樂一樣，很難有正確的定義。當我們生病時，渴望能擁有健康；但在健康狀況良好時，就忘記它的重要性了。健康的身體應該是我們與生俱來的權利，但是，幾乎很少有人能夠享有這個權利。對於如何獲得健康，人們有許多不同的看法，有些人覺得運動是最重要的；而有些人覺得，心理因素才是最重要的。對營養學家而言，食物才是影響健康最重要的因素，因爲我們每一天都吃三餐，所以，食物自然變成影響健康的最重要因素。

這本書不僅包含了營養學，同時也包括生理學方面的知識。由於篇幅的關係，無法一一列出我們所需的各種食物，但我們應知道的是，各類食物的重要性及它們對身體可能造成的影響，有了這些基本的認識之後，我們就可以正確地運用這些常識，藉由這些常識，可以讓我們吃得更健康。

如何吃才會健康，一直有各種不同的意見。比如，朋友善意的忠告，食品工業的廣告及醫療職業的無稽之談，想要從這些言詞中分辨出眞僞，便需要具備某些基本的知識，而知識是一點一滴累積而成，等待我們需要時拿來加以運用。

營養科學是相當新的一門學科，直到近幾十年來，才逐漸受到大學教育的重視，但它並不是一門全新的知識，營養學的歷史其實是與生命一樣地久遠。由於有機物質的存在，使得地球在數百萬年前就已經有了生命與無生命物質的區別。這些原始的材料包括固態、液態及氣態的物質，它們使得生命能夠生長、繁殖，並不斷地延續下去。

今日，我們所吃的食物，受到各地的風俗習慣、氣候及個人的經濟、年齡、性別、宗教信仰、工作性質，及其他的因素的影響。因爲受許多外來因素的影響，所以我們選擇食物並不完全是基於健康的理由。事實上，不管是在家中或出外用餐，沒有人會故意去傷害自己的健康。無論你是家庭主婦或家中的一份子，想要引介新的觀念或新的食物時，都必須有好的理論及具體的事實來支持。然而，許多沒有營養的食物，會經常出現在我們四周並影響我們的健康。因此，我們應該接受這種挑戰，設法加以克服。

2 正確的飲食營養成份與組合

一般而言，具有營養成份的物質便是好的食物。但是，食物必須被攝取。被身體吸收利用之後，才能獲得這些營養。如果，只是獵取各種營養學方面的常識，然後列出一份食譜、一份計畫，把它貼在牆壁上而不去實行是不夠的，除非我們能夠遵照計畫，購買正確的食物，準備規律而且均衡的餐飲，然後將這些有營養的食物吃掉。

對許多人而言，「吃得營養，吃得健康」，是他們的目標。他們幻想，當有錢時，就可以買很多昂價的食物，花很多時間來準備精緻的美食；而且，深信如此日復一日，他們的身體便會更結實、更強壯、更具活力。但是，實際生活並不是如此。雖然，我們常抱怨沒有太多的時間與金錢，但是，好的食物並不一定就要花費許多的時間與金錢，而且經常就在我們身邊。在超級市場裡，我們可以很容易地買到一些加工過的食物，但同時，我們也可以買到一些新鮮的食物及營養品，我們只能從這些食品中去挑選。看起來，似乎別無選擇，但是，實際上卻是個很簡單的問題。如果，今日我們知道自己的身體狀況，就會選擇所需的食物。雖然，只有少數的食物是不好的，但是吃了太多這一類的食物，就會導致很多問題發生。例如：含過多脂肪的食物對於心臟有害，而且會導致過度肥胖、生長雀斑和青春痘等。當人們攝取太多油脂類的食物，或是當身體不適、無法有效利用食物時，就會導致疾病的發生。但是，也不能因此就拒絕脂肪類的食物，畢竟，脂肪是飲食中不可缺少的一部分，而且，沒有人能夠長期不攝取脂肪性的食物，而不發生任何疾病。

當我們研讀營養學及生理學時，我們首先必需考慮的是：我們需要多少量的食物，以及如何進食，才能獲得必需的營養成份。其次必需考慮的是身體的狀況，包括身體是如何的運作、如何消化、如何運送及利用食物。

食物就是能量，它常被比喻成汽車中的汽油，但事實上，它比汽油更複雜。食物可以提供生長及修補身體所需的各種物質，包括骨骼、肌肉、皮膚、毛髮、牙齒及指甲等身體各部份的新陳代謝所需。甚至當我們還在母親腹中，身體還未成形之時，也需要食物供給營養，藉由臍帶胎兒可以由母親體內得到各種養份，包括蛋白質、碳水化合物、脂肪、維生素及礦物質等各類的營養物質。因此，我們就更能明白食物對於生命的重要性了。

我們舉個簡單的例子來說明食物中的各類營養成份。比如說蛋糕，其主要成份包括蛋、麵粉及奶油。蛋包含大量的蛋白質。麵粉屬於碳水化物，而奶油就提供了大量的脂肪。所以，蛋糕就提供了蛋白質、碳水化合物及脂肪三大類營養成份。如果，我們對這些物質進行較嚴謹的化學分析，將會發現，這些成份並非純物質，它們並非由一個單一的營養物質所組成。比如，蛋中含有蛋白質及脂肪，麵粉含有碳水化合物及蛋白質，而奶油則是含有有蛋白質及醣類。而以上三類食物中也能提供我們每日所需的維生素與礦物質。一片小小的煎餅就包含了維生素A、B、D、E以及鐵、鈣、鎂、磷、鈉、鉀、鋅等礦物質。我們並不需要去記憶所有的營養成份，但是必須了解，想要調配的飲食，各類營養物質的百分比爲何？何種食物含有何種營養物質，當我們知道這些時，就會明白如何吃才能吃得健康了！

前面我們已討論過身體需要食物爲能源。食物在身體中所產生的能量及身體中各部分組織運作所需的能量，都可以用卡路里作爲熱量單位來計算。大多數人都知道，當他們用一餐時，會吃下多少卡路里，但在沒有任何限制時，人們就會忘記過多的卡路里可能造成的疾病，而毫無禁忌地進食。

根據不同的身高、體重、性別及年齡，我們已製出許多表格，列出所需攝取的卡路里。一般而言，成人每日約需兩千至三千卡路里，但因各人所攝取的食物不同，能量來源不同，所以很難從這些圖表看出正確的卡路里攝取量。對多數的西方人而言，約有百分之五十的能量來自碳水化合物，百分之四十來自脂肪，百分之十來自蛋百質。這些數據是比理想的分佈狀況來得平均些，但是，有些人會驚訝地表示蛋白質所佔的比例怎麼會這麼低。觀念中，蛋白質在我們的飲食中是非常重要的，但是，這裡的資料卻顯示，蛋白質所佔的比例並不太高。爲什麼會這樣呢？我們是不是應該攝取更多的蛋白質呢？其實，我們所需的蛋白質的量，是由人體內的組成成份，以及人體利用蛋白質類食物的效率所決定的。人體的組成，水佔了半數以上，約有三分之一是蛋白質和脂肪（蛋白質約占百分之十七，脂肪約佔百分之十三），而僅有百分之一點五是由碳水化合物所構成的。（參閱圖一）。

我們對於營養的需求求是隨著年齡與居住環境的不同而有所不同。比如，十六歲的少年所需與二十六歲成年人所需的營養是絕對不同的。因此，設計均衡的飲食，最好的方法就是了解我們身體所需，並了解各類食物所能提供的營養成份。能夠了解食物的營養價值，以及它在體內所扮演的角色，如此，才能夠事半功倍。況且，我們還有絕佳的實驗對象—我們自己，隨時告訴我們實驗的結果。多注意自己的體重，並且檢查所攝取的卡路里，過量進食是愚昧的。沒有人一天能以四百卡路里過活，也沒有人會以四千卡路里過活，除非，你是位運動家，才會需要遠超過四千卡之熱量。而我們所需的卡路里，大約就介於四百與四千卡路里之間。

了解本身所需的卡路里量以及所攝取的卡路里量，我們可以藉此改善飲食的內容，使熱量的攝取不至於太多或太少。我們也可以嘗試新的搭配，攝取較多的蛋白質及較少的脂肪，或者以較多的碳水化合物配合較少的脂肪性食物。不過，無論何種改變，都必須是緩慢地，而且須經過一段長時間，才會逐漸看出效果。我們的身體是需要相當的時間才能適應新的飲食內容。健康，通常是可以感覺出來的，而體重是最好的指標。舉例來說，當頭痛或是過敏時，食慾會減退，體重便會減輕，對於食物也會有某些的偏好，如此，我們就可以根據這種感覺來設計適合的飲食。

〔圖1〕人體和膳食的組合成分

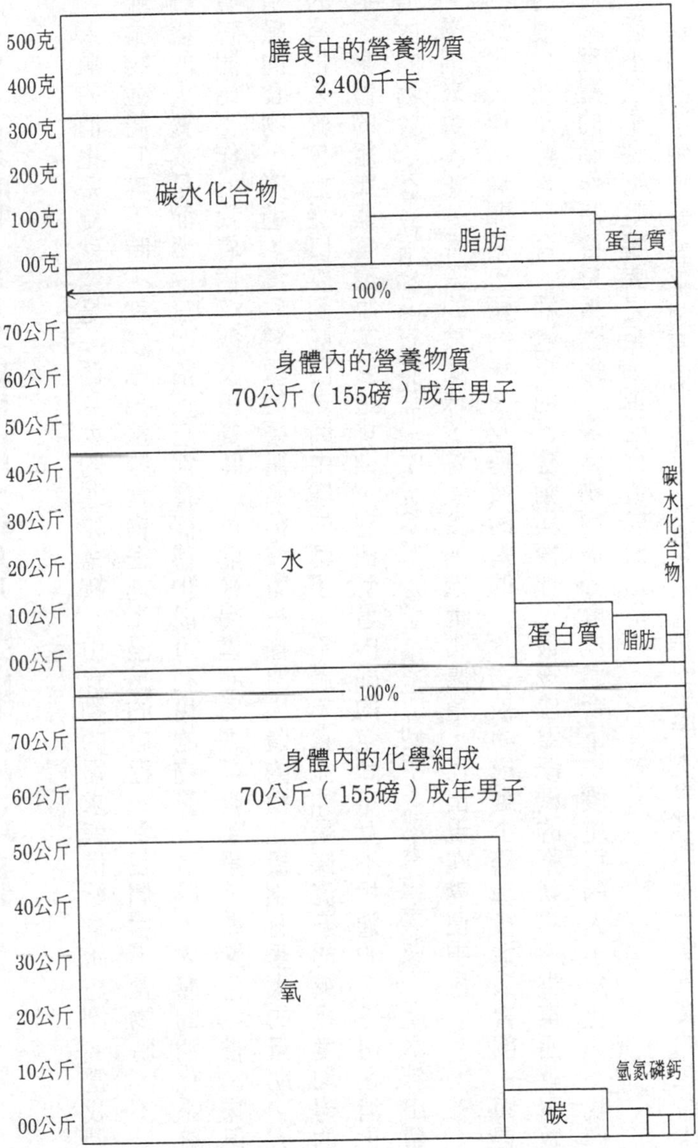

3 食物在身體內消化吸收之過程

人類的消化系統就像是一個巨大的運輸系統，由食物的需求與供給量所控制。當我們咀嚼食物並將它嚥下時，就好像把這些食物送進了漫長的旅程。當我們吞下食物時，不管是豐盛的大餐或是簡單的三明治，它都會被轉化成可利用的物質，這時，人體的消化系統才眞正開始工作。我們招待朋友用餐時，可能會竭盡心力去策劃菜單、準備色、香、味俱全精緻的食物，不過，這些精緻的菜餚，卻沒有一樣對人體的消化機制有重大的幫助。人體的消化系統包括從口腔到肛門之間中空的管子，不過，它並非是條直直的或寬度均勻的管道。身體的組織器官環繞著管道排列，它與管道內部的空間是互不相通的。任何在消化管道內的物質均會經由管壁吸收而進入身體，爲身體所利用，或者隨糞便、汗水排出體外。舉例來說，意外吞入的玻璃珠，會直接通過消化腸道，而出現在糞便中。

消化工作由嘴開始，藉由牙齒及唾液的幫助，食物被嚼成細小碎塊後進入胃部。與胃部的消化液及酵素混合，經過規則的翻動與攪拌，最後成爲濃稠的粥狀物，這東西就叫做食糜。翻攪的動作將會持續到每一塊食物均被分解成適合下一段旅程的大小爲止。（我們常告訴小孩子食物咀嚼要完全，否則會造成消化不良。）

我們回過頭來看看整個運輸系統，就會發現胃對小腸來說就像是一個寬廣的包裝中心。胃以下的消化系統都沒有夠大的空間來容納體積龐大的包裹，因爲腸道太窄了。任何超過腸道空間的食糜，都被送回胃再繼續翻攪消化。當食糜最後達到正確的大小時，它就可以通過胃部末端的狹窄開口，到達下一個器官—小腸。小腸則被區分成三個重要的部分：十二指腸、空腸、迴腸。每一部份都有不同大小的月台，可以讓乘客（我們吃下的食物）下車及換車。

進入小腸的食糜，首先會與來自胰臟及膽囊的酵素及消化液混合，促使脂肪、蛋白質和碳水化合物分解成極小的粒子，以利於下一階段的旅程。例如，碳水化合物會分解成單醣類如葡萄糖、乳糖與果糖。脂肪則會分解成極小的微狀物，稱之爲脂肪微粒，而蛋白質則會分解成胺基酸小分子。

所有的食物微粒都在十二指腸這個地方被吸收，而醣類和胺基酸則在空腸被吸收，其餘的成份，如果是對身體有利的，都在迴腸被吸收。下一個工作，就是將欲通過小腸腸壁的食物粒子作篩選。舉個簡單的例子說明，這就好像有個特殊出入口或是旋轉門，可以讓符合要求的食物粒子通過。有些粒子不需幫忙就可以順利通過，但是，有些粒子則需要推一把才能通過。如果身體要利用這些物質，就必需先讓它們通過小腸腸壁，進入血液中。任何不需要或是不能夠通過腸壁的物質，加上其它代謝、無用的物質，就會經過大腸、直腸、肛門，而成爲糞便排出體外。

食物的命運在通過腸壁之後，進入一個新的循環。經消化腸壁的篩選、分類後，各類的食物會在微血管及淋巴管中會合，繼續它們的旅程。但在這個時候，它們多半以個體的狀態出現，經由血液及淋巴液的輸送而到達肝臟。胺基酸與醣類直接由血液來運送，而多數的脂肪則繞遠路，先進入淋巴腺，再進入血液系統。

這時候，我們應該以更嚴謹的態度來看待運輸系統中的任何變化。自胃部起，食物便藉由消化管四周肌肉的運動，促使食物得以在消化管中運送。通過小腸壁、進入血管之後，運行的速度會更快。因爲，血液較食糜更具流動性，而且，藉由心臟規則的跳動，流動的速度就更快了。除了速度的改變外，改變的程度亦很重要。我們可以用繪畫的方式說明食物離開胃、進入小腸時，消化道規格的改變。胃的寬度大約在七到八公分之間，而到達小腸之後，就變爲一點四公分。另一個改變則是由小腸到微血管之時，迴腸的直徑約爲三公分，但是，微血管卻是要用顯微鏡才能看得到。這些數據說明了食物由大分子分解成多麼微小的顆粒，而後由細小的微血管將它們聚集、利用。微血管匯集成靜脈，就好像山中的小溪匯集成大河。微血管最後匯集成主流—內靜脈，即運輸系統的中樞。換言之，這是我們食物旅程的終點，不過，這只能作爲它們暫時的休息區，等待接受命令、前往最終目的地。

肝臟是人體中最大的器官，同時，它也是生命中絕對必要的組織。我們可以不需要脾臟、盲腸，或以一個腎臟、一個肺來維持生命，但是，絕對無法失去肝臟而過活。它由心臟供給血液，同時，它也會匯集來自脾臟、胃和所有小腸道的血液（參閱圖2）。它會經由分枝狀的迷走神經及脾臟神經直接與腦部通訊，成爲良好的後勤補給連絡中心，密切地注視著身體各部份的狀況。由此，我們便可清楚地了解，爲什麼肝臟會被稱爲身體的精髓所在，或者被叫做「生化機器」及「最大的腺體」等名稱。它不僅具有貯存、合成、快速傳遞以及匯集的功能，而且，它也具有監視和摧毀有害物質的功能。藥物和毒物可以藉血液經由肺臟、心臟而進入肝臟，或是經由門靜脈（來自小腸）進入肝臟。除此之外，肝臟尚有其它功能，但在此，我們將把重點放在食物的代謝上。（在第十四章中，將會有更詳盡的討論）。

許多荷爾蒙攜帶著身體所需的訊息和命令，經由血液進入肝臟。根據身體所需，葡萄糖和胺基酸會經由微血管的血液來傳遞。肝臟上佈滿了小靜脈，這些小靜脈最後匯集成大靜脈而離開肝臟，再進入下腔靜脈。之後，再往上走，通過橫隔膜，進入心臟的右邊，經由心臟的壓縮，再迅速前進至肺臟。在肺臟，血液會釋放出廢棄的二氧化碳，補充新鮮的氧氣，血液的顏色也會由暗紅色變成鮮紅色。離開肺臟之後，血液回到心臟左側，此處心臟強大的壓縮力會經血液壓入主要動脈—大動脈，血液乃藉著大動脈而運送至全身。

事實上，我們吃下的食物，在此已經是最後階段了。最後的目的地是細胞。人體基本上是由無數個細胞所組合。這些細胞集合起來便形成了皮膚、骨骼、神經、肌肉、脂肪和身體所有的組織和器官。所有的細胞無論在形狀、或是功能上各有不同，基本上他們都需要足量的食物。

微血管負責運送食物到細胞中，因爲細胞太小，我們必須要用顯微鏡來觀察。在顯微鏡下，微血管就像是精細的網路通往身體各個細胞。微血管壁是由單一薄層細胞所組成，如此，食物就可以通過孔洞及交界處，進入緊臨的細胞內。到此，食物完成了全部的旅程，它所提供的原料，被身體利用做生長、修補和貯存之用。細胞中維持生命所需的燃料會被利用，廢棄的產物會被收集至血液中。這些廢棄物包括我們呼氣時，由肺部呼出的二氧化碳。其它來自細胞或食物的廢棄物會重回肝臟，再次循環或轉變成尿經由腎臟排出體外。

我們吃下的食物，在身體內的傳遞及匯集，全仰賴血液的循環。它可以被視爲具有許多出口及入口的循環交通路線。主要的大動脈和小動脈就好像高速公路主線一樣，而微血管就好像小迴轉道。這些小迴轉道路不斷地迴轉交錯，但均有一共同點，就是必定有一點與高速公路相連接。這循環系統中的任何一點均不會因挿入而被截斷。由心臟流出的血管即是動脈，流入的血管則是靜脈。血液沿著動脈由心臟流至身體末端微血管，之後，再沿著靜脈流回心臟。

在這複雜的血液循環系統中，某些合作關係是很重要的。身體的某個部位，很可能突然間需要某種營養物質。例如，當手指割傷或是骨頭斷裂時，身體會急需要蛋白質及礦物質促使傷口癒合。此時，所需的營養物質會由肝臟中釋出，經由血液運送至傷處。

因此，我們便可了解到貯存充分營養成份的重要性。而平時飲食中攝取的營養與均衡，就是確保身體貯存量的唯一方法。身體本身就會貯存一定量的有用物質，以供緊急之需，但是，這些貯存量並不大，所以需要不斷地補充。

由食物消化的途徑，我們可以得知身體主要的消化系統及活動中心。在往後數章中，我們應該會討論到身體各部位的功能如何地協調，供身體更健康。只要身體某一部位有了疾病，便會使營養的傳遞及消化管道出大問題。消化系統是身體藉以吸收、利用食物的組織，所以，一定要好好愛護，不要虐待它，避免使它挨餓、工作負荷過量或吃些無用的食物。所以，我們必須好好的計劃，讓進入身體的食物能夠更有效地被利用，而使我們獲得健康、遠離病痛。

〔圖2〕由小腸至肝臟的門靜脈系統

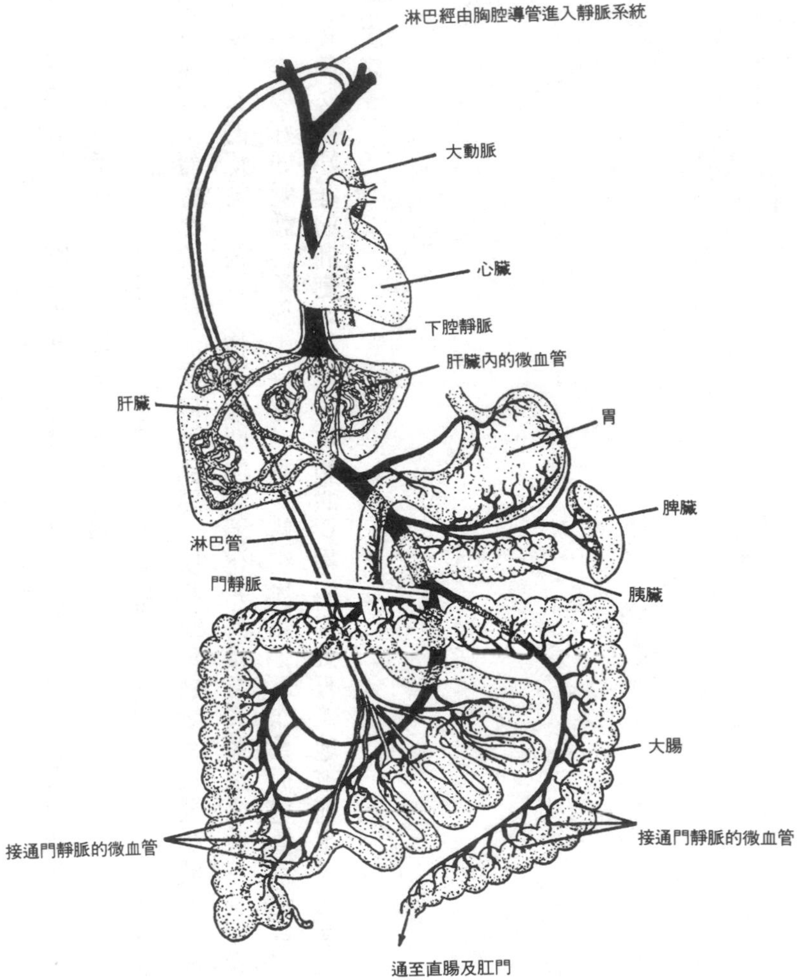

4 科學的術語

科學上，有許多特定的詞類是用來描述生理以及身體的化學變化，這些詞類對科學家而言是相當熟悉的，但對一般人而言，卻很容易混淆。因此，必須闡明清晰，使一般人對於營養學以及生理學有更多的常識。

一般人常對原子以及分子有所誤認。原子是元素中最小的粒子，可以單獨存在，無法再被細分。而分子是一個較大的個體，是由兩個或更多的原子所組成，也可以由相同或不相同的物質所組成。舉例來說，水分子就是由兩個氫原子和一個氧原子所組成的。它的化學式為H_2O，而黃金分子是由黃金原子所組成的，這種金屬可以說是一種純元素。

地球上存在有近百種元素，人體是由二十六種元素所組成的，其中氧、碳和氫佔人體的百分之九十（參閱圖1）。人體雖只包含二十六種元素，事實上，卻是由無數個原子聚集而成的。我們以簡單的例子來看；葡萄糖分子（血醣），是由六個碳原子、六個氧原子以及十二個氫原子所組成的，分子式為$C_6H_{12}O_6$。某些分子也可能由更複雜的形式組成，就好像蛋白質是由幾千個原子以不同的次序串聯在一起，並產生直鏈與螺旋狀。

原子是非常小，約為一公分的億分之一（1/100,000,000），甚至用電子顯微鏡都無法看到。我們可以用一個簡單的圖表示出原子的結構：原子的中心帶正電荷，四周環繞著帶負電荷的電子，整個結構就像許多行星繞著太陽運轉一般。這些電子帶負電，它們可以脫離太陽而加入另一個星系，或者讓出它們原來的軌道，讓新進的電子使用。當原子內發生這種情形時，它所帶的負電荷便會增加，我們稱之爲「陰離子」。書寫時，它們化學代號並沒有改變，所不同的只是在符號後面加上正或負的符號，表示新的原子及其電荷的改變。食鹽是我們每日必需的東西，用來示範這種離子的變化是最恰當的了。鹽是由氯化鈉所組成的，化學式爲NaCl。假如，我們將鹽溶在水中，則鹽分子會分裂成兩個離子，一爲鈉離子，一爲氯離子，書寫成Na^{+}及Cl^{-}。像這樣的離子可以導電，所以稱爲電解質。這種特性對於神經、肌肉，尤其是心臟的功能更是必需的。它們能夠改變電壓，這種現象經常存在細胞膜的內外兩面。利用電荷的改變，使得電流沿著神經纖維傳遞，而且這種電流的大小是能夠測量得到的。此種電壓的計算單位爲毫伏特，雖然比起家用電壓小很多，但是電流傳導的原理是一樣的。

離子可用來計算液體的酸鹼值（pH）。這種酸鹼值常用來描述液體的活性。比如，血液、尿及胃分泌液等。其值以氫離子（H^{+}）來素示。pH的範圍由一到十四，pH1爲最酸；pH14爲最鹼，而pH7爲中性。

血液爲微鹼性，正常的值爲pH7.4，而胃在消化時的分泌液，pH值爲2，相當酸。尿爲微酸性，pH約在6左右，但是會因攝取的食物及激烈的運動而影響其酸鹼數值。（身體中的二氧化碳會影響血液中的酸性，這會在腎臟中藉由改變尿的pH值，使血液的pH值調整過來。）

我們再來看身體內的離子和分子，如何運用不同的方法跨過不同的屏障在身體內起反應。這些障礙通常是環繞在細胞外圍的細胞膜及四周的微血管壁。當沒有屏障時，體液內的物質自然會由高濃度流向低濃度。比如，當我們在咖啡中加入方糖時，糖分子使會藉由擴散作用，使整杯咖啡變甜，這種作用稱爲簡易擴散。細胞膜則阻擋了這種簡易擴散，只讓某些分子通過，比如水分子，就可以自由穿過細胞組織，可是其他粒子，如糖分子和胺基酸則僅允許單方向的滲透，如此才能產生屏障的作用，使某一側具高濃度。而水分子則傾向流向高濃度的這一側，造成稀釋的效果，這種過程稱爲滲透作用。

滲透作用和擴散作用在食物以及水進出細胞的運輸過程中扮演著重要的角色，但是，當我們必須逆向運送時，也就是說，要將物質由低濃度的一側送到高濃度的另一側時，這時就需要外來的協助。它的推力是由一種叫做ＡＴＰ（腺嘌呤核苷三磷酸，參閱第十三章）的分子所提供的。藉由細胞膜上負責運輸的蛋白質以及ＡＴＰ所提供的能量，可以將食物送過屏障，逆向輸送，這種運輸方式就稱爲「主動的運輸」。

5 交通連絡網

細胞組織和血管中的水分及食物的輸送，對於身體的新陳代謝產生直接的影響。除了我們已經討論過的消化系統外，其他如負責生長、循環、呼吸、繁殖等功能的肌肉、神經系統，都是體內交通連絡網的一部份。肝臟雖然是體內食物的分配中樞，但是它和身體其他的組織器官一樣，只是身體的一部份，要想能夠正常地運作，還必須依靠腦、神經等體內通訊連絡網的幫忙。

大約在一百五十年前，腦在科學及醫學上才有較崇高及正確的地位。在此之前，比起胸腔、腹腔等多采多姿的結構，大腦顯得並不重要，直到人們研究解部學時才開始注意到大腦的重要性。如果我們將身體比喻成天堂樂園，心臟就是靈魂的中心，而肺則為身體精神所在。當時希臘的解剖學家已經知道手和腳的運動會因神經受傷而有影響，可是事實上，大腦和脊髓才是主控身體思考的中樞。這個概念一直到上個世紀之初才被完全認定。

現在我們所要知道的是，腦部是如何與身體其他部位連絡。基本上，腦是由兩個系統來控制：一是神經系統，一是血液循環系統。神經系統是以腦和脊髓爲主幹，訊息和命令則由神經細胞帶出此控制中心。這個系統並不是像血液循環系統那樣是個封閉的系統，而是具有兩個不同的傳遞系統。

周遭環境的訊息經由皮膚接受器或是傳導神經而傳到腦部，這些細胞會傳送痛苦、壓力、溫度和觸摸等各種感覺。腦部接受了感覺的訊息之後，再將反應的訊息傳遞回去，這種雙向的動作是很快速的。比如當我們手接觸到很燙的東西時，就會立即丟下手中的東西，發生的時間非常短，但這時，訊息已經從手傳到腦，再由腦傳回手了。雖然，我們可能會直覺地丟掉熱物，但一般而言，身體其他的組織也會受到影響。有些肌肉被稱爲隨意肌，它們是由中樞神經系統所控制，其他的神經系統就控制一些不隨意肌，如調節呼吸、心跳、消化等，而這些都是維繫生命的重要因子。這些神經系統是屬於解剖學上的神經系統，而且也是腦及骨髓的主幹。

神經是由無數個細胞組合成精細的絲狀結構。這些細胞具有長纖維，並藉由脂肪外鞘將許多長纖維綑綁成神經纖維。這些纖維自骨狀的神經突向身體其他部位分布，負責將刺激傳到各個肌肉及器官。這種傳遞是由分布在細胞內外的離子和分子的流動所產生的電流及化學反應所引發的。當電流傳到纖維末端時，一種不帶電但能流過神經和肌肉之間小溝的物質，就會使肌肉產生反應。這種物質我們稱之爲神經傳導體（參閱圖３）。

腦部所放出的訊息，會使某些腺體釋放荷爾蒙到血液中。身體內最重要的腺體包括腦下垂體、甲狀腺體以及胰臟、味覺、卵巢體和腎上腺體（接近腎臟）。腦下垂體位於頭蓋骨底層，它所分泌的荷爾蒙，會影響生長、平衡感和性的發育成長。甲狀腺體則控制食物燃燒產能的速率。至於胰和腎上腺體則能控制血液中的血醣濃度。

只有在某些訊息或命令的控制下，腺體才會開始運作或者停止。在整個內分泌系統中，血液經常扮演著傳遞的角色。例如，當血醣上升時，胰臟就會分泌胰島素，整個運作都在回饋作用的控制下。同樣的情形，人體體溫的調節，也會根據身體所接受到的訊息，來啓動或關閉體溫調節系統。血液受到壓力、位置、黏度及酸度等因素的影響會有所改變，不過，反應之後，就會慢慢調適，恢復原來的平衡狀態。只要血液中不含有太多的鹽、糖、酸、鹼或鹽基，則腦所接受到的訊息和平衡反應便能順利完成。

藥物可以干擾、促進或抑制任何自然反應。所以，當這些通訊、協調系統發生差錯時，醫藥便可以幫助身體的控制與調節。同樣地，食物也會有類似的影響。

〔圖3〕藉由神經纖維引導至肌肉的神經細胞

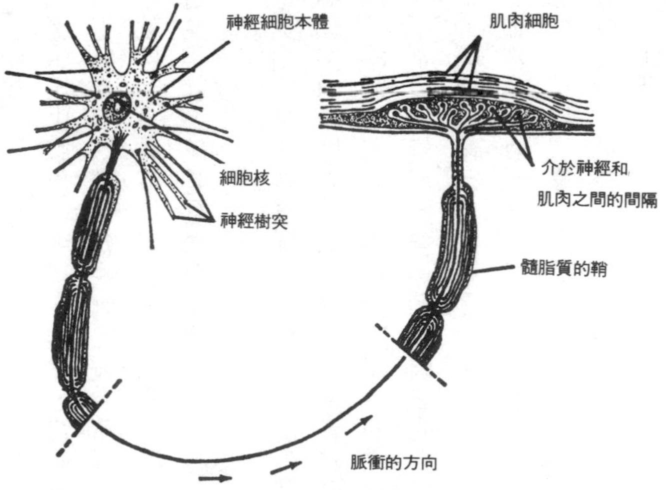

6 酵素的重要性

⊙消化作用早期的研究

很早以前，「消化」常被想像成一種可以將食物磨碎的簡單機械。現在我們已經知道，這僅是許多複雜過程中的一小部份而已。早在西元一千七百年前，尼內·安東尼就做了許多對消化方面很有貢獻的實驗。他自己擁有一隻老鷹，每日餵食它吃海綿，因爲尼日知道老鷹具有反芻的能力，所以，海綿會再被反芻而退出來，到時候，這些進入胃再出來的海綿一定會充滿著消化液，也就是胃液。他將這些胃液收集起來，然後將不同種類的食物放入胃液內，觀察的結果，他發現有些食物被分解了，而另一些則無法分解。

此後數年，有一位意大利人名叫拉左羅（一七二九—一七九九年），使用不同的方法來對鳥、貓、狗、羊、牛、馬，甚至他自己的消化系統作研究。他將食物用線綁著吞下，然後再拉出來。另外，他將一些食物裝入有孔洞的金屬膠囊中吞下，然後再由排泄物中去收集這些膠囊。結果發現，即使這些金屬膠囊沒被壓碎，囊內的食物仍然不見了，由此可見，消化作用有賴於體內的化學反應。

關於胃的消化作用，在西元一八二五年，威廉博士對它作了完整詳細的研究。當時，他住在勞倫斯河上的獨立小島，在那裡，他遇見了一位法裔加拿大士兵艾力斯，他的胃上有一個子彈傷口，痊癒之後，卻留下了一個開口直通外面。這個情形，使得威廉博士有很好的機會仔細研究胃的消化作用。他將食物以線綁著吞入胃中，再將它收回，然後觀察，結果他發現，當食物進入胃時，胃液的分泌會增加；另一方面，如果生氣、畏懼和發燒時，胃液的分泌就減少。艾力斯本身並不喜歡參與這個實驗，他嗜好喝酒，有時他會喝醉，然後逃入森林中躲起來。這時候，威廉博士可能得花上幾個月的時間來穩定艾力斯的情緒。無論這個實驗是否可能完成，他的研究結果是否對消化作用有無貢獻，威廉博士都持續他的實驗。

至此，我們才知道胃中分泌的酸液原來是氯化氫。另外，我們還可以從胃液中離析出一種叫做胃蛋白酶的酵素，它可以幫助胃消化蛋白質類的食物。

此後，對消化作用有更深入探討者是伊凡・帕門羅（一八四九—一九三六年），他是位傑出的蘇聯生理學家。他指出，胃液的分泌是由於食物通過、刺激胃壁所產生的。他以狗來作實驗，每次餵食時，他必定響起用餐鈴，此時，由於食物進入胃中，胃液的分泌便開始增加。但是，時間一久，即使餐盒中沒有食物，小狗一聽到用餐鈴聲響起時，胃液的分泌就自然增多。同時，他也發現，當餵食的食物量較大時，胃液的分泌就更多，而某些特定的食物，也會誘發胃壁分泌較多的胃液。

⊙酵素的作用

體內消化系統中的很多化學反應是由酵素催化而成的。有些消化作用可以不需要酵素的參與，但這僅是一些作用較慢的反應。一般而言，酵素在整個消化作用中扮演著相當重要的角色。我們如果不了解酵素的特性、它的作用方式以及影響的因素時，便無法明白酵素是如何重要。

基本上，酵素是一種蛋白質，可以由身體內的細胞製造出來。它能夠與其他物質產生化學反應而結合在一起。比如，消化酵素會和食物微粒結合，並將之分解。例如：澱粉是由許多葡萄糖分子組合而成，消化系統中，首先由口腔中的酵素將澱粉作初步分解，產生糊精，糊精通常具有五個葡萄糖分子。而後再將糊精分解成麥芽糖（具有兩個葡萄糖單元），最後在小腸中被分解成單一葡萄糖分子。在整個消化反應中，酵素的量並不會減少，因爲反應完成之後，酵素會再被釋放出來，繼續下面的反應。澱粉被分解成葡萄糖之後，就被小腸壁吸收進入血液中。在消化系統中，存在有許多不同的酵素，但它們都以相類似的方法來分解其他的食物。

⊙爲什麼要研究酵素

研究酵素可以知道食物是如何被消化，同時，也可以解釋身體內的其他生理活動，因爲，許多生理上的反應也是由酵素來控制的。除了消化作用需要酵素的幫忙，其他如新組織的建立以及分解身體廢物等都需要酵素。這些酵素在所有代謝過程中是主要影響的因素。

許多酵素是由植物以及動物細胞所分泌的，食品工業常用它來改善食品的質地及香味。凝乳酵素是一種會使牛奶凝固的酵素。當作商業產品時稱爲（Rennet），可製造一種凍乳食品。酵母中含有製造麵包時所需的酵素，它會分解麵粉中的糖份，而產生二氧化碳，當烘焙時，氣體就會釋放出來。烘焙時加的熱會破壞酵母，所以麵包才不會毫無限制地膨脹。

在黴菌及細菌中我們也可發現酵素的存在，許多酵素則會導致食品的腐敗，他們會使水果、蔬菜腐爛。不過，在生鮮的鳳梨及木瓜汁中含有一種可以分解蛋白質的酵素，這種酵素現在被用來作爲肉類的嫩化，但當肉已經夠嫩時，就應該要停止反應，否則就會造成過度分解。有位銷售員曾經想將鳳梨汁推銷給一家製作香腸的工廠。他將一些香腸用鳳梨汁處理，再加熱煮熟，並提供給這家香腸公司的經理主管人員品嚐。結果，全體人員一致認爲香腸更嫩、更加美味。因此，這家公司決定所有的香腸都利用這種方式來處理。當時，沒有人知道該加熱來抑制酵素的反應，於是酵素繼續分解，導致沒有經過加熱的香腸最後分解成半流質狀的廢料。銷售員示範時，正好是肉被酵素部份作用之時，即時加熱抑制酵素，於是肉質鮮美。不過，在當時，連這位銷售員自己也不了解其中的原因。

酵素也參與身體的許多運作。例如，它們與身體組織的合成就有著很密切的關係。它們與食物顆粒結合，由血液將之帶往各部組織所需的位置。同時，酵素也會對脂肪和肝醣（即是動物性澱粉）作分解反應，以產生熱和能提供給身體代謝用。

有些酵素的反應是可逆的，換言之，如果酵素可以將一個物質分解成兩個小分子，則酵素同樣也可以將這兩個小分子重組成原來的物質。但對於此種可逆的反應，酵素可以作用的物質通常是特定的。例如：消化道內的脂肪分解酵素，只能分解脂肪，不會對醣類或其他物質產生催化。同樣的道理，醣類分解酵素也只能分解醣類，不能分解蛋白質，而一些蛋白質分解酵素只能分解某些結構特定的蛋白質。我們可以說，這是因爲酵素具有特異性，就如同鎖匙和鎖匙孔一樣，酵素與受質必須正確且合適才能起作用。每一種酵素也會有最特異的溫度，在適當的溫度下，它們的反應效率最快。例如，人體的體溫對於體內的酵素而言就可以說是最適當的溫度。發燒時，酵素的活性會隨著溫度的上升而上升，而當體溫下降，低於正常體溫時，酵素的活性便也跟著下降。這兩種情況對於健康都是有害的，所以，當體溫過高或是過低時，我們便會感到虛弱，並且失去食慾。當體溫回到正常時，酵素便會以正確的速率來執行任務。

水分與酸鹼值也是影響酵素工作效率的因素之一。例如，胃液中的胃蛋白酶需要酸性的環境，而十二指腸和小腸內的酵素則喜歡在鹼性溶液中作用。至於酵素的命名則非常簡單，只要在它們作用的質名稱後面加上（ase）即可。例如，催化麥芽糖的酵素就稱爲麥芽糖分解酵素（maltase）。人體消化系統中的一般酵素名稱如附表一。

〔表１〕

消化作用中重要的酵素

位置	分泌來源	酵素	分泌物	功能	最終產物
口腔	唾液腺	澱粉分解酵素	黏液	澱粉的部分消化	麥芽糖和糊精
胃部	胃底腺體	胃蛋白分解酵素	黏液和鹽酸	蛋白質的消化分解	多胜肽
十二指腸	胰臟 肝	脂肪分解酵素 澱粉分解酵素 胰蛋白酶 胰凝乳蛋白酶	水 重碳酸根離子 鹽 膽汁	脂肪的消化分解 糊精和蛋白質的分解 脂肪的乳化	麥芽糖、脂肪酸和甘油 多胜肽、胺基酸、脂肪微滴
迴腸	李培昆氏腺 腸壁黏膜細胞	澱粉分解酵素 腸激動酶 麥芽糖分解酵素 蔗糖分解酵素 胜肽分解酵素	水和黏液	澱粉和麥牙糖 活化蛋白質 酵素 最終的消化作用和胺基酸、麥芽糖、蔗糖的吸收	麥芽糖和葡萄糖 胺基酸 胺基酸 葡萄糖
大腸	黏液腺體		黏液	潤滑	

7 消化作用

⊙飢餓與食慾

關於飢餓的現象，科學家們已經做過無數的研究。例如，有一個實驗以學生爲對象，讓他們呑下帶有記錄儀的氣球，利用這種方法可以追踪胃內肌肉的收縮情形。雖然，胃的收縮是維持一定的，但在空胃時，胃的運動則更加激烈，而當這種現象出現時，便會導致不舒服的感覺，我們稱之爲飢餓。血醣的下降會增加食慾，使我們渴望吃一些甜的食物。精神上的聯想也會加食慾，例如，午餐前看時鐘，就會產生飢餓的感覺。

⊙口腔

想到食物、看到食物或是嗅到食物的香味，都會刺激口腔中唾液的分泌，而當害怕或是興奮時，則會抑制唾液的分泌。唾液中含有一種可以分解澱粉的酵素，我們稱之爲澱粉分解酵素，它是由分佈在口腔中的三個腺體所分泌。雖然，食物停留在口腔中的時間不長，以致酵素無法將食物完全分解，但唾液可以使食物更爲潤滑而易於呑食。牙齒的咀嚼，實際上是將大塊的食物變成小塊，以製造更多的表面積與消化液作用。

假如吃得太快了，口腔的消化並不完全，則食物進入胃後，分解的過程將會更久。傳統上，我們認為食物必須咀嚼三十二次以上才算足夠，即使我們的消化系統能夠應付各種不同大小顆粒的食物，但是，如果能夠細嚼慢吞才是最好的飲食習慣。

⊙食道

當我們吞下食物時，食物會通過食道。食道長約二十五公分，位於氣管後方，直通胃部。我們呼吸的氣體和我們吞下的食物都會經過口腔和喉嚨而進入體內。當吞食的動作產生時，喉嚨就會產生反射動作而關閉空氣通過的氣管，只允許食物通過、進入胃中。當我們被食物嗆到時，就是這種協調管制出了差錯，而此時，食物就會停留在氣管的上端，我們再藉由咳嗽的反射動作，將食物送返咽喉，以利再次的吞食。

偶而當食物很深地卡在喉嚨中時，這種方法便失效，則使用漢姆李奇方法（Heimlich）常是解決之道。以前，遇到這種情形時，通常拍打背部，並推擊腹腔四次以迫食物回到咽喉。但是，一個人噎到之後，一定要儘快清除呼吸道上的阻礙，否則，四分鐘之後便會窒息。傳統的方法太慢了，於是漢姆李奇博士發明了一種較快速的方法，我們稱之為漢姆李奇法。它可分為三個步驟：第一，站在噎著的人的後面，用你的雙手環抱他的腰部。第二步驟，將你的大姆指按在他的腹部肋骨下緣與肚臍上方的部位。第三步驟，用另一隻手抓著第一隻手，將第一隻手的大姆指快速戳腰部。則卡在喉嚨的食物就可以很快地清出了。

食道從腔通往胃部，中途會穿過一個隔離胸腔和腹腔的圓形肌肉。心臟和肺臟都位於此肌肉的上方體腔內，而胃、肝、脾、胰和小腸則均位此肌肉的下方。早期的解剖學家認為這塊肌肉是心靈與肉體的區隔界線。他們認為心臟是靈魂的所在，而胃與肝臟則代表著肉體。而在今日，我們已知這塊肌肉就是所謂的橫隔膜（參閱圖4）。

橫隔膜肌肉會因我們的呼吸而改變胸、腹腔的體積，並將空氣壓縮進入肺與胸腔。這個動作有時也會促使嘔吐的發生。此時，胃部的肌肉逆轉，使食物返回食道，且胸腔中的壓力也會改變，而使呼吸暫時停頓。

當消化功能正常時，食道肌肉規則的收縮會使食物前進。這種肌肉收縮而引起的波動由食道開始，持續到胃部、小腸及大腸。這種現象是由於肌肉沿著消化道以縱方向和圓弧的方向運動。這些肌肉不停地收縮與紓張而產生了壓縮與捲曲的效果，這就是大家所熟悉的蠕動。蠕動是非常自動而且規則的。因為消化作用依賴的是腸道的蠕動而不是地球的地心引力，所以，即使是仰著頭吃三明治，三明治一樣可以進入消化系統進行吸收消化。

⊙胃

胃部（參閱圖5）紓張和收縮的頻率是根據它所負載的食物量而定。但是，當胃部是空的時候，它會收縮成皺折的小囊，其大小約為握緊的拳頭般大，而且，只含有黏液和胃

〔圖4〕橫隔膜，心臟和肺臟

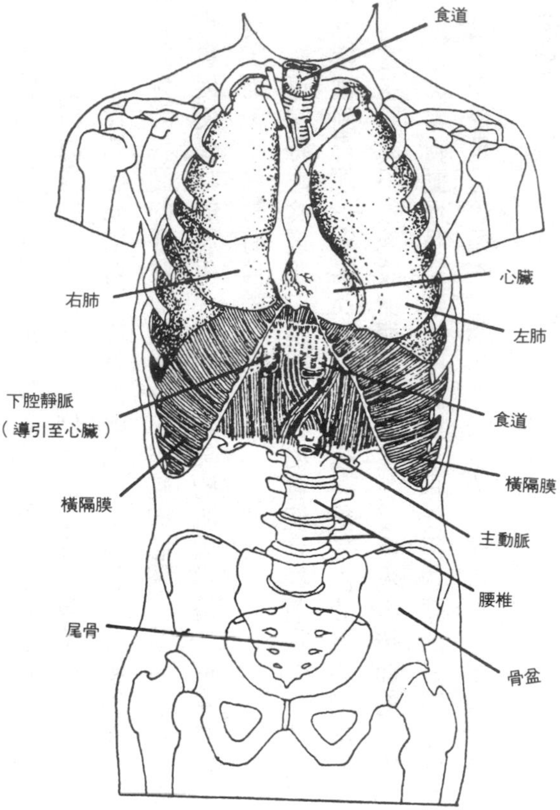

食道
右肺
心臟
左肺
下腔靜脈
（導引至心臟）
食道
橫隔膜
橫隔膜
主動脈
腰椎
尾骨
骨盆

〔圖5〕胃部、肝臟和小腸的位置

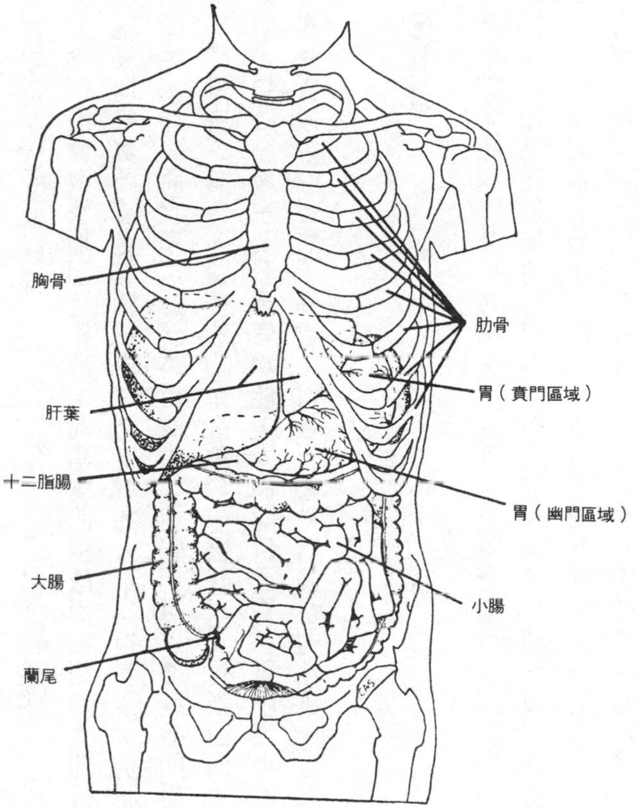

分泌液。

雖然，胃和心臟被橫隔膜所隔開，但是，胃的頂端部分仍被視爲心臟區域。這個賁門區域在消化期間是一個很好的食物貯藏所，因爲它非常具有彈性，可以紓張至原來的好幾倍大。當食物停留在這個區域時，一些口腔所分泌的澱粉分解酵素就可能會繼續分解澱粉，不過，分解作用會很快地因爲胃液中高濃度的強酸而抑制。大部份的食糜團會在胃的下端混合，這裏即是竇門或是幽門，再往下走就進入十二指腸了。這個區域的肌肉非常強韌，可以持續地工作，將食糜再分解爲更微小，使它們可以通過幽門而進入小腸。

胃底部的胃壁中，有許多腺體能夠產生黏液、鹽酸以及胃蛋白酶，而靠近幽門的腺體只能產生黏液。這些黏液主要有兩個功能，人們認爲食物在胃中混合消化，黏液可以保護胃壁，防止胃受胃液中的強酸所傷害，而且，它是弱鹼性的性質，可以中和胃中過量的氫離子。

⊙胃液

胃液與唾液非常相似，想像、味覺、視覺以及嗅覺都可以刺激它的分泌。這種分泌直接由腦部來控制，如果我們把通至胃部的迷走神經切掉，則胃液的分泌就會減少。另外，胃內的食物也可刺激胃液的分泌，還有一些特定的食物，如肉的萃取汁液及酒精，會經由化學作用對胃產生刺激。所以，在晚餐前，經常會有餐前酒，而在病人用餐前，給他一些肉湯，就可以促進食慾。

胃液的分泌也由荷爾蒙來控制，比如胃激素就可以刺激胃壁分泌胃液。這種激素是由靠近幽門附近的細胞所釋放出來的，經由血液的運送，將這些荷爾蒙送到胃部的胃液分泌細胞處，然後，胃中鹽酸的分泌就會增加，胃蛋白酶的量也會上升。因爲，胃激素可以活化一種稱爲組織胺的物質，因而就會刺激胃產生更多的鹽酸分泌。

經常會有人問：「爲什麼胃不會把自己給消化掉呢？」主要的原因是由於胃中的細胞大多是微鹼性，而胃蛋白酶僅能對強酸的物質作用，同時，胃部細胞所分泌的黏膜也會保護胃部。這些黏膜會附著在細胞上，將進入細胞的任何酸性物質中和。胃蛋白酶在中性或微鹼性的環境下是不會起作用的，因此，胃不會把自己消化分解。

胃液含有一些黏、鹽酸、胃蛋白酶及大量的水，胃蛋白酶會分解蛋白質類的食物。例如，肉、魚、蛋和乳酪，將它們分解成多肽（Polypeptides）及胺基酸之後，再送入小腸中，繼續分解消化。胃中，另外還存在一種酵素，稱爲脂肪分解酵素，但是，這種酵素只能在鹼性的環境下發生作用。而胃，經常處於酸性的環境下，所以脂肪在這個時候是無法被分解。事實上，這種酵素並不存在於人類的胃中，不過，在小牛的胃中倒是有許多。

許多書籍記載著胃凝乳酶可以幫助牛奶的分解，人的胃液中雖然沒有這種酵素，但是，胃蛋白酶也具有相類的功能，可以使牛奶凝固，促使牛奶分解。這種凝乳的作用會使牛乳通過腸道的時間增加，而使腸道的酵素有足夠的時間將牛乳分解消化。這對嬰兒來說是很重要的，因爲牛乳是嬰兒唯一的食物來源。

⊙胃中的食物

進入胃的固體食物會與前面所提到的胃液混合均勻，此時，胃中的分泌物約增加一百至兩百毫升。胃液的分泌量大多取決於食物顆粒的大小，食物和胃液經由胃的蠕動攪拌後，會形成半液態的物質，我們稱之爲胃糜，這在第三章就已經提過了，當食物達到此階段時，就是已經做好準備，可以通過胃部到達小腸，以進行下一階段的消化作用。

食物停留在胃部的時間長短，主要是由它的量及種類來決定。生蛋通過胃的時間一般會比煮熟的蛋來得快，點心或是小餐點則僅須要一或二小時，就會離開胃進入小腸，而一頓豐富的宴席則大約需五至六小時才能完成這個階段的消化作用。一般情況，脂肪停留在胃中的時間要比蛋白質久，而碳水化合物（澱粉和糖）則是最快。

介於胃與小腸間的環狀肌肉，稱之爲幽門括約肌。當胃壁細胞收縮時，幽門括約肌就會紓張而形成一個開口，使少量的食糜順利通過而進入十二指腸。

⊙小腸

當食物一進入小腸，胰臟、肝臟和小腸腸壁都會分泌出消化液送到十二指腸。肝臟分泌的消化液稱爲膽汁，當沒有食物進入小腸時，這些膽汁就會被收集起來貯存在膽囊中

（膽囊位於肝葉與肝葉之間）。當食物進入小腸時，肝臟會加速膽汁的製造，而膽囊就會收縮使足量的膽汁經由膽汁導管進入十二指腸。胰臟導管的功能也是很類似，可以將胰臟分泌的消化液送到小腸。（參閱圖6、7）。但究竟是何種物質來負責它們之間的協調呢？

前面我們曾經提過，胃中胃蛋白酶的產生是由荷爾蒙胃激素所刺激的。而小腸中的主要荷爾蒙爲小腸內分泌素和膽囊收縮素、胰外分泌素（簡稱CCKPZ）。當胃內的食糜進入小腸時，因食糜爲酸性，就會刺激小腸內分泌素的分泌，而食糜中的蛋白質和脂肪就會刺激腸壁分泌胰外分泌素。不過，這些激素並不會直接進入消化道，但是會進入血液中。它們經由血液循環來到胰臟和膽囊中，再由肝和膽囊控制消化液的釋放。某些疾病的產生就是由於胃部酸液的分泌不足，而使得荷爾蒙的分泌不足所引起，這種疾病，我們稱之爲胃內鹽酸缺乏症，表示沒有鹽酸的意思。因爲食物不能被消化、吸收，所以最後常會導致嚴重的營養缺乏。

⊙胰液的組成

許多重要的消化液都來自胰臟，正常人每天約分泌一又三分之一到二又六分之一品脫的胰液（約七百至一千毫升）進入小腸中，而且大多數是在餐後進入小腸。它們含有水分和某些鹼性物質，比如重碳酸鹽離子，可以中和來自胃的鹽酸。胰液中還含有可以分解脂肪、蛋白質和碳水化合物的酵素，以利下一階段的消化。蛋白質分解酵素分泌出來的時候是不具活性的，所以必須要先被活化之後才能夠分解蛋白質。如果蛋白質分解酵素是以活化的形態存在胰臟中，則胰臟內的蛋白質細胞將會慘遭分解，這就是爲什麼它必須以不活化的形式存在的原因。

⊙小腸液

在十二指腸中有兩種重要的細胞會分泌不同的小腸消化液和酵素。布隆納氏（Brunner）腺細胞會產生黏膜、水分和重碳酸鹽離子，使十二指腸變成鹼性，酵素才能正常地運作，同時可以中和來自胃部的酸液。另外，在李培昆氏（Lieberkihn）腺窩中所發現的細胞（參閱圖8），會分泌一種稱爲腸激動酶的物質，這種物質可以活化胰蛋白酶原成爲胰蛋白酶，這個轉變，同時又可以活化其他的酵素，然後，巨大的蛋白質分子就可以被這些具有活性的酵素分解、消化成多肽和胺基酸等小分子了。

至於澱粉類食物，澱粉分解酶會將較大的碳水化合物分子分解成單醣和雙醣這類簡單的糖類。脂肪會由膽汁和鹼性分泌物的作用，使之乳化成爲微滴。這種作用就像是清潔劑分解油膩水面上的脂肪一樣。因爲脂肪微滴很小，再加上脂肪分解酵素的分解，它們就可以通過小腸壁，進入最小的淋巴管—乳糜管內。

淋巴就像血液一樣具流動性，但是淋巴液不含紅血球故呈清澈黃色。這些淋巴管會匯

〔圖6〕

小腸中營養物質的運送和腔門靜脈中的吸收

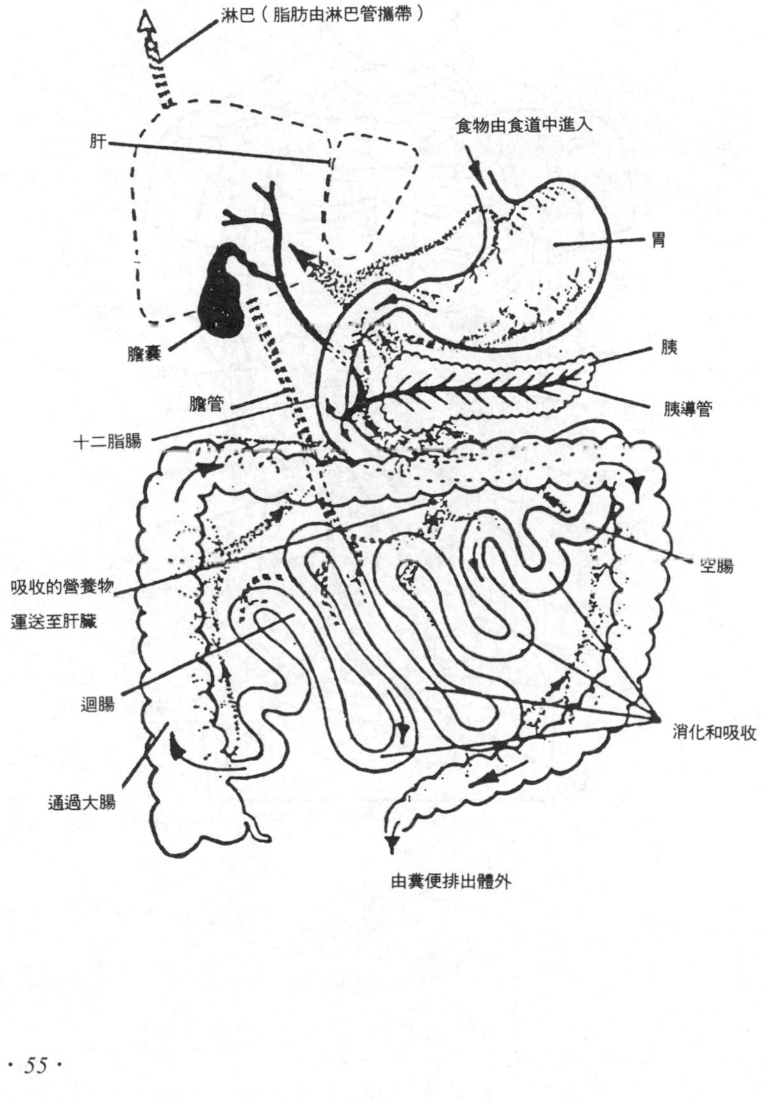

〔圖7〕胰臟、膽囊和脾臟的位置（胃部切除）

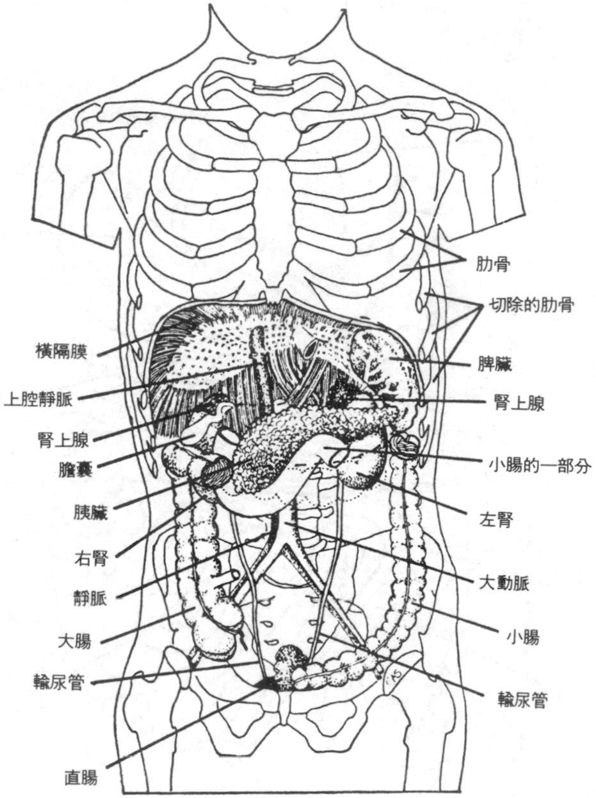

〔圖8〕小腸中絨毛的位置和結構

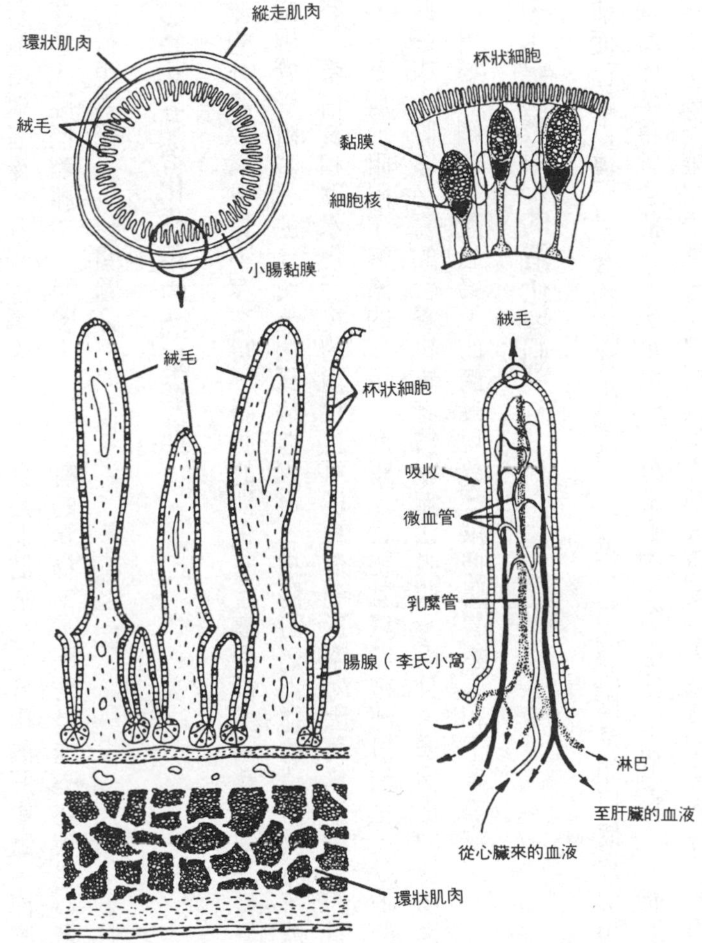

集到位於脖子的胸導管，在這裡，淋巴液會進入主靜脈，與血液混合進入心臟，然後隨著血液循環運行到身體各處。利用這種方法，人體將脂肪運送到肝中的肝動脈，而不是像其他的食物一樣進入腔門靜脈中。事實上，在所有的食物中，脂肪是唯一在到達心臟之前，便離開肝臟的監視系統。（參閱圖２）。

⊙膽汁在消化作用中的重要性

假如膽汁的分泌故障或是不存在時，脂肪的消化將會變得極為困難。當肝臟無法產生膽汁、膽囊或導管受阻時，膽汁便無法釋放進入十二指腸時，上述的情形就有可能發生。當膽汁不足時，蛋白質和碳水化合物的消化也可能會受到影響。因為無法消化的脂肪將會在食物表面形成薄層而阻隔了酵素的作用。此時，食物就只能被部份消化，就離開小腸進入結腸。如此一來，許多必需的營養物質身體就無法吸收，而且，未消化的食物也會使人體滋生許多不需要的細菌，產生腸道的擾亂現象，就像腸胃氣脹和下痢等疾病。

⊙小腸腸道中的消化機制

我們在前面已經提過，當食物通過小腸時，環繞小腸的肌肉是如何使食物和酵素混合。這樣的混合，使得酵素能夠充份地消化、分解食物（發生於小腸腸腔），而後再將分解後的食物送出小腸（經由腸壁）。這兩個步驟都很重要，因為胰臟酵素分解食物及脂肪的乳化作用都在小腸腸腔中進行，而胺基酸和醣類食物的最後處理階段則發生在小腸腸壁的黏膜細胞。有些酵素甚至還扮演著司機的角色，將小腸內消化完畢的食物送出小腸外。這就是爲什麼恆定的移動和攪拌對小腸而言是非常重要。同時，這些腸壁表層細胞的健康與否，也決定了消化、吸收是否正常。這些表層細胞會定期地由新細胞置換，這些替換下來的舊細胞與人體中的廢物將一起由大腸排出。

消化食物所需時間的長短，會因個人的體質與飲食的內容而有很大的差異。不過，平均而言，食物停留在小腸的時間約八至十二個小時，也就是說，早餐未消化完全的食物將會與午餐的食物同時通過小腸。食物停留在體內的時間差異很大，有些食物僅需兩個小時即通過大腸，然而，同時進食的某些食物則有可能會停留在小腸中長達二十四小時之久。

人體內的消化作用大約在食物進入小腸之前的三個小時就已經開始進行。有許多研究指出，在消化作用開始之時，血液與淋巴液中所含的醣類、脂肪、礦物質、維生素及胺基酸都會增加。因爲當這批食物正準備進入大腸時，大多數可消化的物質則早就已經進入血液中了。

⊙食物的吸收

「吸收」表示食物已經通過小腸進入血液。食物接觸的腸壁面積的大小，會影響食物到達血液的速度，也就是影響吸收的速度。

小腸的眞正表面積約爲二分之一平方公尺。不過，因爲絨毛所形成的皺折、突起，使小腸腸壁的表面積增加了不少。一般而言，絨毛的數目約爲四百萬至五百萬之間。腸壁上絨毛所形成的皺折可以增加表面積，促進食物的消化吸收。因絨毛的皺折與突起所增加的表面積約爲原來的八十倍（參閱圖８）。每個微小突起均充滿著微血管，這些微血管連接至肝臟、乳糜管而後到達淋巴管。

健康的人體中，小腸壁經常作規律性的收縮。這種肌肉的收縮與擠壓海綿的動作非常類似，當小腸壁收縮時，裝滿食物的血液與淋巴液就會自絨毛進入循環系統中；而肌肉放鬆時，新的血液與淋巴液就會再度進入絨毛上的微血管，以準備攜帶消化完畢的營養物質。

血液在微血管中的流動速度是由心臟來控制，而淋巴液則是仰賴肌肉的收縮，得以循環全身。一般而言，血液所能攜帶的食物要比淋巴液來得多。但因爲脂肪的消化速率遠慢於蛋白質與碳水化合物，所以，所攝取的脂肪，約有百分之六十是由淋巴液負責運送，其餘的部份，才由血液自腔門靜脈攜帶至肝臟中。

同樣的原理，維生素與礦物質也是穿過小腸壁，再由血液與淋巴液運送至全身。

⊙大腸

只有極少部份的食物會由大腸來吸收。多數的食物在離開小腸時是呈半液體狀態，大部份的營養物質已經被吸收了，所以，大腸的主要作用之一就是保留水分。如果沒有大腸，人體就必須喝下大量的水分才能維持生命，海中的動物，因爲不需要保持水分，所以它們沒有大腸。從小腸進入大腸的物質會在此停留二十四小時，在這期間，大腸便可充分地回收水分，其餘的廢棄物就漸漸形成圓體狀，並且慢慢推向直腸（大腸較低的部份）。

小腸腸道的肌肉如果收縮緩慢，食物停留在大腸的時間就會比正常情況長，這個時候，就很有可能發生便祕。因爲大多數的水分都由大腸吸收，廢棄物就會變得乾且硬，而發生便秘。然而，當腸道肌肉鬆弛時，只有少量的水分能被大腸回收，同時，也會強迫食物快速地通過腸道，使得食物的消化吸收不完整。另外，這樣的鬆弛也會刺激、損傷柔弱的腸道。運動、正確的飲食，攝取足量的纖維與水分，便祕的情況就不會再發生了。

大腸中含有無數的細菌，許多細菌是既無害也無益，有些則對人體有益，可幫助體內合成維生素，而有些則會消耗體內的維生素。例如，生存於酪乳與酸酪乳中的乳酸菌，它們可以幫助人體分解牛奶中的乳糖，乳糖分解後，會使腸中的PH值變酸，這種酸性的環境就會促進腸道吸收礦物質的能力，因此，酸性牛乳產品對於腸道的消化與衛生是有益的。吃母奶的嬰兒也可獲得相似的益處，因爲母奶會促進大腸中乳酸桿菌的生長，這些菌會產生乳酸，阻止病原的入侵，因而，餵食母奶的嬰兒就較不易感染胃部的疾病。

8 我們究竟吃了多少糖？

蛋白質、脂肪和碳水化合物是食物中的三大主要類型。脂肪與碳水化合物經常是身體內產生能量與貯存熱能的主要食物，至於蛋白質，則被用來做爲成長與修補之用。身體內主要的能量來源爲醣類與碳水化合物。所以有些過度肥胖的人常會心虛地說：「其實我吃糖很少」。很多母親也常會操心，擔憂小孩攝取糖的量不足，會影響體內熱量的供應。這樣的觀念，其實就大錯特錯了，因爲含碳水化合物的東西很多，並不是只有顆粒狀的糖而已。

⊙醣的來源

每個人都會從飲食中直接或間接地獲取大量的醣。它主要來自穀類、水果和疏菜，而以澱粉的形式存在，進入動物體內之後，就會以肝醣（動物性澱粉）存在於肌肉與肝臟之中。所以，即使愛斯基摩人只攝取肉類食物，也會攝取到百分之五十的醣類。

植物是天然醣類的製造者，它們的綠葉會利用太陽的幅射能製造簡單的醣類，然後以澱粉的形式貯存在種子和根、莖中。動物則無法像植物一般，從水、二氧化碳和陽光中來製造碳水化合物，他們必須攝取植物（或吃了植物的動物）來獲得碳水化合物，以供給身體的能量所需。在大多數膳食中，穀類與根莖類的農作物可提供較多的熱能，西方國家的人們，小麥與馬鈴薯則是他們主要的能量來源。

醣以很多種不同的形式存在於我們的膳食中，我們用來增加茶或咖啡甜味的糖只是其中的一種。

⊙單醣

單醣，是消化作用的最終產物。它是由小腸吸收進入血液，易溶於水，進入血液後，藉由血液運送至肝臟內，它們就像葡萄糖一樣，可能會被代謝、貯存，或者重新被釋放回血液中。屬於單醣類的物質很多，但是，只有其中三種最受營養學家的重視，即葡萄糖、果糖和半乳糖。

葡萄糖，在所有動物的血液中都含有這種單醣，另外，也廣泛地存在大多數的水果和蔬菜中。甘藷、馬鈴薯、甜玉米和洋蔥都含有葡萄糖，葡萄和蜂蜜中的含量也相當多。大多數的水果、蔬菜及蜂蜜，不但含有葡萄糖，同時也含有果糖。半乳糖在自然界中不會單獨存在，在植物中，半乳糖多混合其他醣類和澱粉一起存在，而且，常以多醣的形式存在。在腦部和神經組織中，半乳糖則多半與脂肪和蛋白質混合在一起。甘露糖則是新近在植物中所發現的另一種單醣，但是，它的分佈並不廣，在飲食中也不是很重要。

⊙雙醣

雙醣，它有三種對我們來說比較重要，即蔗糖、麥芽糖和乳糖。幾乎在所有的蔬果中，蔗糖都會隨著果糖與葡萄糖而存在。例如，成熟的鳳梨、各種不同的甜紅蘿蔔皆含有大量的蔗糖。槭糖、甘蔗糖漿和糖蜜大多是蔗糖的豐富來源，商業用的糖大多來自甘蔗和甜菜，爲純粹的蔗糖。在消化腸道中，蔗糖會再分解成果糖和葡萄糖兩種單醣。

發芽時的植物與動物的消化腸道中都可發現麥芽糖。它可以被分解成兩個單位的葡萄糖。因爲許多食物都含有澱粉，在消化腸道分解之後就可產生麥芽糖。麥芽糖是人體內熱量和能量的重要來源。

乳糖，大部份存在於哺乳動物的乳液中。人奶含有百分之六到七的乳糖，而牛奶則含有百分之四到五的乳糖。比起其他的糖類，乳糖較爲不甜，也較難溶於水，但是，可以被乳糖分解酵素作用而分解成葡萄糖與半乳糖。這種酵素是由小腸壁所產生，嬰兒與發育中的小孩含量較多，成人的含量則較少或者毫無。因而，缺乏乳糖分解酵素的人就無法適應牛乳及任何乳類製品，這些無法被消化的乳糖通過大腸，就可能引起下痢。這種酵素在成人體中究竟會存留或是喪失，主要取決於攝食的食物種類、人種和家族遺傳等因子。

⊙多醣類

因爲澱粉是由許多葡萄糖分子所組成，所以稱之爲多醣。澱粉是我們能量的基本來源，它存在於所有的穀類、麵包、乾豆子、梨子、馬鈴薯和其他許多根莖類的農作物中。大多數穀類的種子和成熟的馬鈴薯，約有四分之三的重量爲澱粉，澱粉最後會轉變成糖。但是，未成熟的玉米和梨子會使糖再轉變爲澱粉，所以不會很甜，但當它們成熟時，澱粉即會轉爲糖，會有甜味。

糊精是另一種多醣，當種子發芽時，它即由澱粉分解而成。將澱粉類食物施以高溫（約華氏二百一十二度）時，也會形成糊精。在消化道中，糊精首先會被分解成麥芽糖，然後再水解成葡萄糖。

第三種多醣類是肝醣。這是另一種形式的澱粉，存在於動物身體中，成爲能量的來源。當我們吃肉時，可以從動物澱粉中獲得醣類，其量的多寡則視動物被屠殺前吃下多少澱粉類食物而定。肝臟是動物性澱粉，也就是肝醣的貯存所在，因此，肝臟成爲多醣的最佳來源。肉類的肝醣，在消化道中會被分解成葡萄糖。

纖維質是另一種多醣，在牛和羊等反芻類動物的消化道中，會被分解成葡萄糖。但在人體中，因缺乏可以分解纖維質的酵素，所以，無法利用，但是這些纖維素可以用來改善小腸的健康狀況。含有纖維素的食物很多，比如，水果的果皮纖維部份和蔬菜、穀類的麩皮或種子的外皮都是。有些人把未精製過的食物比喻成砂紙，他們認爲，吃進這些食物就好像拿砂紙去刮摩消化道壁。其實，這是一種錯誤的觀念，事實上，纖維素可說是相當柔軟而且平滑的，即使是穀類麩皮，浸泡在水中幾分鐘之後，就會變得很柔軟。

所有的醣類，包括澱粉、糊精、肝醣和纖維質，都是由碳、氫和氧所組成。所以，這些物質都被歸納爲碳水化合物。除了纖維質之外，它們在消化過程中都會分解成葡萄糖、果糖和半乳糖三種單糖。這三種單糖都可以直接通過腸壁而進入血液。

⊙其他醣類

人體可消化的油脂中，只有百分十含有甘油。甘油可以像醣一般，在身體內燃燒變成二氧化碳和水，而產生能量。甘油在肝臟中也可以轉換成肝醣，而後再分解成葡萄糖供身體使用。蛋白質在消化作用中會分解成胺基酸，這些胺基酸會轉換成醣再供身體使用。就是因爲有甘油、肝醣和蛋白質這些來源，所以，雖然愛斯基摩人只吃肉，仍可獲得足量的醣供身體利用。

食物中有某些特定的有機酸不會被體內的酵素作用，它們通常直接進入血液，直到與鹼性礦物質結合之後才能被分解利用；或先形成肝醣，然後再分解成單醣釋放出來。因此，我們或許可把這類的有機酸列爲碳水化合物。蘋果酸與檸檬酸都屬於這一類的有機酸。前者大多存在於蘋果、梨、桃子、蕃茄和許多蔬菜中，而後者則分佈很廣，不僅柑橘和其他水果都含有，牛奶、肉類、蔬菜和穀類中也可發現。其他如乳酸，可以從酪漿、酸牛奶和軟乾酪中獲得，而草酸和苯甲酸也存在於食物中，可是不容易被身體所利用，所以，我們經常可在排泄物中發現這些東西。

⊙身體中醣類的最終命運

葡萄糖可以自由地存在於許多水果和蔬菜中，經過消化作用之後才進入血液。另外，葡萄糖也可以由澱粉、糊精、肝醣、蔗糖、麥芽糖和乳糖的分解而來。

身體無法直接將牛乳糖和果糖轉換成能量。這些糖首先會先由血液運送到肝臟，以肝醣的形式貯存起來，當身體需要時，再分解成葡萄糖釋放出來。另一方面，葡萄糖也會被稱爲血醣，可以由細胞直接燃燒產生能量。當血醣濃度過高時，就可以肝醣的形式貯存在肝臟和肌肉中。以這種方式所能貯存的葡萄糖有限，當肝臟與肌肉已經到達了貯存極限時，過多的葡萄糖就會被轉換成脂肪而貯存在脂肪組織中，然而只有極少數的脂肪會被用來形成醣類和肝醣。這涉及到前面所提的甘油，雖然它可以轉變成醣類，但根據事實顯示，將脂肪視爲碳水化合物的來源是錯誤的觀念。雖然，脂肪可以氧化產生能量，但是，它與葡萄糖分解代謝的路徑並不一樣。

⊙食物中所含的糖

大多數的水果與蔬菜都含有大量的水份、纖維素、澱粉與糖類。有些則含有多量的脂肪，例如橄欖、鰐梨。由表2可看出許多蔬菜、水果及穀類，它們的碳水化合物所佔的百分比。例如，一磅（四五〇克）蕃茄約有百分之三的糖，（大約是十五克）。一磅蕪菁約含有百分之十的碳水化合物，即含糖重約爲五〇克。乾燥過的水果乾中含有相當高量的糖。一磅金黃色葡萄乾約含有近三分之二磅（三〇〇克）的糖。

［表3］　一天中沒有吃糖的小孩所攝取糖的量

食　物	食物重量（克數）	含糖重量（克數）
早點		
柳橙汁	200	18
乾李	40	20
燕麥	30	20
奶油	90	2
蛋	50	—
2片土司	60	26
1杯牛奶	200	10
午餐		
片狀蕃茄	100	3
烤馬鈴薯	100	20
2片麵包	60	30
蘋果	100	12
4片蘇打餅	40	30
1杯牛奶	200	10
放學後		
花生醬奶油三明治	110	35
香蕉	140	30
1杯牛奶	200	10
晚餐		
通心粉和乳酪	150	30
罐裝豆子	100	10
紅蘿蔔	100	3
萵苣沙拉	150	2
2片麵包	60	30
1杯牛奶	200	10
梨子	120	10
6個棗子	50	37
	2,650	408

［表2］蔬菜、穀類和水果中碳水化合物所佔的百分比

%	蔬菜和穀類	水果
3	蘆荀、芽甘藍菜、芹菜 甜菜、黃瓜、茄子、甘藍菜、韮菜、萵荁、夏日南瓜、醃黃瓜、蕃茄	大黃
5	甜菜、包心菜、胡蘿蔔、花椰菜、乾燥洋葱、青椒、南瓜、洋花蘿蔔、四季豆、水田芥	
7		鱷梨、葡萄柚、檸檬、草莓、大楊莓、西瓜、橄欖
10	芹菜根、新鮮洋葱、防風草、豌豆、蕪菁、南瓜	刺莓、美國甜瓜、香瓜、柑橘、桃子、鳳梨、木莓、小紅莓
15	新鮮蠶豆 罐裝賴馬豆	蘋果、杏、櫻桃、葡萄干、越橘類、梨子、葡萄
20	新鮮賴馬豆、通心粉、義大利麵、米飯、烤馬鈴薯、地瓜、山芋	香蕉、新鮮無花果、梅子、乾李
30		柿子
65		乾燥水果（無花果、杏子、蘋果、葡萄乾、桃子）

[圖9] 身體中碳水化合物的最終命運

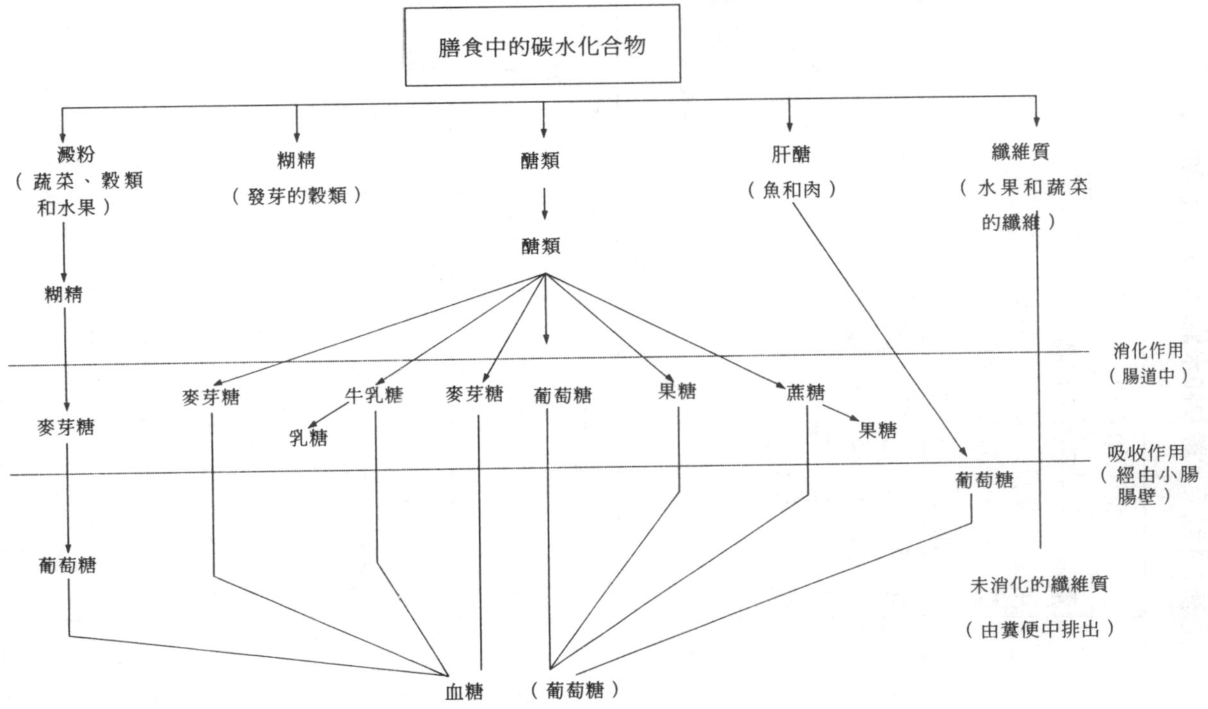

⊙未精製過的糖類在食物中已充足地供應

幾乎我們所攝取的食物，進入身體被消化後，都會直接或間接地形成醣類。每個人都會有自己的喜好，有的人可能不喜歡果醬、布丁、巧克力等含有精製糖類的食品，而偏好自然來源的糖類食物。但是，不幸的是，大多數的人都太依賴精製糖來滿足我們的飢餓，因爲，精製過的糖類食物可以很迅速地進入血液，使過低的血醣濃度恢復正常。不過，精製過的糖類食物除了能供給身體能量之外，就沒有其他的價值了。

一個男孩即使整天都沒有吃糖，實際上，他所攝取的糖總量仍然是可觀。一餐燕麥早餐約爲一盎司（二十八克），可形成三分之二盎司（二〇克或四茶匙）的糖；加上中餐及晚餐所攝取的碳水化合物，他一天攝取糖的總量約爲一磅。這些糖份全來自天然的來源，食物本身又富含維生素與礦物質，對一個正處於成長階段的兒童而言，這種飲食是有益健康的。假如，今天我們改由精製糖來供給，只提供身體的熱量之外，沒有其他的營養價值，那麼，很有可能會導致體重過重或代謝失調等問題。

目前，我們所攝取精製糖的量正逐年增加，平均每人每餐須用掉一茶匙以上的精製糖。這種說法可能太過誇張，但是許多食物的食譜都顯示了這個數據的可能性。除了可觀察到的含量，糖也會存在於冷藏肉、香腸、燻肉、蕃茄醬、穀類、湯、點心、果汁、汽水和許多其他加工處理過的食物中。精製過的糖不能改善健康，只會對人體造成傷害。

9 我們需要多少脂肪

對身體而言，脂肪和糖類都是能量的來源。在用餐時，它們格外令人有飽足感。食物中如果不含脂肪會比攝食含脂肪食物者容易感到飢餓。

⊙脂肪的來源

純脂肪，如豬油、奶油和食用油，每一湯匙的熱含量約為一百卡路里。不管是動物性或是植物性的脂肪，在能量供給上，它們的價值相同。

脂肪，幾乎很少單獨存在自然界中。純油脂可由植物或動物中將蛋白質及碳水化合物分離之後精製而成。除了多數的蔬菜和水果之外，我們所吃的食物多含脂肪，油脂的基本來源如下：

1、動物：奶油、乳酪、蛋、鮮奶油、培根、豬肉、魚、魚肝油、肉類脂肪等。

2、植物：杏仁、巴西胡桃、榛樹、花生、椰子、鱷梨、橄欖等。

3、蔬菜油：葵花子、紅花、芝麻、橄欖、玉米、棉花子等。

⊙脂肪的化學組成

就像碳水化合物一樣，脂肪是由碳、氫和氧所組成。它們是由甘油與三個分子的脂肪酸結合而成的酯。所有的脂肪中都含有相同分子的甘油，但接在甘油上的三個脂肪酸分子，他們的鏈長度與結構都有很大的區別。這些鏈狀是由碳原子連接而成，而氫原子則連接在碳原子上。碳原子一次最多可連接四個氫原子，而在脂肪酸的長鏈上，碳原子與兩旁的碳原子鍵連結之後，就只剩下兩個位置與氫原子或其他原子聯結。當我們談論到不飽和脂肪酸時，即是由於碳原子除與碳原子相聯結之外並不接上其他氫原子所致的。換言之，如果我們把氫原子硬加上去，則就可成爲飽和脂肪酸。

人造奶油則是以人工方式將氫加入脂肪中，產生較硬的飽和油脂。這種人造奶油極適合使用於餐點或烘焙蛋糕。大多數的植物油含有較高百分比的不飽和脂肪，因而在室溫中多呈液態。動物性脂肪則含有較多的飽和脂肪酸，所以呈固體狀，就像人造奶油。

現代的研究報告指出，不飽和脂肪酸對於人體健康較爲有利，因爲，它們可以降低血液中的膽固醇含量，而且可防止心臟疾病的發生。所以，人們應該儘可能地使用不飽和脂肪酸。人造奶油目前的加工方式是在蔬菜油中添加氫，使不飽和的程度減到最小。因爲，人造奶油並不是完全的飽和脂肪酸，所以較軟。

如果油脂或是人造奶油具有大量的不飽和脂肪酸時，我們就稱它爲（poly unsaturated fatty acid）。油脂類的食物經常以（P／S）比值來表示，便是指不飽和脂肪酸與脂肪酸的比值。假如，我們攝取了大量的肉類油脂，而僅攝取非常少量的蔬菜油時，P／S比值就比較小。相反地，當所攝食的蔬菜油量遠超過動物性油脂時，就會得到比較高的P／S比值。

例如，我們所攝取的油脂有百分之七十五是來自肉類、蛋和奶油，而僅有百分之二十五來自蔬菜。則P／S比值應爲：（23/75），等於零點三（比較低）。反之，如果百分之七十五是來自不飽和脂肪酸，而僅有百分之二十五來自飽和脂肪酸時，P／S比值應爲（25/75）等於三（比較高）。

我們經常將脂肪的氧化作用與脂肪的飽和作用混爲一談。油脂的氧化作用是一種化學作用，顧名思義，會影響到油脂分子的鏈結構。產生氧化反應時，氧原子取代了氫原子而與脂肪酸的碳原子相結合，使得脂肪酸的長鏈發生斷裂而產生新產物。當油脂酸腐時，這種氧化反應就會發生，而且會產生過氧化物之類的副產品，所以，我們就會嗅到油脂腐敗的味道。而且，多數的油脂氧化是屬於自動的反應，例如當油脂表面與空氣中的氧接觸時，就可能發生。酵素和細菌可能存在油脂表面，因而加速了油脂的氧化反應，此外，光線和熱也會加速這種氧化反應。

少量的油脂氧化在我們的飲食中還可接受，不會對人體產生傷害。但是當油脂大量酸腐時，應該立即丟棄。酸腐的油脂會破壞維生素A、D和E，同時也會含有一些對人體有害的物質。當油脂反覆加高溫時，酸腐的情形就會很嚴重，這些有害的物質也會在油脂中累積起來。假如油脂的顏色變深時，就該丟棄。雖然油脂類的食物並不便宜，而且很難去判斷酸腐的程度，但是，爲了全家身體的健康著想，只要有酸腐的現象，就應該立即丟棄。

爲了防止油脂的氧化酸腐，平時應該將油脂裝在密閉的容器中而且放置在蔭涼處。例如，奶油和人造奶油最好存放在冰箱中；蔬菜油應放置在陰涼處，但溫度必需保持在凝凍點以上，這是因爲低溫時，過氧化氫會在蔬菜油中生成；而且存放的時間愈久，維生素愈容易破壞。如果是在室溫下，則過氧化氫較易轉變成其他無害的物質，也就比較不會破壞油脂內的維生素。蔬菜油是油脂中較特殊的一種。

圖10列舉身體中脂肪的新陳代謝途徑。消化時，脂肪會被酵素和胰臟所釋出的膽汁及小腸的腸液所分解，成爲甘油和脂肪酸。大多數的脂肪酸是無法單獨通過小腸壁，而必須藉助膽汁中的鹼性物質。

脂肪分解時會放出甘油，這些甘油會進入小腸壁內與脂肪酸再度形成脂肪。每一種動物都具有合成脂肪的本能。雖然脂肪酸鏈的長度，每種動物都不相同，但所能合成的脂肪與所攝食的油脂種類就有很大的關係。

脂肪不能夠像醣類一樣溶於血液或淋巴液中，但是，可以形成脂肪微滴由血液或淋巴液運送至各處。用餐後，大量的脂肪湧入血液中，肝臟就會把這些多餘的脂肪收集起來，等待需要時再用。如果脂肪的量過多，超過了肝臟的負荷量時，這些脂肪就會藉由血液貯

[圖10] 脂肪在身體中反應的情形

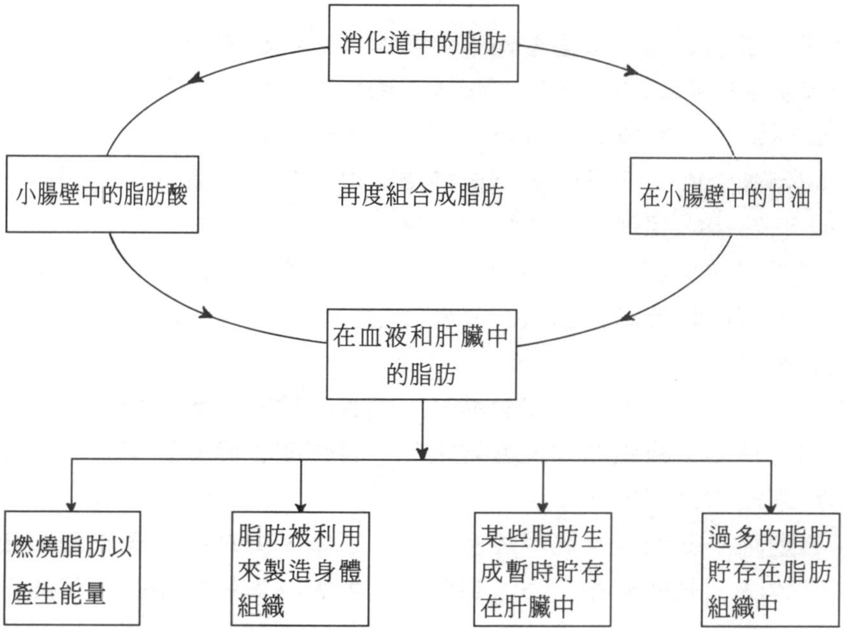

存在身體的脂肪組織中。這種情況與碳水化合物的情況很類似。而當我們需要能量時，體內貯存的脂肪就可以被代謝分解而提供能量，但是，它卻不能轉變爲醣類。

大多數的脂肪都存在腎臟、肝臟和心臟的四周。在皮膚下面也有一層薄薄的脂肪可以保護肌肉和神經，而腎臟則是由多量的脂肪來支撐。當身體無法攝入足量的食物時，少量可逆的脂肪就可以代謝產生能量。這種情形多半發生在生病或飢餓時。雖然，脂肪可維持生命，但如果有過多的脂肪積囤在體內時，就會造成身體的負擔，導致疲倦和不健康，這是相當令人不悅的事情。

⊙體內脂肪的功能

脂肪可提供身體所需及儲存能量。而食物中的脂肪涉及脂溶性維生素A、D、E、K的運送。脂肪除了是極佳的能量來源之外，它在身體內還具有許多其他功能。例如，脂肪與磷結合所形成的物質，是構成身體完整結構、特別是神經和腦組織所必需的成份。

某些特定的脂肪酸對人體而言是必需的。在不飽和脂肪酸中最重要的是亞麻油酸。已有實驗証明，亞麻油酸對於小白鼠的生長具有舉足輕重的影響，所以，一度被人們列爲維生素F。現在，我們已不再使用這個名稱，而經常將必需的脂肪酸以EFA來表示。必需的脂肪酸最佳來源是植物油。而一般肉類，它的含量並不豐富。某些皮膚疾病是由於飲食中缺少必需的脂肪酸所引起，但是，有時候，已經在飲食中添加了多量的亞麻油酸了，情況仍不見改善，所以必需的脂肪酸對於皮膚疾病也不完全具有療效。比如像濕疹，就不是飲食中缺乏必需的脂肪酸所引起。

⊙體內脂肪的特質

我們在前面曾經提到動物體內脂肪的結構，會因動物種類的不同而有所差異。例如，豬肉的脂肪與羊肉的脂肪不同，可由嚐味中分辨出來。連接在甘油上脂肪酸的鏈影響脂肪的完整性與氣味的不同。不過，人體內的脂肪組成可以由飲食來改變，但是攝取的脂肪來源必須要單一，才會有效。例如，美國食品和藥物管理局發現，有些商人在豬油中滲加了花生油，雖然油商堅持其豬肉完全是由豬肉脂肪加工製成，絕沒有添加其他的東西，但是，分析的結果仍然顯示，某些豬油仍含有大量花生油中常見的脂肪酸。最後，他們發現，原來這些豬的飼料經常餵食大量的花生，以致牠的體中含有大量的花生油成份。

⊙如何將脂肪完全消化

一位健康的人，可以從他攝食的油脂中吸收近百分之九十五的成份。如果我們在糞便中發現百分之七以上的油脂，就表示體內缺乏膽汁，或者是小腸吸收不良所造成。自然的油脂並不會影響腸道的消化功能，但是，某些高溫油炸過的食品就會刺激消化道的腸壁，而且，高溫也會將食品中的某些維生素破壞。

蠟質的熔點很低，在人體內也很難被吸收。幸好，在飲食中蠟並不佔有很重要的地位。礦物油有時會被用來烹調和保存水果，液態石蠟則可以當瀉藥。礦物油是無法被腸道的酵素所分解的，而且會很快地通過大腸。過量的礦物油將會導致下痢，而且容易使體內的維生素和礦物質流失。

⊙脂肪與身體所需其他的養分之關係

我們所吃的油脂中也含有某些脂溶性的維生素。例如，奶油中就含有維生素A和D，魚油也有豐富的維生素D。在第二次世界大戰期間，奶油非常缺乏，人造奶油由於含豐富的維生素A和D，於是便取代了奶油、滿足人們的需求。至於將魚油當做嬰兒補充維生素D的食物療法，目前仍在實驗階段。

維生素D對於防治佝僂病特別的重要，這種疾病最容易發生在青少年時間，由於鈣離子的供應出了問題，而導致骨骼的形成不完整。鈣離子的吸收需要維生素D的幫忙，如果維生素D不足，即使食物中含有大量的鈣離子，身體也無法吸收利用。

醣類當然可以提供能量，而脂肪則是一種較持久、穩定的能量來源。當醣被燃燒以供給能量時，整個反應過程需要維生素B、硫胺素（即維生素B1）與其他酵素的幫忙。假如我們以脂肪來代替醣類分解以供給能量時，這些維生素就非必需了。當絕食的初期，體內少量的肌肉組織（蛋白質）會分解來產生能量，但時間一長，體內的主要能源就來自脂肪的分解，而使得主要的蛋白質結構和功能不被分解破壞。

⊙脂肪的需求量

在第二章中我們曾經提過，人們每日脂肪的需求量究竟是多少，沒有人能確定。隨著文化、人種和個體的差異，而使眞正的攝食量有很大的不同。例如，登山者和做粗工的勞力者，他們對脂肪的需求量就較大。食物中如果添加或含有脂肪，味道會更鮮美。世界上大部份地方，其正常的飲食中，油脂所提供的卡路里都在百分之十五以上。大多數西方人的飲食中，約有百分之三十五至四十五的能量是由油脂所供給的。但很少有人對此種現象提出忠告：高脂肪含量的飲食可能會導致體重過重及心臟、循環系統方面的疾病。

10 蛋白質的重要性

身體內除了水之外，最大的組成成份就是蛋白質，約佔身體的百分之十七。頭髮、指甲、皮膚及肌肉組織幾乎完全由蛋白質構成。活的細胞需要蛋白質做爲它們的架構，生物體如果缺少了蛋白質就無法生存。

⊙蛋白質的來源

自然界中，蛋白質都是與脂肪或碳水化合物以脂蛋白或醣蛋白的形式出現，蛋清、乳酪及瘦肉中的蛋白質，是我們所能發現最純的蛋白質。植物能夠合成它們本身所需的蛋白質，但是動物就必需由食物中獲得。在所有的生物組織中，我們都可發現蛋白質的存在，所以，在生長發育的過程中，蛋白質是特別地重要，對於年青的生命，富含蛋白質的食物來源尤爲重要；對於植物的種子，如堅果、豆類及穀類，情形也是一樣的。動物性的蛋白質來源包括所有的肉類、家禽及魚類等食物。

⊙蛋白質的種類

人體內的蛋白質是由二十二種胺基酸所組成，這二十二種胺基酸廣泛地分佈在大部份的動物和植物性食物中，其中有八種是人類生存所必需的胺基酸，而且完全要由食物所供給，其他的胺基酸則可以由身體自行合成。

二十二種胺基酸名稱如下：

異白胺基酸 (isoleucine*)、白胺基酸(leucine*)、離胺基酸(lysine*)、甲硫胺基酸(metnionine*)、苯胺基丙酸(phenylalanine*)、酥胺基酸(threonine*)、色胺基酸(tryptophan*)、纈胺基酸(valine*)、胺基丙酸(alanine)、天門冬酸(aspartic acid)、胱胺基酸(cystine)、二碘酥胺酸(di-iodo-tyrosine)、麩胺基酸(glutamic acid)，胺基乙酸(glycime)、羥基麩胺酸(hydroxyglutamic acid)、羥基脯胺酸(hydroxyproline)、甘胺基酸(norlevelne)、脯胺酸(proline)、絲胺酸(serine)、酪胺酸(tyrosine)、精胺基酸(arginine+)、組織胺酸(histidine+)。

〔註〕*爲八種必需的胺基酸；+爲對兒童必需胺基酸，成年人可自行由食物合成。

由名字上我們可知，胺基酸必定含有一個胺基及一個酸基，它們的化學式分別是NH_2及COOH。不同的胺基酸，它們所含的碳、氫及氧的組成也不一樣，其中，甲硫胺酸及胱胺酸還含有硫原子。

我們知道，所有的英文字都是由二十六個字母以不同的組合方式構成的，蛋白質也是一樣，上千種蛋白質是由胺基酸以各種不同的方式組合而成的。牛奶中的蛋白質與小麥中的蛋白質不同，因爲它們所含的胺基酸的種類及數量不同。同樣地，體內各部位的蛋白質也不盡相同，比如，肝中的蛋白質與肌肉中的蛋白質就不一樣。牛奶中所含的蛋白質（酪蛋白）或蛋清中所含的蛋白質（卵蛋白），都是由數百個甚至數千個胺基酸所構成，極爲複雜。

⊙負責構建及修補的蛋白質

我們已經知道蛋白質如何由酵素分解成胺基酸，然後由消化腸壁吸收。當它們進入血液後，由血液將這些胺基酸送到身體內各個細胞，細胞就利用這些胺基酸合成新的蛋白質。

蛋白質組成了體內各個器官及組織，如肝臟、腎臟、神經、大腦、韌帶、軟骨及血管、消化器管的管壁。蛋白質與胺基酸是身體組成的重要成份，房屋想要建得堅固就必需要有好的水泥、磚塊，同樣的道理，身體的組織發育健全，有賴於均衡的飲食，提供其所需的各類蛋白質。

在成長時期，需要蛋白質的量最大，即使過了這段成長期之後，蛋白質的供應依然很重要。就如建築物中的磚塊，使用久了之後難免會有損壞而需要修補，組織中的蛋白質也是一樣，也會有損壞而需要修補。組織中老舊的蛋白質，由細胞中的酵素將其分解，然後再由血液將這些分解物送到肝臟。

肝臟中會進行一連串的化學反應將這些胺基酸的硫及氮移出，這些產物，身體可再次利用，或由血液送到腎臟，再由尿液排出。由尿液及糞便中的氮分析，我們可用來評估體內蛋白質新陳代謝的情況。胺基酸除了氮與硫以外的其他成份，碳、氫及氧原子可以轉爲脂肪及醣類，供給體內所需的能量。

無論我們處於生命中的那一階段，飲食中都需要足夠的蛋白質。成長時期，我們需要蛋白質來構成身體的組織；成年之後，身體也需要蛋白質以進行修補工作。

如果，飲食中經常含多量的蛋白質，使進入血液中的胺基酸超過身體所需的量。過多的蛋白質無法像醣或脂肪一樣貯藏起來（送到肝臟及脂肪組織中貯存），但是，血液與肝臟中都含有一定量的胺基酸，身體如果需要時，就可以隨時取用。血液中及肝臟中所含有的一定量的胺基酸，我們稱之爲胺基酸池。

如果，我們不再進食含有蛋白質的食物，這個胺基酸池就會逐漸被用光。首先，肌肉中的蛋白質就會遭到損害，無法修補，接著，如心臟、肺臟、腎臟及肝臟等重要的器官也會受到影響。因此，健康的飲食是很重要的，它不但會影響體內蛋白質的代謝，也會影響脂肪、碳水化合物的代謝及能量的供應。

當飲食中缺乏蛋白質時，身體就會利用脂肪及碳水化合物來產生能量。但是，身體要合成酵素及荷爾蒙，還有體內組織的修補都需要蛋白質。對於肌肉組織而言，如果只把老舊的細胞分解掉，沒有新合成的細胞補上，肌肉就會逐漸衰弱，使會變得面黃肌瘦，這種情形最常出現在發生飢荒或極度貧窮的國家。

⊙蛋白質的其他功能

圖11說明了蛋白質在體內新陳代謝的過程。除了生長、修補及產生能量等功能之外，在其他各方面，身體都需要用到蛋白質，同時，蛋白質對於身體的健康也是非常重要。血紅素，是血液中含鐵的物質，幾乎都是由蛋白質所組成；身體腺體所分泌的某些荷爾蒙，也是由蛋白質構成；體內很多生化反應都需要酵素參與，這些酵素也是由蛋白質構成。血液中物質的傳送，腎臟的過濾及尿液的產生，血液酸鹼值的維持，組織的吸收及合成，都需要酵素，換句話說，都是依賴蛋白質。身體藉著凝血及產生抗體來抵抗疾病與細菌，但是，如果沒有蛋白質，上面所提的各種反應都無法進行。在希臘文中「protein」代表「最最重要的」或「首要的」意思，這就不難了解蛋白質的重要性了。

⊙供給需要的胺基酸

我們從牛奶、蛋、豆類或玉米中挑出單一種蛋白質餵食實驗室內的動物，作爲牠們胺基酸的來源，如此，這些動物的成長與健康狀況應該不成問題，但是，在某些實驗中，結果卻不是這樣的。某些胺基酸是生長必需的胺基酸，但似乎沒有一種蛋白質可以提供所有的必需胺基酸。不同的蛋白質可以相互彌補彼此的不足，特別是植物性的蛋白質，更需要多樣配合，才不會造成必需胺基酸的缺乏。最初，我們將植物性蛋白質列爲第二級蛋白

〔圖11〕　身體內蛋白質的新陳代謝

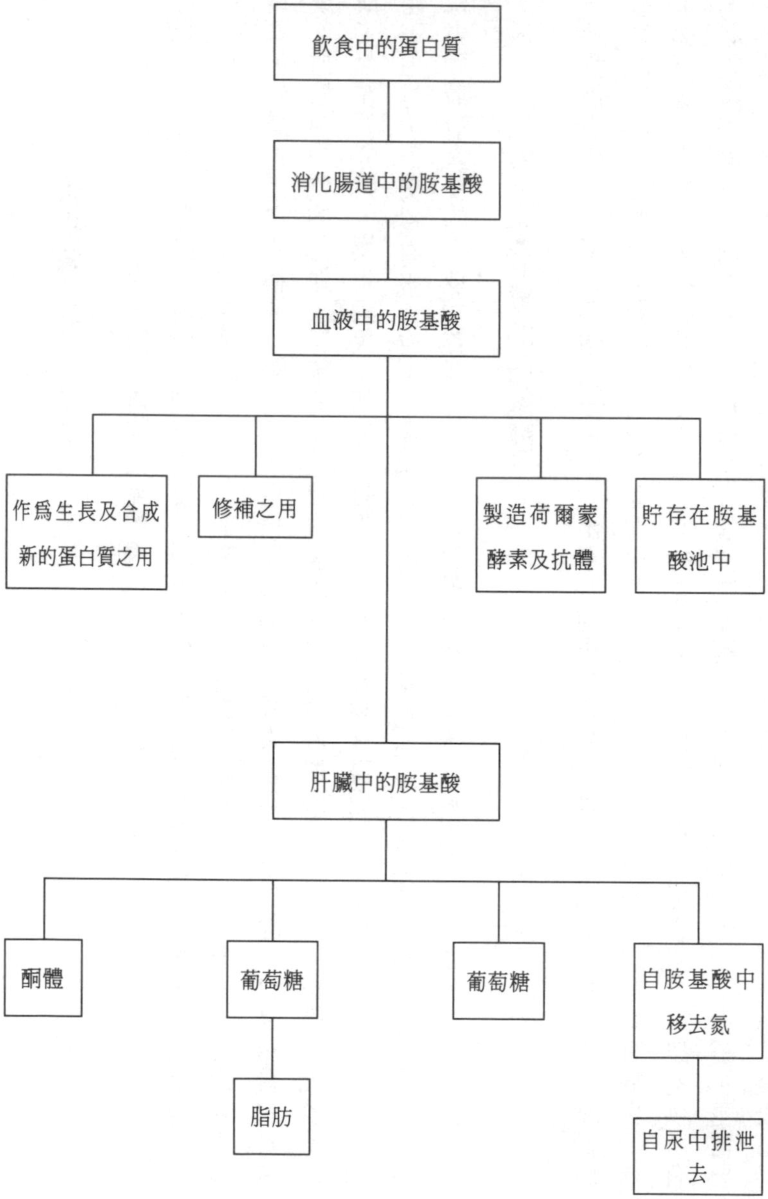

質，後來，經過正確的組合，才發現豆類、穀類、水果及蔬菜也能如第一類蛋白質提供完整的胺基酸。

鷄蛋含有人類所需的八種必需胺基酸，這種蛋白質我們稱之爲完全蛋白質，它的生物價值（ＢＶ）爲一百，這表示，蛋所提供的蛋白質能完全爲身體所吸收利用。牛乳也是一種富含蛋白質的食物，它的生物價值爲七十五。低的生物價值表示此種食物缺乏某些必需胺基酸，但並不表示此種食物的營養價值較低，如果它能與其他食物相配合，補足它所缺乏的必需胺基酸，那麼這一頓食物的生物價值就相當的高了。例如：小麥中缺乏離胺酸，而豆類食物缺乏甲硫胺酸及胱胺酸，如果我們將小麥與豆類食物搭配一起食用，那麼就可提供人體所需的各種必需胺基酸，其生物價值自然也就高了。

⊙蛋白質的營養價値

今天，我們將各種營養學上的資訊認爲是理所當然，卻往往忽略了這些知識都是早期的研究工作者，經過長時間的分析、實驗所得出的結果。我們只餵食動物某一類蛋白質，如果它們的生長停滯且健康狀況出現問題，那麼我們便知此類蛋白質中必定缺乏某些必需胺基酸。不斷重複這類型的實驗，直到二十二種胺基酸都被分析過後，科學家們發現，對老鼠而言，必需的胺基酸有十種；對兒童有九種；成年人則爲八種。其餘的胺基酸，人體可由其他的食物來源自行合成。

我們已經知道，蛋與牛奶都是富含蛋白質的食物，它們的生物價值也都很高。其他的良好來源還包括各種內臟器官，如肝臟、腎臟及胰臟（牛胰臟）。牛排、豬肉等這類的肌肉蛋白質，也含有必需胺基酸，但種類並不齊全，因此，我們稱之爲限制性蛋白質。這種情形與植物性蛋白質的情形相類似。如果它們能夠互相配合，那麼這種限制就會降到最低，整體而言，就可以獲得高的生物價值。通常，我們每天的飲食就是如此互相搭配，如燕麥與牛奶（穀類與乳品），花生醬與全麥麵包（豆莢類與小麥），義大利通心粉與起司醬（小麥與乳製品）都是相當好的例子。

⊙氮的平衡

動物性和植物性蛋白質中所含氮的量約爲其重量的百分之十六。我們可利用這個數據來計算某些食物的蛋白質含量，首先利用化學分析的方法估計出食物中的氮含量，然後我們便可計算出食物中的蛋白質含量。例如，分析結果，我們知道一塊肉中含有三克的氮，而氮佔蛋白質總重量的百分之十六，所以，我們把三乘以六點二五（N＝100/16＝6.25），就得到十八點七五克，這就是這塊肉中蛋白質的含量。

在尿液中我們也可發現氮的存在，這是體內的蛋白質經酵素分解後所釋放出來的。將尿液中的氮重量乘以六點二五，我們就可知道原本有多少蛋白質被分解，這些蛋白質可能來自我們吃下去的食物、身體組織或胺基酸池中的胺基酸。

當一個人禁食時，所排放出的氮代表體內所利用蛋白質的量—包括作為能量的蛋白質及組織新陳代謝所用的蛋白質。因為並沒有進食，排出的氮量要大於攝取的氮量。當這種情況出現時，我們說，此時身體處於負的氮平衡狀態。當攝取的蛋白質足夠身體所需的蛋白質，且量相等時，此時，身體就處於氮平衡的狀態下。成長中的動物及兒童通常會攝取較多的蛋白質，以維持發育所需，攝入的氮量要大於排出的氮含量，此時，身體就處於正的氮平衡狀態下。

知道自己的身體是處於何種氮平衡狀態，有利於飲食的調配。由此種平衡狀態，我們可獲知身體的健康狀態。除非是在醫生的指示下進行禁食，否則，持續性的負氮平衡是不正常的現象。無論何時，身體出現氮的負平衡，就表示身體健康或飲食出了問題。同樣地，氮的正平衡狀態只出現在發育中的兒童身上，出現在成人身上也是不正常的，飲食健康的成年人，應該維持在氮平衡狀態下才是正常的。

11 蛋白質的需要量及缺乏之時出現的症狀

長久以來，人們就知道蛋白質的重要性，但是，到底需要多少量對人體的健康及成長才是最恰當的，一直受到大衆的爭議。動物性的蛋白質來源通常比較昂貴，因此，有些較貧窮的國家根本無法負擔，不過，從植物性的食物中也可能獲得足夠的蛋白質，只要再加上少量動物性的蛋白質，如牛奶或魚，就可以使簡單的一頓餐食變得富有營養價值了。

一九三〇年代，美國全國營養技術委員會聯合會建議，每一公斤體重的人每天需要一克蛋白質，才能夠維持身體正常的新陳代謝。例如，體重五十五公斤（一百二十磅）的人，一天就必需攝取五十五克蛋白質。在當時，還有其他許多理論與實驗，提出不同的看法，但無論如何，委員會聯盟所提出的攝取量仍不失為一種有用的標準。

本世紀初的研究工作顯示，每天大約只需四十克蛋白質，便足夠提供身體的所需。但是，某些運動員每天要吃下兩百克或更多的蛋白質，他們相信，大量的蛋白質會使肌肉更為有力，而使比賽能有好成績。而大部份的實驗結果顯示，少量的蛋白質要比過量的蛋白質更有益於身體健康。

像這一類與傳統觀念相違背的營養學資訊通常都很難被接受。在美國及歐洲地區，肉類食物是一天的主食，很多人不相信，如果不吃肉還是一樣可以獲得足夠的蛋白質。不管是因爲經濟因素或是宗教因素而不吃肉類，只要飲食搭配得宜，一樣可以獲得營養豐富的飲食。正如我們前面所說的，重要的是獲得均衡的各類胺基酸，而不是大量的胺基酸。

⊙缺乏蛋白質可能產生的症狀

身體如果缺乏蛋白質，就會造成貧血、肌肉沒有彈性及身體抵抗力弱等症狀。飢荒或是飢餓時，身體就會燃燒蛋白質做爲能量的來源，因此，血液中一種叫做血漿蛋白的物質就減少了。血漿蛋白的功能很多，例如，當營養素自血管送到組織時，血漿蛋白還是留在血管中，它會造成血管的滲透壓，而使身體不需要的產物及液體再度回到循環系統，然後到送到腎臟，隨著尿液排出體外。

當身體缺乏蛋白質時，血漿蛋白的量便會減少，以致組織內不需要的液體無法排出而儲積在體內，最後就會導致下肢水腫。輕微的水腫現象可能是由其他原因造成的，但長期的水腫就可能是缺乏蛋白質的症狀。開發中的國家，因爲營養不足，所以水腫的現象非常普偏，特別是年青的兒童，情況更是嚴重。

⊙動物性蛋白質與傳染疾病的關係

許多實驗曾經証實飲食中的蛋白質可以增進身體抵抗傳染疾病的能力。我們以動物做實驗，如果餵食它們不完全蛋白質，如單一種穀類或蔬菜，牠會比餵食完全蛋白質的動物更容易感染某些傳染疾病。這個現象也可能是由其他因素所造成，但是，我們知道，血漿蛋白對於人體具有保護作用，對於抵抗疾病及細菌的感染極爲重要。飲食中的蛋白質含量如果太低，血漿蛋白的量也跟著減少，身體的抵抗力也就減弱了！

這類型的實驗無法以人爲實驗對象，所以，我們根本不可能測知它對人所造成的影響或結果。不過，無論是現在或過去，都有許多証據証實，長期飢餓或是營養不足，對疾病的抵抗力會降低。因此，在天災、戰爭或長期飢荒之後，常會爆發嚴重的傳染疾病。

⊙高蛋白飲食的影響

飲食中蛋白質的含量，經常換算成卡路里，然後以總攝取熱量的百分比來表示。一克蛋白質大約等於四卡路里。富裕的社會，一般飲食大約有百分之十至十四的熱能來自蛋白質。假設體重每公斤每天需要一克蛋白質，一個體重七十公斤（一百五十五磅）的人每天大約需要二百八十卡路里來自蛋白質（七十乘以四）。它佔總能量的百分之十，所以，他每天所需的能量約爲兩仟八百卡路里。如此看來，人體對於蛋白質的需求量相當大。

⊙蛋白質過量的攝取

當其他的食物均衡時，過多的蛋白質對於人體的營食價值不大。但是，世界上有些地方的氣候與傳統習俗，人們的飲食大多以肉或魚類爲主。愛斯基摩人的飲食，蛋白質的攝取量相當高，不過，這樣的飲食習慣並沒有使他們易於罹患腎臟方面的疾病，或是發生動脈硬化、高血壓等症狀。北極探險家，文合加滿・史蒂芬生與他的助手，曾經只靠肉類食物維生長達一年之久，結果，在那段期間，他們兩人的血壓都沒有顯著的增加。

⊙蛋白質與素食主義者

素食在很多國家都很盛行，而且也經常與某些宗教有關，特別是佛教。當飲食中含有某些動物性蛋白質，如牛奶或蛋時，營養價值就會大為提高，而且對於健康也很有幫助。不幸地，很多素食者，不管是自願或是必需的，多缺乏足夠的營養學常識，以致飲食不均衡。當飲食無法提供人體所需的各種營養時，身體的健康狀況就不可能太好。肉類食物的選擇性較大，而且包含的營養種類也較多，所以，愛斯基摩人要較素食者更容易獲得均衡的營養。因此，一個習慣肉類食物的人，一旦決定吃素之後，就需格外注意飲食的調配，多參考些營養學方面的書籍是很有幫助的。

⊙將蛋白質與其他食類混合食用

在一九三〇年代，人們流行在一段時間內只吃某一類的食物，蛋白質類的食物決不會與碳水化合物或脂肪類的食物混合食用，現在已証明這樣的做法毫無價值。良好配合的飲食不但有助於身體的消化吸收，同時也更能提供身體發育、維修所需的營養與能量。

◎蛋白質需要量的增加

在某些時候，人體是需要攝取高白質的食物。在嚴重的發燒、手術、肢體受損或嚴重的灼傷時，身體需要大量的蛋白質做爲傷口的修護，所以，身體會出現氮的負平衡狀態，因此，飲食中的蛋白質含量就需要增加。

◎蛋白質的消化情形

食物的加熱和烹調方式可能會改變它的營養價值。例如，蛋白質的結構就會隨著加熱而改變，我們稱之爲變質。這樣的處理方式，可能會幫助蛋白質釋出胺基酸，加強蛋白質的消化吸收；但是，也可能會使蛋白質變得無法被身體所利用，而損失了它們的生物價值。加熱的時間、脂肪和糖類的存在，都可能會使胺基酸產生化學變化而影響了蛋白質的營養價值。牛奶受熱的影響不大，但在沸騰之後就變成了不完全的蛋白質。巴斯德殺菌法（溫度極低）就不會造成這樣的損失。豆莢類食物經過小火慢慢地煮熟變得較容易消化吸收，營養價值也比較高。

大部份的食物，它們所含的蛋白質很少能夠完全被人體吸收，因此，有些氮成份會隨糞便排出體外。脂肪、蛋白質及碳水化合物這三類食物中，蛋白質是最難消化吸收的。牛奶被利用率最高，約爲百分之八十五到九十，但其他的蛋白質來源，利用率平均只有百分之八十到九十，比起脂肪的百分之九十五，碳水化合物的百分之九十八低了很多。由於這些因素，所以在調配飲食、估算蛋白質攝取量時，需要多加考慮。其他會影響到蛋白質攝取量的因素還包括年齡、健康及成長速率。不同的國家，國民對於蛋白質食物的需要量並不相同。一九七九年，美國國家研究會出版有關食物與營養的報告時，建議蛋白質的攝取量對於成年人而言，每天約爲五十至六十克。當然，這個數値也隨著職業與年齡而異。

⊙滿足蛋白質的需要

利用食物對照表，我們可以獲知各類食物的蛋白質含量，例如，由表內我們知道全麥麵粉中的蛋白質含量非常高，全麥土司中的蛋白質含量更高到百分之十二。日常生活中，有很多便宜又富含蛋白質的食物常會被我們所忽略。很多人都認爲穀類與麵包是澱粉類食物，而忽略了它們的蛋白質價値；核果也是很好的蛋白質食物，同時，也含有高量的脂肪成份，對於兒童非常有益，但是，對於需要減肥的人就必需要小心了。多花點心思去計畫你每日飲食及蛋白質攝取量，對於食物的營養價値了解愈多，每日飲食的調配就愈容易，如此，就很容易獲得均衡的營養，身體也就可以維持在良好的狀態下。

表四提供了每日食物中蛋白質的量。記住，四盎司（一百二十克）的肉並不等於四盎司的蛋白質，肉裏面還含有其他的物質，如水和脂肪，所以，四盎司的肉可能只含有一盎司（三十克）的純蛋白質。

〔表4〕 100克食物中含蛋白質的量

食　物	每100克含蛋白質量（克）	常用數表中方法
牛奶	3.5	兩杯牛奶含15克蛋白質 一個蛋含6克蛋白質 兩片麪包含5克蛋白質。
蛋	12.0	
麪包（白麪粉）	8.7	
麪包（全麥麪粉）	10.5	
起司（乾乳酪）	25.0	
牛肉	21.6	
鮭魚	21.7	

〔註〕成年人平均每日攝取蛋白質50–70克

12 產生能量的卡路里

食物在身體內燃燒時，所產生的能量各不相同，如果我們對於能量不了解，對於營養也就不可能完全了解，尤其當我們面臨體重過輕或過重的情況時，關於能量方面的知識更是非常重要。

⊙所需的能量

當我們運動或是從事各種勞力工作時，能量的需求最爲明顯，甚至當我們休息時，很多體內的活動也需要消耗能量。例如，心臟不停的跳動需要能量；呼吸時，胸部及橫隔膜肌肉的移動需要能量，甚至肌肉爲維持它的張力，也需要大量的能量。當我們站立不動或是坐在椅子上時，看起來似乎是靜止的，但這個時候，肌肉仍然在工作，以維持身體的平衡，甚至在無意識狀態下，肌肉也必需保持最基本的張力。病人接受麻醉之後，我們將肌肉順時針切開，肌肉的末端還會產生收縮，這是因爲肌肉纖維的張力所引起。保持這種張力需要能量，其他體內的各種運作，如血管的收縮，胃及消化腸道的蠕動也都依賴肌肉的收縮與紓張而需要能量。

⊙能量來源

能量的來源主要有三類：脂肪、碳水化合物及蛋白質。我們知道，它們都能燃燒後放出熱能。土司或豬肉都能當做燃料一般地燃燒，但是，無論人體或是其他生物都無法忍受這種高溫，因此，當食物在體內燃燒並放出熱時，這個量應該是很小的。食物所能供給的總能量並沒有改變，但是能量可以許多不同的方式產生。

⊙三磷酸腺苷─細胞所需的能量

食物燃燒所放出的能量可以有很多方法被身體利用或貯存在體內，但最普通的方法是以三磷酸腺苷（ＡＴＰ）分子做爲中間介質。在第四章中，我們曾經提到，將糖及胺基酸利用主動運輸送出或送入細胞時，三磷酸腺苷扮演著很重要的角色。三磷酸腺苷分子上的兩個磷酸酯鍵能夠貯存大量的能量，當這一個磷酸分子脫離，留下雙磷酸腺苷，能量就被釋放出來，幫助鄰近的反應。任何化學反應都會伴隨著自由能的交換，三磷酸腺苷分子則扮演著中間者的角色，當食物燃燒分解成二氧化碳及水時，三磷酸腺苷分子就把能量貯存在它的磷酸酯鍵內，當身體內需要時，比如合成蛋白質、碳水化合物、荷爾蒙及酵素時，三磷酸腺苷分子再將這些能量釋放出來，供反應之用。

⊙卡路里─身體所需的能量

三磷酸腺苷分子貯存或放出的能量是相當地小，無法用一般的能量單位來計算，不過，因爲體內的反應都是持續不斷的，所以，它的總能量則是相當可觀，這時候，我們就可利用熟悉的能量單位來計算，那就是卡路里。

任何燃料的卡路里數值都由它所產生的熱量來決定。卡路里的正確定義是：使一克的水升高攝氏一度所需的熱量稱之爲一卡路里，而食物所能產生的能量則以「千卡」爲單位千卡代表能使一公斤的水升高攝氏一度的熱量。爲了方便，我們以「C」來表示卡路里，而「千卡」則以（Kcal）來表示。

在實驗室內，以密封的卡計來決定食物所含的能量。我們知道，食物在空氣中燃燒所釋放出來的熱能，等於它在身體內所能提供的能量。一克蛋白質及碳水化合物能提供四卡路里熱能，而一克脂肪可提供約九卡路里熱能。

就像自然界中的其他物質一樣，食物大多以脂肪、蛋白質及碳水化合物的混合狀態存在，利用化學分析的方法就可以把個別的含量測出來，在食物對照表中，通常以每一百克食物含有多少克來表示。例如，一百克新鮮牛奶含有三克蛋白質，五克糖及四克脂肪。我們知道蛋白質及碳水化合物氧化時每克可放出四卡路里的能量，而脂肪可提供九卡路里，所以，一百克（三又二分之一盎司）牛奶能提供的總熱量爲六十八卡路里。即：蛋白質：（3×4）十二卡、糖：（5×4）二十卡、脂肪：（4×9）三十六卡總計爲六十八卡路里。

如果我們把牛奶裏的奶油部份（脂肪）完全移去，那麼，它能提供的卡路里就變爲三十二。所有食物所含的能量都能以這種方式計算出來。附錄三提供各種食物蛋白質的含量及產生熱能等資料。

⊙卡路里及其它必需品

只要食物的供應不缺乏，而且沒有體重過輕或過重的問題，我們就可以依照自己的喜好來決定卡路里的攝取量。體重過重或過輕的人，基本上就已經喪失了選擇的權利，而生病、新陳代謝不好及飲食習慣等都有可能造成體重方面的問題。

根據保險公司的統計，無論男性或女性，如果能夠保持正確的身高、體重比例，則他們的健康情形會較佳。這表示，即使你已經五十或六十歲了，體重還是應該維持在二十五歲時的標準，但是，統計數字顯示這種例子實在很少。表5所列舉的爲平均的理想數值。

經過數年以動物爲對象實驗的結果顯示，日常飲食如果能夠兼顧蛋白質、脂肪及碳水化合物三者，並提供所需的各種維生素及礦物質，身體就會比較健康而且長壽。以老鼠爲例，只要各種營養成份充足，即使卡路里的攝取量略低，牠的健康狀況還是非常良好，而過多的卡路里只會造成肥胖並縮短其壽命。人類及其他動物所需的卡路里因年齡、體重、活動量及周遭環境的溫度而異。明顯地，卡路里的攝取量過低時，一定會伴隨著某些營養成份的缺乏，但是，營養均衡且低卡路里的飲食較佳於高卡路里的飲食。同樣的道理，體

［表5］二十歲至三十歲身高、體重對照表

女性 身高（脫鞋）	體重（不含衣物重量）（磅） 低	平均	高	男性 身高（脫鞋）	體重（不含衣物重量）（磅） 低	平均	高
5呎	100	109	118	5呎3吋	118	129	141
5呎1吋	104	112	121	5呎4吋	122	133	145
5呎2吋	107	115	125	5呎5吋	126	137	149
5呎3吋	110	118	128	5呎6吋	130	143	155
5呎4吋	113	122	132	5呎7吋	134	147	161
5呎5吋	116	125	135	5呎8吋	139	151	166
5呎6吋	120	129	139	5呎9吋	143	155	170
5呎7吋	123	132	142	5呎10吋	147	159	174
5呎8吋	126	136	146	5呎11吋	150	163	178
5呎9吋	130	140	151	6呎	154	167	183
5呎10吋	133	144	156	6呎10吋	158	175	188
5呎11吋	137	148	161	6呎20吋	162	175	192
6呎	141	152	1166	6呎30	165	178	195

重略低於標準的健康狀況要優於體重超重者。

身體對於環境的適應能力很強，但是，長期的飲食不足或過量，都會影響身體的調適能力，而疾病或健康欠佳時也會造成這樣的影響。當身體處於飢餓狀態時，體內所貯存的養份就會提供各種運作所需。體內的能量，最主要的爲以脂肪的形式貯存，但當長期飢餓，體內的脂肪已用盡時，蛋白質也會被利用來提供能量，如果飢餓的情況再持續下去，就很可能會導致死亡。在第三世界國家中，紅髮兒症（kwashiorkor）及消瘦病奪去了許多兒童寶貴的生命，就是因爲長期缺乏蛋白質及卡路里之緣故。

⊙如何決定卡路里的需要量

我們已經討論過食物所含卡路里的計算方式，無論何種食物，其分解或燃燒的過程都需要氧，而且它們的最終產物都是二氧化碳，我們只要仔細計算吸入肺中的氧氣及呼出的二氧化碳，就可得知體內用掉了多少卡路里的能量。這種測量方式也是熱量測定的一種，而且科學家們利用這種方法來研究在不同狀況下，人類所需要的卡路里，同時，它也可用來做爲某些疾病的診斷。

當一個人進餐後，以最放鬆的姿勢躺著，周遭環境既安靜且舒適，如此過了十二小時之後，我們測量他所消耗的能量，這個數值就稱爲基本代謝率（BMR）。這個數值顯示身體內部運作所需消耗的卡路里。

⊙卡路里的需要量因人而異

每個人所需要的卡路里是因年齡、性別、進食的方式、運動量、體重及身體表面積的大小而不同。嬰兒出生後的第一年，每公斤所消耗的卡路里數最高，因爲此時體內新陳代謝的速度最快，而且，身體內新的組織正不斷地在增加、成長。出生幾年之後，每公斤所需的卡路里數慢慢地減少，一直到青春期時，這個數値才又再度上升。對成年人而言，每公斤體重所需的卡路里數只要維持在基本代謝率的標準上，身體狀況就可算是相當穩定。一般而言，每公斤體重每小時約需一卡路里熱量，對於老年人，這個數値會稍微低一些。而女性所需的卡路里一般也比男性略低，因爲女性體內較大百分比的脂肪能幫助體內熱能的貯存之故。

在寒冷的氣候下，爲了維持身體的基本溫度，卡路里的需要量會增加，這些熱能是用來維持肌肉的正常狀況，如果熱能量不足，身體便會以發抖的方式使更多的能量轉變爲熱能。某些食物能夠刺激體內熱能的產生，蛋白質就是最有效的食物之一。所有的食物都能夠提供熱能，但是，蛋白質所能提供的卡路里比我們預期的還多。這是一種特殊的動力現象，在生理學上，我們稱之爲特殊的動力作用（ＳＤＡ）。

在熱量測定方面，不同的運動方式所需的能量多寡，一直都是科學家們研究的焦點。從事粗重工作或運動的人，他們所需攝取的卡路里較坐著或是躺著的人來得高。現在，科學家們已訂出表格，將人類每天最常做的各種活動所需的卡路里逐項列出，包括的範圍自睡覺到游泳、自由車等激烈的運動，當然也包含打字、閱讀及家事等較輕鬆的工作。早期的文獻認爲每人每天所需的基本代謝爲一千五百卡路里。基本代謝不包括工作、運動及休閒活動時所消耗的能量，所以也稱做休息代謝率。一般而言，大部份的人每天的活動及工作約需八百至一千兩百卡路里的熱能，再加上每天的基本代謝，所以，女性每天約需兩仟兩百卡路里，而男性的需要量則在兩仟柒百至三仟卡路里之間。這指出一個具有正常基本代謝率的人想要維持一定體重所需攝取的食物量。一個想要減肥的人，他每日的攝取量必定少於每日基本所需，也就是少於一千五百卡路里，如此一來，體內多餘的脂肪才會被燃燒利用，而體重也才會減輕。

⊙成長期所需的卡路里

兒童及其他幼小動物的成長發育期所需要的卡路里，都可依照其體重來計算。對一個成年人而言，體重的增加代表體內脂肪的增加，但對在發育中的兒童而言，體重的增加表示身體組織、肌肉、脂肪及骨骼的成長。成長中的兒童每增加五百克的身體組織，大約需要熱量一萬三千卡路里，而一個成年人增加五百克的脂肪只需要四千卡路里，這就是爲什麼當身體不再發育之後，飲食的控制要持別注意的原因。攝取過多的卡路里經常會帶來不想要的脂肪！

很多人相信，腦部思考會消耗大量的能量。但是，這種觀念並不正確，實驗結果顯示，思考實際上只需要非常少量的能量。事實上，當你坐下來學習時，休息代謝率幾乎沒有什麼改變。哈佛大學的教授曾經做過計算，只要半顆花生米，就足夠維持腦部從事密集的工作一小時！

當人類從事勞力的工作時，體重經常會明顯地下降，事實上，這樣工作經常伴隨著憂慮，因此，無論白天或是夜晚，肌肉的張力或是壓力都會增加。睡眠被擾亂，食慾降低，胃腸的消化也開始不正常，身體眞正吸收的卡路里自然減少，這才是體重減輕的眞正原因，而不是腦部思考所造成的能量消耗。

⊙體重增加或降低與卡路里的關係

體內過多的能量都會以脂肪的形式貯存起來。任何人體重如果增加，一定是攝取了過多的能量（食物），無論其超過的量多少。記住，四仟卡路里就等於五百克的脂肪，所以，飲食中多餘的卡路里馬上就變成了體內的脂肪。如果你想要減輕體重，就必需吃得比平時少，這樣，身體才會利用體內多餘的脂肪補足不夠的卡路里。

如果一個人的體重過輕，那表示他每天所攝取的卡路里數比所需的少，這可能是因爲消化、吸收系統不健全，也可能純粹是因爲吃得太少。有的人天生就比較瘦，但是如果是持續性的體重下降，就不是好現象了。當一個人長期攝取低卡路里的飲食時，便可能會出現這種現象。想要增加或減少體重時，第一個要考慮的就是飲食中一定要有足量的維生素、礦物質及蛋白質。而卡路里的含量，主要是由脂肪及碳水化合物所供應，因此這兩類食物就可因各人需要而定。大部份的人每天如果只攝取一千卡路里則體重就會減輕，但爲了維持身體的健康，這一千卡路里就必需包含身體所需的各種營養成份。在四十五章，我們還會對這個問題做更進一步的說明。

[表6] 各項活動平均消耗卡路里數

活動項目	每小時消耗卡路里數
烤麵包	126
洗碗	250
爬樓梯	320
烹調	162
騎自行車	400
跳舞	300
開車	168
騎摩托車	204
進食	84
運動	360
打高爾夫	260
騎馬	350
燙衣服	114
慢跑	500
除草	395
打網球	425
划船	828
跑步	570
縫紉	78
靜坐	100
滑水	550
溜水	550
掘土	600
掃地	102
游泳	600
打字	180
走路	180
競走	350
洗窗子	210

13 能量的釋放

我們已經知道脂肪、碳水化合物及蛋白質這三大類食物如何經消化酵素分解成簡單的脂肪酸、甘油、胺基酸及單醣並轉換爲能量。脂肪酸與甘油如何重新組合而成脂肪；果糖與半乳糖如何以肝醣的形式貯存在肝臟中，需要時如何再轉換成葡萄糖釋放出來；以及胺基酸如何用來合成脂肪與醣類物質。

身體可以將進食的脂肪、蛋白質及碳水化合物等分解成兩種簡單的物質，即脂肪酸與葡萄糖，直接供給身體所需的能量。而且自生命開始一直到結束，每一分每一秒都必需不斷地供給細胞能量。

當脂肪與葡萄糖氧化時，這兩個分子會分解成更小的單位，當它們分解時，能量會隨反應釋放出來，然後再存在三磷酸腺苷的磷酯鍵內。體內很多反應都在一個極小的組織中進行，我們稱之爲粒腺體，幾乎在所有的細胞內都可發現它的存在。因爲粒腺體能夠持續不斷地供給能量（三磷酸腺苷分子），所以有「動力工廠」之稱。這個動力工廠必需依賴脂肪與葡萄糖作爲燃料，才能夠不斷地供給能量。

體內的脂肪與葡萄糖氧化、分解方法有很多種。例如，六碳的葡萄糖可能先分解成三碳的丙酮酸，而長鏈的脂肪酸先分解成乙醯輔酶A，丙酮酸與乙醯輔酶A再進入三碳酸循環或克列伯循環（Krebs cycle）。這個循環的反應極需要氧，雖然葡萄糖也可以不需氧的幫助而製造出某些三磷酸腺苷，但是這個無氧分解反應的最後產物就不是丙酮酸而是乳酸了。乳酸會聚積在肌肉中而引起酸痛，所以運動員在比賽或運動之後經常會感到肌肉酸痛，不過，此時如果多做深呼吸，使較多的氧氣進入體內，就可幫助聚積的乳酸轉爲丙酮酸而進入克列伯循環，或藉由血液將丙酮酸送到肝臟進行氧化。

⊙補充食物的供應

當血液中的脂肪與葡萄糖減少時，可用做身體燃料的物質自然就減少了，這時候，如果無法即時自消化腸道獲得補充，貯存在肝臟中的肝醣就會分解成葡萄糖釋放出來以補充燃料的不足。一旦肝醣也用完之後，就必須利用蛋白質來補充不足的糖份（脂肪無法轉變成糖）。當外界停止供應食物之後，體內的脂肪組織就會分解、放出能量，提供身體運作所需的動力，它們以脂肪酸的形式存在血液中，隨著血液循環全身，供肌肉細胞利用。

雖然，就能量方面的觀點而言，脂肪可以替代蛋白質，但是，某些蛋白質還必需分解成胺基酸，然後轉變成糖，以供腦部活動之用。如果血液中的血糖含量過低，就可能導致昏迷甚至死亡，但是，這種例子很罕見，只有長期飢餓或是罹患某些特殊疾病（如糖尿病）時可能發生血糖過低的現象。

⊙能量的產生

脂肪本身所含有的氧遠較葡萄糖爲少，所以，脂肪氧化時所需的氧，較葡萄糖氧化或葡萄糖與脂肪混合氧時要多。在上一章中，我們已經提過，如何計算體內氧的消耗量及二氧化碳釋放的量。由此，科學家就可知道身體的能量是由脂肪供應或醣類供應，或者是二者皆有。

當血液中的血糖充足時（如吃飽之後），葡萄糖是體內能量的主要來源。不過，很快地血液中的血醣就會被移走，而以肝醣及脂肪的形式貯存起來。有時候，脂肪也會成爲體內唯一的能量供給者，如在絕食或節食時，這種情況就可能發生，這時候，血糖與肝醣都已經用完了，就只能利用脂肪來供給能量。但是，沒有葡萄糖，脂肪的氧化並不完全。完全氧化之後的產物應該是二氧化碳與水，但是，部份氧化的脂肪只能產生一種稱爲「酮體」的物質。當體內又再度獲得葡萄糖時，酮體才能繼續反應，分解成二氧化碳與水，並釋放出能量。不過，如果體內一直缺乏碳水化合物，酮體就會堆積在血液中，只能經由肺及尿液排出體外。

酮體是由不完全的脂肪氧化所產生的，主要包含三種物質：丙酮、酮醋酸及羥丁酸。在正常情況下，血液中酮體的含量極低，一旦血液中的酮體過量時，就會發生酸中毒的現象。酮體裡的丙酮可由呼吸偵測它的存在，它的氣味與除去指甲上亮油的丙酮氣味相似。酸中毒會擾亂血液的酸鹼平衡，所以，身體會想辦法將酮體由尿液中排出，以恢復血液正常的酸鹼值。這些都可以由簡單的化學測試檢驗出來，而且在臨床的診斷上很有用，特別是糖尿病患者。這樣的尿液測試有時可用來幫助減肥，避免他們發生嚴重的酸中毒。

有些飲食並不包含碳水化合物，只攝取大量的脂肪與蛋白質。那麼，在第一天或第二天結束時，就會出現暫時性的酸中毒現象，而且尿液中也可檢測出酮體。所以，這樣的飲食方式如果沒有醫生的幫助，最好是不要輕易嚐試。如果，我們在飲食中加入一些碳水化合物，病就會消失，脂肪將能夠完全氧化，那麼酮體就不會再聚積在血液中了。其實，身體的適應力是很強的，長期絕食或缺乏食物的情況下，神經組織（特別是大腦）及肌肉就會去氧化酮體，以獲得正常運作所需要的能量。這樣的調適可以持續數天的時間，在這段時間內，就會有頭痛、噁心及疲倦的症狀發生，如果能及時進食可提供糖份的食物，就可以減輕這些症狀。飢餓時，我們會感到疲倦，而進食之後，我們就會感到精力充沛，根據這些經驗，我們可以決定每日進餐的次數及飲食的內容，使每日的工作與運動能更有效率。

⊙進食的次數與工作效率的關係

數年前，耶魯大學的罕格博士與格林博士合作研究引起疲倦的原因。他們以加工廠內的男女作業員為研究對象，記錄他們的工作效率，以每小時能夠完成多少件成品為計算方式。結果發現，他們工作的速度、精確性以及犯錯的次數都與進食的次數有關係。

代謝速率的測試可以決定血液中的血糖的含量，並可判定體內的能量是由葡萄糖或脂肪供應。測試的結果發現，吃了早餐的人，在早上的時間工作效率較高，這種效應在午餐之前一個半小時達到最高峰，然後就逐漸消失。至於那些沒有吃早餐的人，整個上午，他們工作情況都不很好，直到吃過午餐之後，工作效率才漸漸提高。另外，還有一些人，早餐吃得很營養，但是沒有吃午餐，他們的工作情況，剛開始時很好，但隨著時間過去，工作效率就愈來愈差。而工作效率最好的就是那些吃了早餐及中餐，並在早上十點及下午三點進食點心的人。結果顯示，進餐及點心的次數愈多，工作的效率也就愈好。

進餐後兩小時，血液中的血糖會有很明顯的下降，這時候，身體會感到疲倦，但是，如果能夠進食一些含糖份的點心，當這些葡萄糖進入血液之後，體內的能量就可及時的補充。

當我們已有一段時間沒有進食，同時又必須從事些消耗體力的工作時，大部份的人就會感到相當疲倦。這時候，如果我們能夠休息一下，並進食一些食物，那麼這種感覺就會很快地消失。進行減肥時，第一階段可能出現的症狀就跟飢餓時的症狀相類似，但是，只要處理得宜，就應該沒有什麼大礙。這時，身體必需適應以少量的卡路里來供應全身正常運作所需，而大部份高糖份的食物又被禁止，身體就得到燃燒組織中的脂肪以提供能量，因此，在剛開始節食的前幾天，可能會感到頭痛及輕微的身體不適。不過，如果我們了解這些症狀發生的原因，並且繼續減肥計畫，體重一定會減輕，而且，慢慢地身體就會感到比較舒服了。

兒童通常需要比較大量的熱量。他們不斷地活動，也不斷地需要進食點心與食物。飢餓時，他們就會感到無精打采，而早餐或是旅行前沒有進食食物，兒童大部份會發生暈車的現象。因爲這時候，血液中的血糖含量比較低，身體必需燃燒脂肪以提供能量，所以會產生不適的症狀。生病或是長時間未進食的人，也會產生這種症狀，它本身並不算是一種疾病，只是因爲脂肪不完全燃燒所產生的酮體使身體感到不適罷了！

這一整章，我們都在討論糖類對於身體細胞的重要性，因此，下一章我們將要討論肝醣（貯存在肝臟中的能量）是如何形成的，以及它是如何轉變成葡萄糖。

14 爲什麼肝臟如此重要

⊙糖類與肝臟

肝醣是一種與澱粉類似的物質，由葡萄糖構成。它可溶於水，而且葡萄糖的排列方式與植物中澱粉粒的排列方式不同。人體內肝醣的形成主要由荷爾蒙來決定，其中，最重要的就是胰臟所分泌的胰島素。當血液中葡萄糖的含量逐漸增加，超過一般正常的含量時，健康的胰臟就會分泌出胰島素，然後，胰島素就藉由血液運送到肝臟及肌肉中，以幫助葡萄糖的吸收。一旦葡萄糖進入了細胞內，細胞內的酵素就會把葡萄糖合成肝醣貯存起來，或是燃燒分解以提供能量。

當血液中的葡萄糖含量低於一般標準時（一百毫升血液葡萄糖的含量低於八十毫克時），肝臟就會把它貯存的肝醣轉化爲葡萄糖，並將它釋放到血液中。肌肉細胞並不參與這個轉化過程，當它們需要肝醣做爲能量來源時，控制葡萄糖與肝醣的荷爾蒙就會開始運作，其中，胰臟分泌的胰島素特別重要。罹患糖尿病的病人，因爲無法製造足夠的胰島素以維持糖類的平衡調節，他們就需要注射或服用胰島素。

肝臟不但負責肝醣的供應，同時也負責脂肪與胺基酸的合成與分解，當身體需要時，就將它們釋放到血液中去。但是，脂肪與胺基酸的貯存方式與肝醣不同，他們存在細胞中，而且，隨時與血液進行交換。血液流過胃及腸後，首先到達的就是肝臟，所以，肝臟是第一個選取自胃腸吸收進來的營養物質，如果有毒物、酒精、藥物及有害的細菌進入人體時，肝臟也是第一個受到攻擊的組織器官。

在圖2中，我們看到門靜脈在進入肝臟之後，就分裂成微細的微血管網路，佈滿了整個肝葉，然後再匯合成中央靜脈離開肝臟。如此一來，當血液流經肝臟時，肝臟就有足夠的時間與空間進行各種代謝反應，同時，還可檢視一下血液中是否含有任何毒素或有害的物質。肝動脈圍繞在這個微細網路的四周，直接由心臟帶來新鮮、含氧的血液，因此，這條動脈維繫著肝臟新陳代謝的功能。

肝臟細胞大都成扁平或條狀自中央靜脈向四周輻射分佈，我們稱之爲hepatocytes，這個字源自希臘文，hepar代表肝臟；而cytos代表細胞的意思。其間，還有一些小的管道穿梭其間，負責收集膽汁並把它送到膽囊中。在肝臟細胞之間還有一些空隙，我們稱之爲竇小管。它們充滿了來自門靜脈的血液，並與一種特殊的庫佛氏細胞（Kupffer cells）連接，負責過濾血液中的汚物及細菌，以免進入細胞或其他的循環系統（參閱圖12、13）。毒品、酒精及有毒的物質都可經由肝臟細胞形成的酵素系統解除它們的毒性。經過處理的血液就可以讓身體利用或是再經腎臟過濾。

⊙脂肪與肝臟

消化腸道所吸收的脂肪並不是全部送到肝臟去，我們知道，其中有些是藉由淋巴腺來輸送的。淋巴管在頸部附近與大靜脈會合，然後再一起流回心臟。很多脂肪在血液中以脂肪酸分子的形式存在，它們聚集在一起之後會形成三甘油酯或其他的脂類，貯存在肝臟中或是由藉由血液輸送到身體其它部位以供利用。肝臟會利用這些脂類合成一種特殊的物質，稱之爲脂蛋白。如果沒有脂蛋白，脂肪就無法藉由血液來輸送（油與水無法互溶）。所以，如果肝臟喪失了合成脂蛋白的功能，那麼，脂肪就會聚積在肝臟，形成我們所謂的「脂肝」。一般飲食正常的人並不會發生這種情況，但是，有酗酒的習慣而且營不良的人就很可能會導致這種疾病，甚至產生肝硬化的症狀。因爲酒中含有的大量碳水化合物會轉爲脂肪，但是，肝臟又無法合成脂蛋白，所以，這些脂肪就會聚積在肝臟中，漸漸地，就形成脂肝。

肝臟中新陳代謝的異常也可能是由病毒感染所引起。例如肝炎，就是因病毒感染肝臟所致。無論肝炎或是肝硬化，都會造成細胞的傷害，通常，肝臟能夠自行修補這些受損害的細胞，但是有時候，肝臟會形成纖維狀的組織，這些組織就無法像正常的肝細胞一樣地運作。所以，多注意飲食，是幫助肝臟恢復健康最有效的方法。

肝臟也能像貯存肝醣一般地貯存維生素及礦物質，同時，它也能合成三種重要的血漿蛋白—蛋白素，球蛋白及纖維蛋白原，它們在血液中各自扮演著不同的角色、蛋白素負責

〔圖12〕膽汁的形成及肝臟微細網路分佈圖

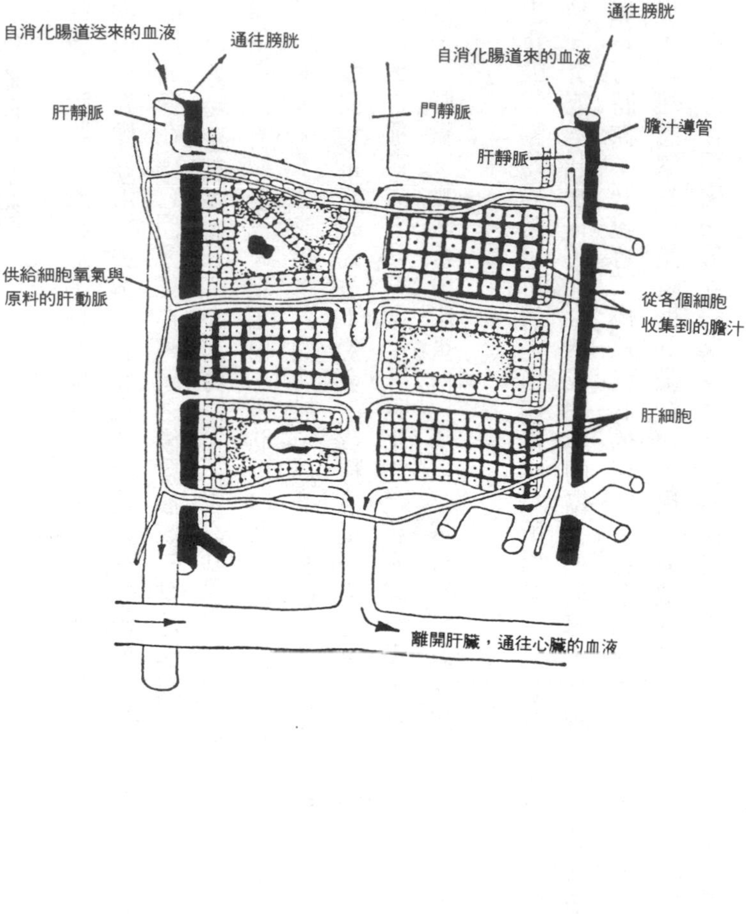

〔圖13〕
肝葉的細部構造及肝臟細胞間的血液輸送情形

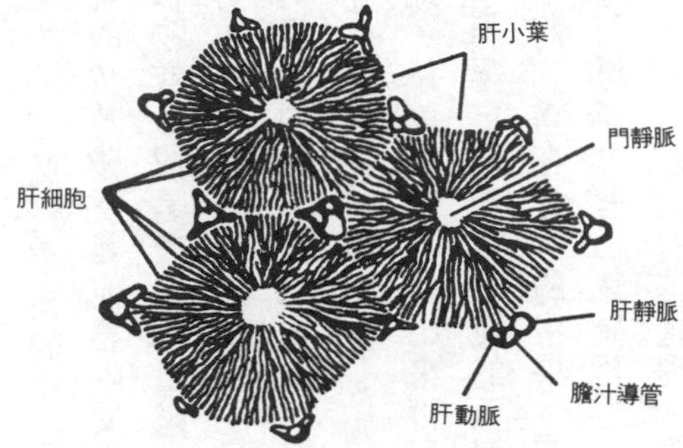

肝小葉的橫切面

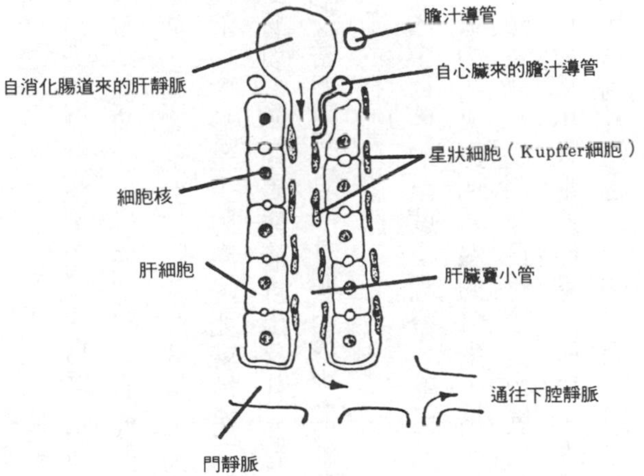

維持滲透壓，球蛋白主要負責防禦感染的工作；而纖維蛋白在需要時可促進凝血的進行。當身體長期飢餓時，這些血漿蛋白最先被利用來提供身體所需的卡路里，而由於血漿蛋白量的減少，很多疾病及營養不良的症狀就因此而產生。

肝臟的另一個最重要的功能就是收集並移走體內的廢物。這些物質包括死的血液細胞、過剩的胺基酸及其他體內反應的產物。依當時的情形，這些物質可能被再利用、轉化爲另一種物質，或是被萃取出來排出體外。例如，阿摩尼亞是胺基酸分解之後的副產物，但是它對人體有毒，因此不可能長期積存在血液中。於是，阿摩尼亞就被送到肝臟，轉化爲一種無毒的物質，稱爲尿素，尿素會被送到腎臟，再隨著尿液排出體外。有些對身體還有用的物質，就可再次循環。如死的血球細胞含有鐵，它是身體內很少但極有用的礦物質，因此，鐵就會被萃取出來再利用，以合成新的紅血球細胞。

醫學界早已經知道肝臟的重要性，早期中國書籍中的記載及圖書，就已經知道肝臟的存在，並將它畫在身體的中央，認爲是全身生命力的來源。希臘的醫生，早己相信食物是在肝臟進行燃燒分解，然後藉由血液輸送到身體各部。我們今日對於食物氧化、分解的了解，發現這些假設是有些道理。因爲代謝的過程會放出大量的能量，所以，大量的食物被氧化、分解，而所有分解後的產物就隨著血液輸送到身體各部份的組織。同樣地，發生在肝臟的許多代謝過程也提供了身體部份的熱能，雖然大部份的熱能還是來自肌肉細胞。

克勞得·伯南，是十八世紀法國偉大的科學家之一，也是第一位眞正了解肝臟功能的人，他並且証明了，當身體需要時，貯存在肝臟內的糖分就會釋放出來。在他的實驗中，以完全不含糖及任何碳水化合物的食物餵食動物，他發現，在進食之後一至二小時，肝臟中的葡萄糖就會進入靜脈血液，流向心臟，再由心臟送往身體各處。

即使飢餓時，肝臟也會儘量維持血液中血糖的正常濃度。如果需要時，蛋白質也會被用來補充不足的血糖。這時候，身體想盡辦法來維持血糖的濃度，某些有用的荷爾蒙也會被釋放出來。如腎上腺所分泌的腎上腺素及胰臟所分泌的升血糖激素，都會刺激肝臟釋放出葡萄糖，並使皮膚表面與消化腸道的血流減少，而使大部份的血液都集中在肌肉中，血液中大量的葡萄糖就可供給身體戰鬥或其他緊急之需。這就是爲什麼當我們害怕、恐懼時，臉色會變得蒼白之故，學生在考試緊張的時候，體內也會分泌腎上腺素，因此，也會有臉色蒼白等現象發生。在飢餓及緊張、害怕時，血液中的腎上腺素都會增加，所以，當學生臉色發白時，我們很難辨別究竟是何種因素所造。但腎上腺素會使腦部的血糖濃度增加，而使注意力集中，因此，適量的壓力，對於學生其實也頗爲有利。

在某些特殊的情況下，人類會做出超人般的事情。例如，爲了救出壓在車下的兒童，不需其他的輔助工具就能夠將車子移開。這種情形是因爲腎上腺素的刺激，使血液中的血糖濃度增加，肌肉因此能夠發揮異乎常人的力量。在正常情況時是無法做到的。

⊙性別對於肝醣貯存的影響

一般而言，男性體內能夠貯存的肝醣量要大於女性，這大概是因爲在傳統上男性總是扮演著保護者的角色，所以他們所需要貯備的能源就比較多。因爲肝醣的貯存量比較少，因而女性要較男性容易發生低血糖的情況。但如果我們把這種現象拿來作爲女性嗜吃甜食及含脂肪類食物的原因，那就可能會引起大衆的爭議。男性與女性同時進行減肥時，女性總比男性較難降低體重，但是，女性所能貯存的肝醣又較男性爲少，這就令人感到困惑了。兒童也同女性一樣，無法貯存大量的肝醣，因此，兒童的進食方式一定要少量多餐，以避免血液中的血糖過低。因此，很多學校都設有點心時間，同時，他們也了解，短暫的休息與少量的點心，可以增進學童上課時的注意力。

⊙現代的飲食習慣

我們已經知道，一天的工作效率與體內貯存的肝醣有很密切的關係，而肝醣的貯存量是由飲食、年齡及性別來控制。而控制葡萄糖的釋放則有很多因素，如荷爾蒙、情緒、年齡及活動情況等。

體內究竟能貯存多少肝醣，至今仍難確定。經過長久的研究之後，我們知道，實際上存在體內的碳水化合物是很少的，這些碳水化合物包括肝臟內的肝醣及血液中的血糖。一個體重一百五十五磅的男性，體內只能貯存四百克的碳水化合物，而脂肪則能高達九公斤，相較之下，的確非常少。同時，碳水化合物也是體內最直接的能量來源，由此，我們就不難了解，它的貯存量爲何很快就會完全被消耗。

人類在數代以前，工作非常辛勞，而且運動量也相當的大，爲了滿足卡路里的需求，因此，他們的食量都相當驚人。在當時，營養學並不普及，幾乎沒有人會爲健康挑選需要的食物，不過，大量的食物便含有身體所需求的養份，同時，大量的運動也避免了脂肪與碳水化合物的積存。現今，人們的運動量很小，但卻吃下超過身體所需的食物，於是，多餘的碳水化合物就會以肝醣的形式貯存在肌肉與肝臟中，這只是占小部份而已（通常只有二百五十克左右），其他的高糖份及脂肪類的食物，也同樣會以脂肪的形式大量貯存在脂肪組織內，最後，便造成體重增加或過重。

那些不想增加體重而又很少運動的人，唯一的辦法就是調整他們飲食，使其能夠符合身體的需求，又不會攝入過多的卡路里。規律的三餐是很重要的，但是進食的量必需要少，而且是低卡路里的食物，比如蔬菜或水果類。一般而言，大部份的食物應該在早餐進食，因爲，一天中大量的工作需要足夠的能量。但是，傳統上，我們總是晚餐吃得最豐盛，而夜間我們無法消耗掉所貯存的肝醣，所以，第二天早上就沒有食慾，不想吃早餐，然後，到了午餐或晚餐時，就會吃下更大量的食物，而次日早上又沒有食慾，如此，形成惡性循環。

農夫大多習慣早起，早餐及中餐都相當豐富，所以，到了晚餐時間，進食的量就不會太多。因此，他們整天都很有精神，而且，不會有體重過重的困擾。辦公室裏的工作者，如果也能這樣進食，一定獲益不少。不幸地，他們在白天期間通常只吃下少量的食物，而在晚上飽餐一頓，過多的熱量沒有時間來消耗，於是，身體就愈來愈胖了。

各個國家的進食習慣都不太相同，經常會受到傳統及氣候的影響。生活在熱帶地區的人們，在一天當中最熱的時候，進食的量也最少。我們如果長時間的工作，沒有休息及進食點心的時間，不但工作效率會降低，對身體健康也有害。只要一小塊的蛋糕，或是少量的食物，就足夠恢復血液中血糖的正常濃度，並維持有效的工作情況。

⊙兩餐之間的點心

我們經常會受到某些傳統習慣的影響，如傳統的觀念告訴我們，在兩餐之間進食點心，會影響食慾，對健康有害。這個說法一直存在很久，但現今已被証實是錯誤的。還有人說，在兩餐之間，要讓胃休息一下。實際上，空胃的蠕動通常要比裝滿食物的胃來得激烈。也有人說，進食點心會使體重增加。如果點心的份量與正餐一樣地多，那麼這個問題就很有可能會發生，但如果只是小量營養的點心，那麼，應該不會發生體重的困擾。在兩餐之間吃些小點心，不但有益健康而且可以控制食慾。所以，要想減輕體重，第一法則就是少量多餐。

至於點心是否會破壞食慾，就需要多加注意了！尤其對於兒童，點心的挑選極爲重要，時間與次數也要控制得好。理想的點心應該是新鮮的水果、水果汁或是牛奶，偶而加些全麥餅乾，至於糖果及糖製品則應該避免，因爲它們會破壞食慾，而且又富含卡路里，一個巧克力棒就含有三百甚或更多的卡路里，而蘋果及梨子每個只含有五十或六十卡路里。兒童因爲隨時都在消耗能量，所以對於點心的需求也較成人來得大，不過，進食點心的時間與進餐的時間最少必需間隔兩小時以上。

⊙實際的應用

我們已經知道，如何及何時進食會影響工作的效率，但我們如何將所有的知識運用到實際生活上呢？第一，記住水果、蔬菜、麭包、麥片及各類穀物物品，進入身體消化後，都會產生糖份。如果你很疲倦，水果中所提供的果糖及葡萄糖可以直接進入血液及肝臟，所以可以使你很快地恢復疲勞。

如果你想要減輕體重，嘗試低卡路里的糖類食物，如新鮮的水果及蔬菜，至於脂肪類及精製的糖類食物則應該要避免。同時，即使你不想吃早餐，也要吃些東西，如果你生病了，眞的沒有食慾，可喝些新鮮的果汁、小麥餅乾或新鮮的水果。

在兩餐之間進食小量的碳水化合物可以幫助身體更有效地製造能量。這個原理對於女性、兒童，減肥者及勞力者都可以適用。傳統的觀念，在兩餐之間不要吃任何食物的生活習慣已經落伍了，少量多餐才能眞正符合營養的需求。

第二篇

維生素的功用

15 維生素A的功能

維生素是身體健康所必需的化學物質。人體內無法大量製造它，而必須仰賴食物來補充。雖然，許多維生素對於人體產生能量的生理過程是必需的，但是它們不像脂肪、蛋白質和碳水化合物，不能被視爲能量的來源。維生素的存在，在本世紀初，尚沒有確實的証據。今天，我們雖然已經可以將它從食物中分離出來，或者使用化學物質人工合成出來，但是，對於維生素，仍然還有許多未知的資料等著我們繼續去研究。

⊙自然存在的維生素A

維生素A與脂肪、醣類一樣，是由碳、氫、氧所組成。它是一種無色的物質，存在於肝臟、牛奶、蛋和魚肝油中。它的化學名稱爲視網醇（retinol），由食物中的胡蘿蔔素於肝中轉換而成。胡蘿蔔素之所以被如此命名，乃是由於此物質最早是由胡蘿蔔中分離出來的，其他，如黃色的水果、蔬菜以及深綠色葉菜類的食物也含有維生素A。濃縮狀態的胡蘿蔔素，其顏色呈深橘紅色，而食物中自然存在的胡蘿蔔素，其顏色爲黃橘色，它使得杏、桃子、地瓜、胡蘿蔔及黃色甜玉米呈現黃橘色。綠色的食物其胡蘿蔔素含量通常比黃色食物多，但是顏色常因葉子或植物組織中的葉綠素而難以區別胡蘿蔔素的多寡。但青色的蔬菜、蕪菁的和花椰菜僅含少量的胡蘿蔔素。

當胡蘿蔔素進入身體之後，分子結構就開始瓦解，最終形成維生素A。胡蘿蔔素的分解主要發生在腸道（腸黏膜）、肝臟以及身體其他組織中，由特殊的酵素來執行。由圖14胡蘿蔔素的分子結構狀況，利用邏輯推想即可知道胡蘿蔔素的二分之一即爲維生素A。事實上，胡蘿蔔素的分解作用並不容易，它僅能產生少量的維生素A，而且腸道也無法百分之百的吸收。

胡蘿蔔是維生素A最豐富的來源，因爲它含有大量的維生素A原質—胡蘿蔔素。雖然，維生素原質轉變成維生素的反應，只能在身體中發生，但是，許多食譜列出食物的維生素含量時，已經把胡蘿蔔素也計算在內了。

體內如果缺乏維生素A，我們的視力就會受到影響。因爲視力需要一種叫做視紫質的物質來幫忙，而這種物質是由蛋白質與維生素A所組成的。眼睛從強光轉到弱光處而仍可看見東西，這是由於視網膜中維生素A的貢獻。在視網膜中，維生素A會與蛋白質結合形成視紫質，來幫助眼睛的調適。當光線進入眼睛到達視網膜時，就由視網膜桿及視錐將其吸收（參閱圖15）。這些化學物質的改變會產生電流脈衝，這些脈衝傳到腦中，就可以看見東西。視網膜桿和視錐都能在日光下運作，視錐使我們能看見周遭的顏色，但視網膜桿則只能分辨出藍色和綠色。在微弱的光線下（如月光），我們只能感覺到亮和暗的物體，而無法辨別顏色。當視錐突然接收到光線時，視網膜桿旋即關閉不再作用，這個過程我們稱之爲褪色。經過一段時間，蛋白質和視網醇會再度結合成視紫質，而視錐也已經作好接受更多光線的準備時，我們就可以再度看到東西。這段調適時間的長短，仰賴血液輸送至眼睛維生素Ａ的多寡而定。眼睛的狀況如果健康，加上足量的維生素Ａ，眼睛自強光移到弱光時，就能很快地調適，而迅速地看見物體。但是，如果維生素Ａ顯著缺乏時，眼睛對光線的調適能力就會減弱，以致在黑夜或弱光時無法看見物體，這種症狀，我們稱之爲夜盲。

⊙維生素A的測試

曾經有許多實驗試測褪色之後到視紫質再度合成時所需的時間。例如，我們只要一間暗室及一個光源就可以測到這個時間值。首先，將待測的人安置在暗室內十分鐘，如果他仍然看不見東西，那表示，視紫質中的維生素Ａ依然與蛋白質結合，沒有傳出訊息。接下來，使他用雙眼看著光度計，並以強光照射他的眼睛，這道光線將使視紫質褪色而使維生素Ａ與蛋白質分開。然後，再將光線關掉，暗室內只留一盞小燈光。當受測者能感覺到小光源的位置時，就表示視網膜桿中足量的視紫質已再度形成，開始接受光線。至於恢復視覺所需的時間，每個人都不相同，健康的眼睛在三分鐘內就可以恢復視覺，但是，一個嚴重缺乏維生素Ａ的人，則需要十五分鐘才能使視覺恢復正常。

有個簡單的實驗可以測出體內所含維生素Ａ的量，但因爲影響視力的因素很多，所以

〔圖14〕胡蘿蔔素和維生素A的分子結構

胡蘿蔔素維生素原質

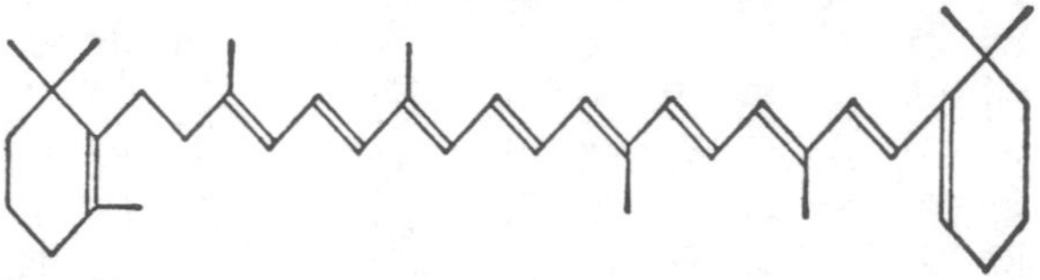

視網膜醇（維生素A）

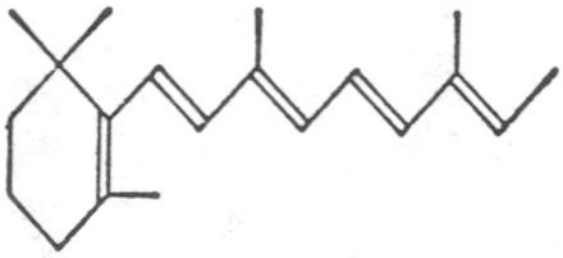

〔圖15〕眼的剖視圖

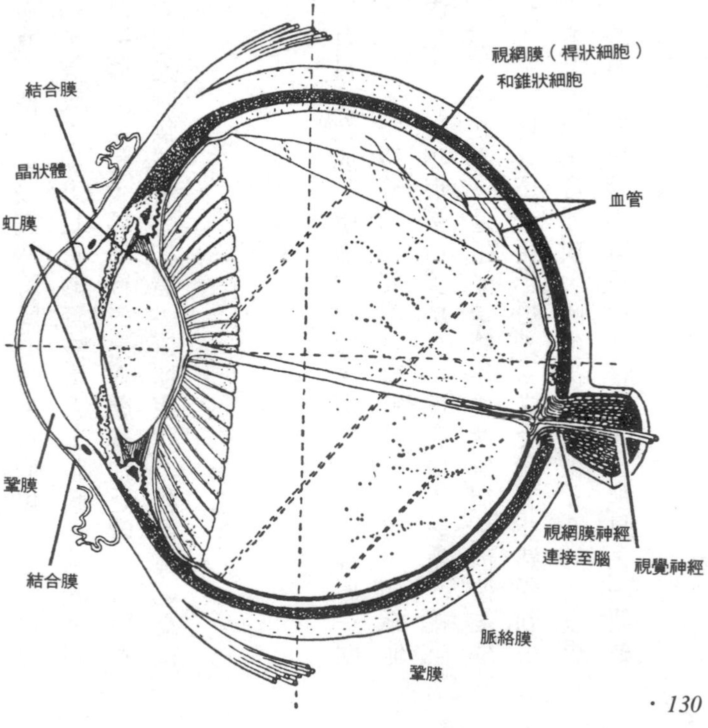

實驗的結果有時也會發生錯誤。不過，由實驗的結果，我們知道一個夜間視力良好的人，經過長時間缺乏維生素A之後，夜間辨別物體的能力就會變壞。

飲食中如果缺乏綠色的蔬菜，維持三至六個月之後，就會有輕微的夜盲症狀產生。第二次世界大戰時，歐洲被佔據的國家經常可見到這種病症，尤其是在冬天，綠色的蔬菜缺乏時，維生素A就更嚴重的缺乏。當春天來臨，綠色蔬菜的供應恢復正常之後，夜盲的現象就可迅速地改善。

⊙維生素A對夜間視力的影響

在我們日常生活中，有許多夜盲的例子。例如：從陽光下走入黑暗的電影院中時，就會發生短暫性看不見的現象，因此，我們經常會踩空腳步跌撞入人群中，而且，常無法確定是否坐到正確的位子上。然而，經過一段時間之後，眼睛慢慢地適應了，就可以看清楚四周的景物，這種現象，乃是因爲強烈的日光使我們眼睛中的視紫質褪色，而進入電影院後，必須等到足量的視紫質再度形成時，眼睛才能再度看見物體。當身體中的維生素A充足時，視紫質再度形成所需的時間將會降到最短。

夜間開車也有相似的情況，當對方來車的燈光照到自己的眼睛時，就會使視紫質褪色，即使兩車互相通過之後，也需要一段時間才能看清楚路旁的事物。缺乏維生素A的人將需要較長的時間才能看見，由於這樣短暫性的視覺失靈，經常在繁忙的公路上造成交通事故，目前駕照考試的路考都在白天舉行，似乎認爲白天的開車情況滿意，夜間也應該相去不遠，這是很樂觀的看法，但是卻很不科學，因爲，有些人白天的視力很好，但是，夜視的能力卻很差。這種清況在戰爭時尤其重要，當夜間駕駛飛機時，駕駛員的夜視能力，關係到機上所有乘客的生命安全。所以，我們應儘可能地補充魚肝油及富含胡蘿蔔素的食物。

很多人發現強光及日光容易使眼睛疲勞，戴上墨鏡會使眼睛舒服些。模特兒和演員因經常在明亮的工作室中工作，製圖者及打字員因長時間注視著反光的白紙，所以，他們常會抱怨眼睛疲勞以及頭痛等症狀，這些症狀對於缺乏維生素A的人是很嚴重的，但對於維生素A攝取量充足的人而言，這些問題常可迎刃而解。眼睛視覺問題常由於遺傳因子、疾病或藥物而引起的。所以，我們應該要多注意維生素A的攝取。

在美國，曾經花了三年的時間籌備一個大型的研究計劃，研究的對象包括了各階層的人，查驗的總數超過百分之六十。結果發現在他們的飲食中，如果缺乏維生素A，九年後，這些人的健康情況便逐漸出現問題。長期的缺乏維生素A與飲食不均衡有很密切的關係，世界各國對於這個問題均相當地注意。

⊙維生素A對皮膚及頭髮的影響

維生素A缺乏不僅會影響視力，頭髮與皮膚也一樣會受到影響。因爲維生素是生長所必需的物質，而且是皮膚支持上層表皮的必需物質。除此之外，腸道和呼吸道及牙齒琺瑯質的形成，頭髮及指甲的生長，都和維生素A有關。當飲食中缺乏維生素A時，皮膚會開始變乾、容易剝落，油脂線也會被角質所阻塞，呼吸道也會失去纖毛表層及保護肺部的黏膜。頭皮屑、乾燥的頭髮，破損的指甲和不健康的牙齒，可以說都是由於維生素A的攝取量不足所引起。

16 維生素A與自然抵抗力

爲什麼有些人在疲勞、曝曬及缺乏睡眠的環境下可以適應，而有些人卻會因此而生病呢？我們可以說是因爲前者的抵抗力較強。事實究竟如何？我們又如何來衡量呢？身體抵抗力的強弱可由維生素A的供應情況決定，現在讓我們來看看身體如何建立此種自然的抵抗能力。

⊙維生素A的歷史

距今大約一千五百年前，在埃及的文獻上就記載著利用富含維生素A的食物治療眼睛疾病的例子，這是我們所知有關對眼疾治療最早的記載。它的內容是：「將牛肝加以燒烤、壓縮之後服用，對於治療眼睛方面的疾病特別有效。」而希臘著名的醫生希波克拉底（出生於西元前四百六十年）也曾提過：「裹著蜂蜜的牛肝，可用於治療眼睛方面的疾病。」

許多國家早期的文獻中，都已經提到數種由維生素A缺乏所引起的疾病，症狀就跟今天我們所知道的一樣。如在寒冬季節會發生眼睛疼痛、視力模糊等症狀，曾有人提出，香草可以治療這些疾病，因此，它稱之爲「使眼睛明亮的泉源」。

乾眼病是指眼睛常常會感到乾澀的一種疾病，起因於長期的缺乏維生素Ａ，而使眼睛的淚液與黏液分泌不足。在第三世界國家中，乾眼病非常普遍，這些國家大都很貧窮，而且常常發生飢荒、乾旱，因此導致人民營養不良。我們早就知道這種疾病普遍存在非洲、印度及中國大陸，但是，直到最近幾年才知道這是由於維生素Ａ缺乏所造成。剛開始時，人們會產生夜盲的現象，然後，淚管及眼睛結膜上皮層的堵塞使得眼睛變乾燥，如果繼續缺乏維生素Ａ的供應，角膜的上皮層就會因過度乾燥而受到傷害，而受傷的角膜就很容易被感染而失去功用，如此一來，就很容易導致失明。這個階段的疾病，我們稱之爲「角化病」，即使能夠治療，也會留下後遺症，對眼睛造成永久的傷害。

⊙從實驗中所獲得的知識

從實驗中我們發現，營養充份但是卻缺乏足夠維生素Ａ的動物特別容易受到感染，尤其是鼻子、咽喉、支氣管、耳朵、腎臟及膀胱等組織。很多動物，尤其是狗，缺乏維生素Ａ時，很容易產生尿道結石。不過對人而言，除了眼睛和肺部因缺乏維生素Ａ而容易受到感染外，上述的其他症狀都還無法証實會發生在人的身上。

現今，有很多人相信維生素Ａ可預防傷風，但至今我們還沒有任何實驗上的數據可以証明。不過，就如同營養學家所說，均衡的營養較營養失調而且缺乏重要維生素者，更容易使身體產生抵抗力，避免受到任何疾病的感染。

⊙缺乏維生素A與細菌感染的關係

十九世紀末期，實驗結果指出，細菌會造成人體的疾病及感染。因而醫學界的人士相信，所有的疾病都是由於身體受到細菌的攻擊而引起。直到二十世紀，我們才了解，缺乏維生素可能會造成那些疾病，而化學家們也才開始探討食品營養的問題。

我們知道，乾眼病是由於缺乏維生素A傷害了角膜而引起。而至於角膜的感染，則是由於細菌的作祟。所以，歸根究底，這一個病症是因缺乏維生素A所引起。如果不能及時補充維生素A，那麼這個疾病就無法根治。

⊙身體防衛的第一線

維生素A對於皮膚的成長與維持極為重要。不但皮膚的外表，連身體機能的運作也都需要維生素A。身體的很多部位都具有黏膜這種組織，如口腔內部就是典型的黏膜表面，其他如耳朵、鼻竇、消化道、支氣管及肺泡內部都具有黏膜組織，其他與尿液排泄有關的器官，如膀胱及腎臟，也有很多細胞都有黏膜的構造。

皮膚表層與黏膜經常會淘汰老舊細胞並且補上新細胞。正常的黏膜細胞會分泌水份，水份及纖細毛髮都有助於管道暢通，避免老舊細胞、灰塵及細菌造成阻塞。鼻子就是很好的例子，但是，我們往往要到了感冒鼻塞時，才會了解它們的重要性。表層皮膚每天都在新陳代謝，而我們卻不自覺。但是，當身體缺乏維生素Ａ時，這一個自然過程就會出現問題，這時，老舊死細胞就無法順利的移走，再加上新生細胞的阻礙，黏膜的分泌就會受到影響，同時，因爲這些老舊細胞及細菌會滯留在皮膚表面及各管道中，因而，身體就很容易受到感染而生病。

在實驗室中，我們將溫度及濕度都調到最適合細菌生長的情況，並供給足量的食物，然後觀察它們的生長情形，就可知道細菌是如何快速地在人體內繁殖。健康的身體因爲具有健康的皮膚及黏膜，而且，具有足量的白血球以破壞入侵的細菌，所以，可避免身體受到細菌的侵害。相反地，如果身體不健康，那麼體內的防衛能力也就隨之降低。例如，當我們缺乏維生素Ａ時，黏膜就會發生變化，體內的清除作用也會因此而減低其效率。時間過久，細菌感染及各種疾病也就接踵而來。

維生素Ａ不足時的因應之道

當飲食中含有足量的維生素Ａ時，體內的黏膜組織就會正常地運作。從動物實驗中，我們發現，缺乏維生素Ａ的動物在得到補充之後，僅需要短短五天的時間就能使情況好轉。缺乏維生素Ａ會對人體造成什麼樣的影響是很難估計的。但是，實驗結果顯示，人體缺乏維生素Ａ之後的復原狀況常視缺乏的程度及補充的狀況而定。

工作環境非常差的人，如煤礦工人，礦坑中的濕氣及灰塵都會對他們的呼吸系統造成傷害，但是，當他們服用含維生素A的魚肝油之後，對於肺部的感染就產生了較大的抵抗力，而其他沒有服用魚肝油的工作伙伴就很容易感染肺炎或其他並發症，甚至因而死亡。

幸運的是，早期已有許多對維生素A的實驗，証明它可以增強人體的抵抗力及防止疾病的感染。因此，我們攝取食物時，都應該考慮食物中的維生素A含量是否足夠。但是，維生素A攝取過量卻不是一件好事。有些人認爲，在冬季期間，大部份的食物都缺乏蛋白質、礦物質及維生素，而脂肪與醣類又都過高，因此就拚命補充維生素A，這種作法並不正確，我們應該隨時注意營養的均衡，而不是隨便增加某些營養成份的攝取量。

17 維生素A的基本認識

雖然我們已經知道，當身體缺乏維生素A時會發生何種症狀，不過，對於維生素A的正面效益，我們也應該有些基本的認識。假如我們的營養均衡，那麼，維生素A便可以幫助我們擁有健康有光澤的頭髮、明亮的眼睛及平滑的肌膚，而且可避免眼睛疲勞或受感染，這些，都是身體健康的象徵。

◎維生素A與身體成長

要想使身體正常成長，維生素A是絕對不可缺乏的。雖然，身體發育受阻並不一定表示缺乏維生素A，但是，在發育期間如果缺乏維生素A，則必定導致發育不良。從動物實驗中，我們一再地得到証明。而且，維生素A並不是只有年輕人才需要，任何年齡階層，只要缺乏足夠的維生素A，都會造成身體衰弱、疲勞，容易受細菌感染及視力不良等症狀。

◎維生素A的儲存

維生素A與胡蘿蔔素都會溶解於油脂中，經由消化腸壁的吸收運送到肝臟。因此，充足的油脂，是維生素A吸收的第一要素。維生素A也可以油脂的方式儲存在人體中。通常，在肺臟及腎臟中都可發現維生素A的存在，有些則可在視網膜中發現。由於維生素A及胡蘿蔔素都須藉由血液運送，所以，血液的檢驗，成爲估計體內維生素A貯存量的最佳方法。

脂溶性維生素比水溶性維生素更容易存於身體中，供體內不時之需。我們曾經一度認爲，過量的維生素A對身體有益，但現在實驗証明，其實是有害的。適量的維生素A對於健康有幫助，如服用過量卻會破壞身體系統的正常運作。有些母親認爲，維生素A添加物有益於嬰兒的健康，因此，給他們服用過量的魚肝油，因爲魚肝油中含有豐富的維生素A及D。結果，卻很可能導致嬰兒嘔吐、皮膚乾裂、腕部及膝蓋腫大。而當魚肝油的用量獲得適當的控制之後，這些症狀就會立即消失。過量的攝取維生素A所造成的中毒，也可由一些北極的探險人員食用北極熊的肝臟之後所引發的現象得知。北極熊的肝臟極富維生素A，但是，探險人員服用之後卻引起嘔吐、頭暈、皮膚乾裂等症狀。而當飲食恢復正常後，這些症狀就漸漸消失了。比目魚的肝油比鯨魚的肝油更富含維生素A，這也是爲什麼兒童有時會攝取維生素過多的原因。

⊙維生素A對季節性的不同需求

絕大數人體內維生素A的貯存量，夏天比冬天多。這是因爲在夏天時，商店中供給的水果蔬菜較多，而且羊、牛可食到青草，而非冬天的乾草，所以，乳製品內所含的維生素A也較多。當我們調配食物時，應注意季節對各種營養成份的影響。通常書上所列出各種食物的維生素含量，指的是夏季的含量或者是全年的平均值。因爲冬天與夏天的含量不同，所以，在冬天更應該多吃些蔬菜、水果、蛋、牛奶及魚類等食物。

⊙維生素A的計算單位

由於維生素A的重要性現在已經受到大衆的肯定，所以，我們提出每天身體所需的蛋白質、維生素及礦物質（參閱附錄Ⅱ）。但須注意，身體的需求量可能會隨著地區的不同而有所差異，而且，也會因人而異，不過，它可以提供維生素或礦物質的一般需求量，以避免某些營養成份的攝取過量或不足。正常的情況，當飲食均衡時，身體所需的各種營養成份應該足夠。有些宗教禁止吃肉，有些則規定只能吃蔬菜及穀類食物，而不能吃乳類製品。這些食物都可以提供足量的營養成份，使身體維持在健康狀態，如果長期禁食這些食物，就會使自己陷入危險狀態，時間過久，就會產生營養不良及貧血等疾病。

附錄Ⅱ列舉每天所應攝取的維生素及礦物質，當然很少有人能每天遵守這張表的指示，偶而少吸收四千個國際單位（八百微克）的維生素A，並不會立即致病，但是如果我們能知道身體所需的營養，而且儘可能達成這個需求，那不是更好嗎？

最初發現維生素A時，無法單獨觀察，也無法衡量它的重量。我們只是經由實驗，發現到有一種維持發育又避免營養不良的物質的存在。而胡蘿蔔素可以說是維生素A的先驅物質，我們可以把它結晶出來並測出它的重量。維生素A的國際標準單位是以零點六微克的胡蘿蔔素爲標準。等到維生素A被成功地分離出來之後，我們發現，一國際單位的維生素A等於零點三微克的視網醇。就數學上的觀點而言，胡蘿蔔素的效用只有維生素A的六分之一。在附錄Ⅱ中，我們還發現了「視網醇當量」這個名詞，一個視網醇當量就等於一微克的維生素A，或等於六微克的胡蘿蔔素。一微克等於一克的一百萬分之一，但在某些食物對照表上，他們所使用的是國際標準單位(I.U.)，而一個國際標準單位只等於零點三微克的視網醇。

胡蘿蔔素雖然可以轉變爲維生素A，但前者並不像後者那樣有效率。所以，每天需食用四分之一磅（115公克）的胡蘿蔔或是大量的綠色蔬菜才能獲得相等於一湯匙魚肝油的維生素A。

每人每天所需的維生素A與其身高、體重及年齡有很大的關係。成長中的兒童，每天的飲食都必需含有足量的視網醇，但如果以體重來計算，其需要量還是比成年人來得少。根據美國食品營養局的建議，十歲前的兒童每天需要三千五百國際單位（七百微克）維生素A，十歲以上的青少年則每天需要四千國際單位（八百微克）。某些特殊的狀況，如孕婦，則需要五千個國際單位（一千微克）的維生素A。如果身體受到感染或是生病，體內的維生素就會很快地被消耗掉，因此，額外的補充是必需的，不過，我們一定要適可而止，因爲過量的維生素A對身體有害無益。

維生素A的吸收

有時候，我們自然正確地攝取足量的維生素A，而體內的維生素A含量依然不足，這種現象表示身體對維生素A的吸收能力不佳。前面曾經提過，油脂可以幫助人體吸收脂溶性的維生素，但如果腸胃有毛病或是肝臟功能受損，就會有許多維生素隨著糞便排出體外而無法留在血液中。常用來做瀉藥的礦物質油也會造成維生素的損失，因爲礦物質油會溶解維生素A及D，但是本身卻無法被腸胃所吸收，所以，礦物質油與維生素A、D就會隨排泄物排出體外，脂溶性維生素因此損失了。爲了減肥而減少油脂類食物的人，最好能補充天然維生素以確保身體可獲得足量的維生素A及胡蘿蔔素。而綠色蔬菜也很有幫助，通常減肥食譜中都會提到。

18 維生素A的來源

⊙來自蔬菜的維生素A

胡蘿蔔素會結合綠色植物的葉綠素，顏色愈深的植物，所含的胡蘿蔔素愈多。甘藍菜和萵苣外層的葉子所含的胡蘿蔔素比內部顏色較淡的葉子多。植物所含的胡蘿蔔素在生長期間會持續增加，而一旦開花、結果後，胡蘿蔔素的含量就會開始下降。此時，植物的葉子通常會變爲棕色而且乾澀。

像水田芥、菠菜和荷蘭芹都富含有胡蘿蔔素，其他綠色豆莢類的蔬菜，如青椒和豌豆及蠶豆都是胡蘿蔔素的良好來源。水果的顏色也是胡蘿蔔素含量的良好指標，如杏、桃和香瓜等橘黃色的水果就是胡蘿蔔素的良好來源。白顏色的蔬菜，如馬鈴薯、白色蕪菁、花椰菜和奶豆等則胡蘿蔔素的含量較少，甚至於沒有；穀類含量更少，但是黃色的甜玉米則例外。某些蔬菜乾燥時會失去顏色，也會造成維生素A的損失，例如，白豆、芹菜、洋蔥和蘆荀等，這些蔬菜可以提供其他營養和維生素，但含維生素A則很少。

⊙維生素A由動物供應的來源

動物體中維生素A的含量，會因牠們的年齡及所攝取的食物而有所不同。如果動物攝食大量的新鮮蔬菜，牠的體內所貯存的維生素A就會比攝食穀類、乾菜和白根類農產品來得多。在所有動物中，肝臟是維生素A的最佳來源，而腎臟、心臟、肺臟和胰臟的含量也很多。肌肉因不會貯存維生素A，所以動物的肌肉，維生素A的含量幾乎等於零。

⊙飲食中的維生素A

蛋和牛奶含有少量的維生素A，其中維生素A的含量與牠們飼料的來源有關。如果飲食不均衡，母雞下蛋的次數就會減少，母牛的牛乳產量也會下降。不過，現代化的農場已經將飼料配方化，使這些產品的產量可達到最高。農場中所餵食的飼料也會影響到蛋黃的顏色及奶油、鮮奶油中的顏色深淺，這是因為受到餵食情形的影響，而與飼料中的維生素A含量無關。如果，我們在飼料中加入魚肝油（即增加維生素A的含量），則產品的顏色並不會加深，但是，牛奶和奶油中的胡蘿蔔素含量將會增加。

⊙氧對維生素A的影響

高溫下，維生素A和胡蘿蔔素會因與氧接觸而遭氧化、破壞。我們以超過華氏二百一十二度的高溫油炸食物時，食物內的維生素會被破壞。很多油脂容易受氧化而腐敗，這也會影響到脂溶性維生素，使它們受到破壞。食物的製備和烹調的時間也影響食物內維生素的存留量，如果我們將製備及烹調的時間儘量縮短，食物內的維生素含量將會很高，但是，如果以奶油油炸，或其他高沸點的油類油炸時，維生素就很容易被破壞了。

蔬菜應該只作短暫烹煮，使其稍微軟嫩就可以了。在中國，多用大火快炒蔬菜，可以說是將蔬菜的烹飪方式達到藝術的境界。至於裝罐和冷凍，對於維生素A的影響則相當輕微。一八二四年，人們將胡蘿蔔製成罐頭，以作爲北極探險時的食物，這個罐頭一直到一九三九年才被打開，卻發現經過將近一百年的時間，而胡蘿蔔素還依然存在。強烈的日光會造成維生素的破壞，這可由乾燥的水果中得到証明，經日光自然乾燥的食物，所含的維生素A較少，而以機械方式乾燥的水果則含量較高；如果將魚肝油放在透明的玻璃瓶內，移到強烈的日光下，將會使魚肝油中的維生素A含量大幅減少。

⊙你的庭院與維生素A

我們應該儘可能地利用現有的空地去生產更多的維生素A，胡蘿蔔、菠菜、綠豆、豌豆及其他蔬菜都富含維生素A，應該大量種植；芹菜、蘆荀就該讓它維持綠色，而水田芹也應讓它在正確的條件下成長。

每天的食譜中，我們都應該列入新鮮的黃色及綠色蔬菜。每個人都應該養成攝取深色蔬菜的習慣，只要一湯匙的荷蘭芹（無論做成湯、沙拉或是三明治），就可以使我們脫離疾病、獲得健康。荷蘭芹不僅富含維生素A及鈣質，也提供了很好的鐵質來源。在冬季，荷蘭芹可以種植在花盆裏，將它移到室內，小心被其他植物所傷害。

假如，你很幸運地居住在溫暖且有陽光的地方，則可以選擇種一些甜玉米及含有豐富維生素A的黃色類蔬菜，如甘藍菜、萵苣和胡蘿蔔都是很合適的種類。如果種植蕪菁和甜菜時，應該趁它在綠色時摘食，這兩種植物都是維生素的良好來源。

每一位家庭主婦都應該關心全家人的健康，儘可能使他們獲得充份的維生素，並努力變化菜單，增加家人的食慾。有些做沙拉用的蔬菜只要稍加照顧就會生長，如菊苣和黃瓜等。在庭院中種植物、蔬果，是很明智的抉擇，而且，有許多食用植物可以在寒冷的天氣下種植。一個經過規劃的庭院，可以供給全家人足夠的維生素A。爲了家人的健康，聰明的你，就該好好計劃一下後院那塊空地了！

19 維生素B1（硫胺素）的需要

維生素B1的價値，是在一八九七年由一位荷蘭醫生克里斯群．伊克曼所發現的。當時，他正在爪哇的一家軍醫院服務，那裏的病人大都患有腳氣病，伊克曼將廚房裏的食物餵食他的鷄，很快地，這些鷄就出現了腳氣病的症狀。於是，伊克曼不再用廚房裏的食物餵食牠，自己到市場上挑選沒有精製過的穀物做飼料，當這些鷄腳氣病徵狀復原時，伊克曼了解這必定是由於飮食改變的關係，他於是著手研究，結果發現了一種重要的物質，當穀類精製之後這種物質就被去掉了，這種物質就是維生素B。稍後，我們發現這種物質不但可以治療腳氣病，還含有其他營養素，於是就被稱爲維生素B2、維生素B3等。當愈來愈多的營養素被發現，他們的化學結構與性質也逐漸被了解，於是命名方式就改變了，他們都被附上自己的化學名稱。

在這裏，我們要討論三種維生素B群的物質—硫胺素、核黃素及菸鹼酸。我們在同一類的食物中發現這三種營養素，所以，就把它們歸類在一起。它們與維生素A、D這類脂溶性的維生素不同，是屬於水溶性的維生素。這三種營養素與其他維生素B群的物質相似，都參與了體內重要的生化反應。它們在新陳代謝反應中扮演著輔酶的角色，用以活化酵素的活性。其中，硫胺素，也就是維生素B1，對於體內葡萄糖的氧化特別重要。

⊙硫胺素的來源

硫胺素是種子發芽時的必需物質，所以，我們可以在種子類的食物中發現硫胺素及其他維生素B群的營養素。這類食物包括了堅果、穀類、豆莢類及其他加工品，如花生醬、全麥麵包及麥片。在肉類食物中也可發現硫胺素的存在，特別是肝臟、腎臟及心臟，豬肉的含量也特別多。其他的來源還包括酵母菌及小麥芽等。

⊙腳氣病

硫胺素是第一個被用來預防和治療腳氣病的維生素。在已開發國家中，由於飲食的充足與多樣化，患腳氣病的例子並不多，但在第三世界中貧窮的國家，常見到患腳氣病的例子，他們由於營養不均，食物缺乏，不但缺乏硫胺素，也缺乏其他的營養素。

體內能量主要由葡萄糖氧化供給，由硫胺素構成的酵素，在這個氧化過程中扮演著極重要的角色。我們的大腦與神經系統都仰賴葡萄糖的氧化來供給能量。一旦由於硫胺素的短缺造成這種酵素的缺乏，葡萄糖的新陳代謝就會受阻，能量的供應也就發生了問題，在代謝過程的兩種中間產物—乳酸與丙酮酸就會聚積在血液中。當它們的濃度升高時，就會對身體造成傷害。乳酸會引起肌肉的酸痛，而丙酮酸會使血管擴張、增加心臟的負擔。只要硫胺素供應充足的話，乳酸與丙酮酸便可再進入葡萄糖代謝過程，產生能量、供給大腦及神經系統之用。

輕微的硫胺素缺乏，病人會抱怨肌肉酸痛，無力，感到虛弱及神經發炎，心跳的頻率與脈搏的次數也可能因此而改變，一般人會感到疲倦、沒有胃口、噁心等症狀，胃部氫化氫（幫助消化）的分泌也不正常。但是，只要飲食中添加了硫胺素，則一切症狀就自然會消失。

腳氣病早期的症狀很容易被忽視，因此病情會逐漸惡化。肌肉無力及慢性神經炎，經常會使病人感到不適。但是導致腳氣病患者死亡的眞正原因，則是心臟疾病的併發，由於血液中聚積的丙酮酸，使得血壓升高、心臟的負荷增加，再加上能量的缺乏，肌肉無法正常工作，很容易就會導致心臟疾病。現今，我們對於腳氣病與飲食的關係有了很深入的了解，就可以及時地挽救這種疾病。

資料顯示，人們缺乏硫胺素的飲食，經過數個星期的記錄，觀察其身體的反應。很多人抱怨消化系統出了問題、便祕及精神沮喪。實驗結果同時也証明，當血液中存有大量的丙酮酸時，心跳與脈搏的速度將會改變，一旦飲食中添加硫胺素之後，這一切症狀便都消失了。有時，我們可在酗酒者之中發現嚴重的硫胺素缺乏，他們的飲食經常是不平衡，身體中熱量的主要來源爲酒精，他們幾乎沒有什麼食慾。

飲食中維生素Ｂ１完全缺乏的情況不多，但是，如果飲食中含有大量的碳水化合物，那麼維生素Ｂ１缺乏的程度就可分爲好幾類。碳水化合物的攝取量高，氧化過程中所需的硫胺素就較多；不同的年齡層所需的熱量不同，我們依所攝取的卡路里來決定硫胺素的攝取量，科學家們已經估計過，每一千卡路里約需零點四毫克的硫胺素。假設大部份的成人每天約攝取兩千至三千卡路里，那麼他所需要的硫胺素約爲一克。有些飲食含有脂肪和蛋白質，它們也提供身體的能量，但是，體內能量的主要來源還是葡萄糖，所以，對硫胺素的需求並沒有太大的影響。

硫胺素無法貯存在體內，所以，每天都必需從飲食中攝取富含硫胺素的食物。有時，吃些維生素B群補給品，可以消除疲勞的感覺，同時，維生素B也可幫助運動員有效地利用高卡路里的食物，獲得大量的能量。（參閱第四十三章）。大部份的營養補給品可確保每日所需的硫胺素不會缺乏，而且甚至爲所需要量的四、五倍。任何過多的維生素B在攝取數小時之後，將會隨著尿液排出。所以，選擇食物時應注意硫胺素的含量要足夠，但攝取過多則是浪費。很多營養補給品較爲昂貴，所以，如果不需要，就可以把這些錢花在其他食物上，增進飲食的營養，如買些全麥麵包、酵母製品、黑糖蜜、肝臟及小麥芽等，如此，你的錢會花得更有價值。

20 維生素B2（核黃素）的需要

在一九二〇年代，人們就已經發現富含維生素B的食物在高壓下加熱數小時後，就會喪失治療腳氣病的功能，但是，對於其他疾病仍然有效。這種不被熱破壞的維生素，我們稱之爲維生素B2或G。一九三四年，它在實驗室中被合成出來，現在，我們知道它的化學名稱—核黃素。

就像胡蘿蔔素一樣，核黃素也是一種色素。它是一種黃綠色的物質，我們可在蛋白、乳漿及奶粉中見到它。如果有人發現脫脂牛奶是藍色時，那是因爲奶油內所含的胡蘿蔔素被移去，以致牛奶中核黃素的黃綠色顯現出來而使這液體看起來呈淡藍色。

⊙核黃素的來源

一般而言，富含維生素B群的食物，如肝臟和酵母菌都含有核黃素。不過，核黃素與硫胺素不同，穀類中的含量並不多，但是一般乳製品大多爲核黃素的豐富來源。在植物成長程中，核黃素在綠葉部份被合成，而且就像維生素A一樣，當葉子逐漸乾枯之後，核黃素也隨著損耗了。在植物的其他部位，如根部及莖部，我們也可發現核黃素的存在。蔬菜中，甜菜、胡蘿蔔、硬花甘藍及甘藍菜都是核黃素的重要來源；芥茉、菠菜及水芹的含量較多，也是核黃素的良好來源。而蔬菜的葉子，核黃素的含量平均約爲莖部的兩倍，如高麗菜和萵苣莖部核黃素的含量就只是葉子部份含量的五分之一。

穀類食物內有限的核黃素含量，大部份在精製或加工過程中損耗掉了。長時間曝露在光線下也會造成核黃素的損失，牛奶如果放置在日光下二—三小時，則牛奶內百分之五十的核黃素都會遭到破壞，這就是爲什麼牛奶需要用紙盒或深色玻璃瓶盛裝的緣故。

⊙核黃素的功用

就像硫胺素一樣，核黃素也參與糖類的新陳代謝。它能夠與蛋白質及磷酸結合形成重要的酵素—黃素蛋白。當核黃素短缺時，很多新陳代謝的過程都因此受到影響。

⊙缺乏核黃素產生之症狀

實驗已經証明，當飲食中缺乏核黃素時，很多症狀就會因此產生。這些症狀包括嘴角皮膚發炎、破裂，眼皮紅腫及舌頭發炎等。這些症狀與癩皮病（一種因缺乏菸鹼酸而引起的疾病）早期的情況很類似，但是，如果只用菸鹼酸治療，症狀不會消失（參考下一章）。我們以動物做實驗，結果發現缺乏核黃素時會引起許多疾病及不正常的症狀，包括頭髮脫落、貧血及嚴重的眼部感染。當飲食中加入核黃素時，這些症狀就會消失。

大部份的研究工作都著重在如何利用核黃素預防某些眼部疾病。對於某些遭受眼壓過高之苦的人，在飲食中添加核黃素似乎可以減輕這種症狀，有些醫生也建議利用核黃素來治療近視。

◎核黃素的損失

就像維生素B群裏的其他維生素一樣，核黃素也可溶於水。它不能夠貯存在體內，過多的部份會隨著汗水及尿液排出體外。當我們攝取了過多的核黃素時，無論自飲食中或補給品中得到，它都會很快地被排出體外。核黃素不會受烹調的影響，但是蔬菜中的核黃素會溶解在湯汁中。

每天每一千卡路里的熱量約需攝取零點五毫克的核黃素。大部份的人每天約需消耗兩千卡路里，所以，至少需攝取一毫克以上的核黃素才夠，這個需求量在大部份的飲食中都可充份地提供。

21 菸鹼酸的需要

菸鹼酸也屬於維生素B群中的一種，它可以酸的形態存在（菸鹼酸）；也可以醯胺的狀態存在（菸鹼醯胺）。早在我們了解它的特質之前，就已可以用化學方法將它分離出來。稍後，我們發現菸鹼酸可用來治療癩皮病，而逐漸爲世人所熟悉，俗稱爲PP或癩皮病預防藥物。現在，這個名稱已不被使用，但在早期營養學的報告中我們仍可發現它的存在。

在菸鹼醯胺二核苷胺酸這個重要的酵素中，我們可發現菸鹼酸的存在。菸鹼酸參與了許多新陳代謝的過程，但是，就像硫胺素與核黃素一樣，最重要的是參與葡萄糖能量的代謝。飲食中如果缺乏菸鹼酸，最常見的就是癩皮病。某些地區，雖然因爲貧窮而無法攝取多量的蛋白質及乳製品，只要食用富含菸鹼酸的穀物，如玉米，就可避免癩皮病的產生，這些區域包括非洲與印度等地。

癩皮病原本是南方特有的疾病，但後來由於玉米栽種方法傳入歐洲南部，癩皮病便逐漸在地中海區域被發現。今天，因爲飲食的多樣化，加上我們在麵包及玉米產品中添加了菸鹼酸，癩皮病已經有效地消滅了。

工業先進國家的人民，很少有因缺乏菸鹼酸而患癩皮病的例子。不過，了解這個疾病的症狀之後，當我們微量缺乏菸鹼酸時可以有所警覺。

⊙戈德保博士的研究

我們之所以會知道缺乏菸鹼酸會導致癩皮病，完全要歸功於約瑟夫•戈德保博士。一九一八年，當戈德保博士旅行到南歐時，他注意到當地的居民，家中種有蔬菜或飼養家禽者，很少患癩皮病；在醫院裏，醫生與護士們雖然常常接觸癩皮病患者，但由於他們的飲食良好，所以也很少有患病的情形。爲了証明癩皮病是由於缺乏某種營養素而引起的，戈德保博士徵得州立監獄內犯人的同意，供給他們與貧窮家庭易患癩皮病者相似的食物，包括肥豬肉，玉米與甘藷等。數個月後，這些犯人身上都出現了癩皮病的症狀。當飲食中加入肝臟、酵母製品及乳製品之後，這些症狀全都痊癒了。

早期維生素的研究報告顯示，含有硫胺素的食物也同時含有菸鹼酸，但是如果把這兩種維生素分離出來，菸鹼酸並不能治療腳氣病。稍後，當我們發現肝臟及酵母製品（富含硫胺素的食物）中含有大量的菸鹼酸時，實驗便開始朝向癩皮病與菸鹼酸的關係。結果是很戲劇化的，在數天內就得到了答案。

在當時，對癩皮病的治療過程中，仍有兩個問題未被解決。第一，爲什麼在飲食中添加某些蛋白質食物（特別是牛奶）會增進治療效果，而玉米中的大量蛋白質卻毫無助益。第二，爲什麼以玉米爲主食的墨西哥人民至今仍未發現癩皮病的例子。後來，當人們了解具有療效的蛋白質食物中含有一種叫做色胺酸的胺基酸之後，第一個問題就迎刃而解了。色胺酸能夠轉變成身體所需的菸鹼酸，那就是說，即使飲食中缺乏菸鹼酸，只要含有色胺酸的蛋白質足夠，身體便能自動合成所需的菸鹼酸。乳製品內大都含有色胺酸，但是玉米沒有。

至於第二個問題，由於墨西哥人傳統的烹調方式是將玉米浸泡在石灰水中過夜，再將之做成各種食品。而玉米經浸泡之後，就會放出菸鹼酸，所以它能預防癩皮病的產生。

即使在富裕的社會中，只要飲食中缺乏菸鹼酸，還是可能會出現輕微的缺乏症狀。酗酒者就是一群高危險的人。症狀就跟癩皮病早期的徵兆非常相似，胃腸不適、腹瀉等都是最普遍的現象。缺乏菸鹼酸會引起消化腸道膜的改變，並影響鹽酸及酵素的正常分泌，所以，菸鹼酸對於維持身體組織的健康與正常運作非常重要，不僅是用於治療癩皮病而已。如果我們想要保持健康的身體，就應該隨時注意維生素及其他營養素的供給。

⊙菸鹼酸的來源

肝臟及酵母菌是兩種最富含菸鹼酸的食物，魚類、家禽、花生、豆莢類及黃豆也含有大量的菸鹼酸；牛奶及乳酪中的含量也不少，它們所含的菸鹼酸是由色胺酸轉變而來的，我們可將之視爲等量。

菸鹼酸不受熱的影響，但因爲是水溶性的維生素，所以會溶在烹調的湯汁中，我們如果把這些湯汁留下來做湯或是調味醬，會是很營養的。很多穀類食物所含的菸鹼酸在去殼或精製的過程中損失了，如果飲食中含有全麥麵包、肝臟、黑糖蜜、碎肉、牛奶及乳酪等食品，菸鹼酸的供應就不用擔心了！

與硫胺素、核黃素相似，菸鹼酸的需要量也由身體所需的卡路里來估計。聯合國食品與農產組織擬訂，每攝取一千卡路里熱量，需要六點一毫克菸鹼酸。這個數值包括了由色酸轉變而成菸鹼酸，每六十毫克色胺酸可以替代一毫克菸鹼酸。每天所需的菸鹼酸量，女性約為十五毫克，男性約為十八毫克。

22 維生素B群中其他維生素

在前面三章中，我們對於硫胺素、核黃素及菸鹼酸這三種參與葡萄糖氧化的維生素有了概略的了解，也知道缺乏它們時會造成什麼現象。接下來我們要討論的維生素，它們在新陳代謝的過程中可能扮演輔酶或中間物的角色，缺乏它們時並不會造成嚴重的傷害，在大部份的食物都含有這類維生素，而它們的需要量又很微少。當然，如果缺少這一類的維生素，還是會有一些小毛病，但不如腳氣病及癩皮病般嚴重。通常缺少的起因是身體吸收不良、節食或偏食所造成，並非是食物中缺乏。

吡哆醇（pyridoxine）最初被命名為維生素B6，後來，它被分離出來，並由動物實驗知道吡哆醇是生長的必需維生素。它能夠治療老鼠身上某一種皮膚炎，而且是胺基酸代謝與血紅素合成過程中的重要因子，在色胺酸轉變成菸鹼酸的過程中，它也扮演著輔酶的角色。不過，缺乏吡哆醇時會產生那些症狀並不確定。沮喪、貧血和神經方面的問題經常是因為缺乏吡哆醇的緣故，給患者服用吡哆醇治療，有時候有效，但有時候卻又無效，因為這些症狀也可能是其他因素引起。吡哆醇對於兒童而言，是一種必需維生素，如果缺乏時，可能會引起痙攣、肌肉抽搐等現象，我們如果餵食嬰兒加工過、缺乏吡哆醇的牛奶，嬰兒也會產生上述現象。對成人而言，缺乏它的原因可能是因為服用某些藥物所致，所以，對有結核病的患者，醫生都會在藥方內加上吡哆醇以避免缺乏，因爲這些藥方會加速體內使用吡哆醇的速度，一定要額外補充它。同樣地，某些服用求偶素藥丸的女性也會有類似的情況發生，使體內酵素的活性增強，吡哆醇的使用速度也加快。

在動物性和植物性的食物中，我們都可發現吡哆醇的存在。肝臟、蔬菜、酵母菌及穀類食物都是良好的來源。

葉酸及維生素B12

葉酸和維生素B12經常在一起出現，因爲二者合併使用可以預防惡性貧血。這是一種血液的疾病，骨髓中所製造的紅血球細胞在還沒有完全成熟之前，便被釋放到血液中，這些不完全的細胞無法執行正常紅血球細胞的功能，不能運送食物與氧氣到身體各部，因而造成嚴重的貧血現象。

直到一九二〇年代以前，惡性貧血仍然一種致死的疾病，後來，人們發現了生的肝臟可以治療這種疾病之後，惡性貧血才有了轉機。這項發現，大部份要歸功於威廉・卡斯笛，他發現肝臟中含有療效的成份，也就是我們現在所知道的維生素B12。現在我們已知道，它必需和另外一種物質稱爲「內因子」（intrinsic factor）同時並用才能發揮療效。這個內因子是胃液中的必需元素，它可以幫助身體吸收維生素B12，如果沒有它，肝臟所分泌的維生素B12便無法治療貧血。卡斯笛的這項發現，引導了後人進一步的實驗與發現。

身體合成新細胞時，維生素B12是一項不可缺的元素。缺乏它時，體內製造細胞的區域也就是骨髓很快就可以感覺得到。當然，細胞形成的過程也還需要維生素B群中的其他物質，其中最常提到的就是葉酸。起先，葉酸被誤認為與維生素B12是同一種物質，後來人們從綠葉中將葉酸分離出來，並且發現可用它來治療小鷄的貧血。將葉酸用在人體上，結果顯示，對於惡性貧血有很顯著的療效，但是，隨即又復發。後來人們終於了解為什會有這樣的現象發生，葉酸雖然可以幫助紅血球細胞的製造，但是，對於貧血的其他慢性症狀並沒有助益。如神經細胞表面髓鞘質的分解，這個部份就需要維生素B12的幫忙，但是，新的紅血球細胞如果突然吸收了太多的維生素B12，有時，神經組織狀況可能會比以前更糟。

最後，我們終於了解了事實的眞象，現今維生素B12與葉酸便被一起使用來預防惡性貧血。不過，這種狀況很少見，而且經常是由於身體吸收能力不良導致的結果。只有在動物性食物中，我們才能發現維生素B12的存在，所以，大部份人不太可能缺乏維生素B12，但是某些素食者，就可能會缺乏維生素B12而導致貧血。有些素食者會吃些補給品，但是有些人堅持只要吃食蕈類食物就可以提供所有他們所需的營養，這一點還需要進一步的研究。至於葉酸，經常存在於各類綠葉食物及蔬菜中，除非飲食貧乏到了極點，否則不太可能會缺乏。在肝臟、豆類食物中，我們也可發現大量的葉酸。懷孕期間經常需要大量的葉酸，醫生經常把葉酸與含鐵補給品給孕婦服用，因爲在懷孕最後三個月，孕婦經常會出現暫時性的貧血，這種維生素與礦物質的組合可以防止貧血的發生。懷孕期間暫時性的貧血與惡性貧血不同，所以，葉酸與鐵補給品，需要由醫生診斷指示下才可服用。

在維生素B12分子中含有鈷元素，氰鈷素是它的化學名稱。

在維生素B群中，另外還有一種維生素，那就是泛酸。因爲大部份食物都含有泛酸，所以它並不缺乏。鷄如果缺乏泛酸會引起皮膚炎，老鼠如果缺乏泛酸則會損耗色素，使大黑鼠的毛髮變成不健康的灰色。但是，以人爲對象做實驗時，添加入食物的泛酸並沒有辦法預防頭髮變成灰色。因此，有些商人在髮油或其他商品中加入泛酸，並宣稱可使頭髮更爲烏黑亮麗，是誇大的說法，而且沒有科學上的根據。

蛋與肝臟是泛酸的豐富來源。泛酸是構成輔酶A的重要材料。就如同硫胺素對於葡萄糖的氧化及吡哆醇對於胺基酸的代謝，泛酸也在脂肪的合成與氧化過程中佔著極重要的地位。

生物素也屬於維生素B群中的一種，缺乏生物素會導致某種類型的皮膚炎，但是，這種病例很稀少。肝臟、酵母菌、蔬菜、核果及豆類食物都可發現生物素的存在，而且腸子本身也會合成相當量的生物素，所以，缺乏生物素的情況很難發生。但是，在生的蛋白中存有一種叫做卵白素的物質，它是生物素的敵對者。當我們吃下過多的生蛋時，卵白素就會與生物素結合而使身體缺乏這種維生素。這種病例有時會發生，不過機率仍然很少。總之，生物素就如同其字義，是生物生存所必需的元素，飲食中是不可以缺少的。

最後，維生素B群中還包含另外兩種物質－膽鹼和肌醇，嚴格說起來，它們並不算是維生素的一種，但是，對於肝臟中脂肪的運送卻是相當的重要。膽鹼可由身體自行合成。對人類而言，肌醇不算是一種維生素，但是，對老鼠而言，肌醇便是維生素的一種。對氨苯甲酸是葉酸分子的一部份，對鷄和老鼠而言，它是維生素的一種，而且與生長有著密切關係，但是，對於人類而言，它是否屬於維生素之一種，就值得商確了。

23 維生素B群是一個完整的複合體

我們利用含有各種維生素B群物質的天然食物來代替化學合成的維生素，結果對動物或對人類而言，效果都較為良好。每年，我們要花費大量的金錢在購置維生素丸上，有些丸劑只提供某幾種維生素，卻省略了其中重要的成分，它包含的成分既不均衡也不完全。但是，還是有很多人深信它可以治療所有的疾病，事實上，卻不是如此。

⊙維生素B群缺一不可的理由

這裏有兩個理由，說明為什麼我們需要攝取所有維生素B群內的各種營養素。第一，因為這些維生素大多共同存在食物之中，如果食物中缺乏它，就不會只缺乏其中某一種。第二，維生素B群彼此互相影響才能發揮效用，例如，維生素B12與葉酸就是很典型的例子。

⊙使用天然食物為維生素B來源的理由

維生素B的天然來源，如肝臟、酵母菌、穀類及乳類製品都提供相當好的醫療效果。我們如果用維生素B群中的某一種物質治療維生素B群缺乏症，這就好像只用一種胺基酸去治療蛋白質缺乏症一樣地不合邏輯。如果你缺乏了維生素B，就應該好好地計劃一下自己的飲食，使之能包含所有維生素B群中的成份。惟有自然、健康的食物才能締造健康的身體。

⊙維生素B群與傳染病

到現在為止，我們仍然無法證明是否有任何一種維生素可以預防傳染病。不過，從動物實驗中已經顯示，飲食均衡且攝取所有維生素B群的動物，比餵食類似的食物但維生素B群不完全的動物更能抵抗傳染疾病。一般而言，維生素B群不缺乏的人，健康狀況會比較好，自然對於傳染病也較具有抵抗力。

⊙維生素B群缺乏症及其死亡率

很多維生素B群的成份存在於小麥、米、玉米、裸麥及燕麥中。成熟的穀類含有大量以澱粉形態存在的碳水化合物，這些碳水化合物大都存在於種子的內部，也就是內胚芽部份。種子的外層及胚芽部份則含有蛋白質、脂肪、維生素及礦物質。當我們利用現代方法去製造麵粉時，小麥的外殼及胚芽部份全都被除去，所以，精製過的麵粉含有營養的成份非常有限。白麵粉是一種低獲得率的食品，一百磅小麥，最後只能製出七十磅麵粉，三十磅的外殼及胚芽部份都浪費了。但是全麥麵粉卻是一種高獲得率的食品，因為大部份的外殼及胚芽部份都被保留下來，所以，它的獲得率大約介於百分之八十至九十之間。全麥麵包就是由這一類的麵粉製成，但是，很多市面上賣的黑麵包，可能是由白麵粉製成，再加入一些麥麩、胚芽及色素，這樣的做法並不能使維生素及礦物質的含量增加太多，但是，比起原來的白麵包，則是含有較多的營養價值了。

在第二次世界大戰期間，英國的小麥供應短缺，所以必需要使用高獲得率的全麥麵粉，減少廢棄的部份。同時，爲了使吃慣白麵粉的人能夠接受麥麵全粉，於是把獲得率降低到百分之八十，然後再添加硫胺素、菸鹼酸、鐵質及鈣質等營養成份，大量地提高了全麥麵粉的營養價值。

當戰爭結束，食物供應又恢復正常之後，人們又開始吃白麵粉做成的麵包，雖然，就營養學的觀點而言，戰時所吃的黑麵包要遠勝過白麵包。戰爭結束之後，因患各種疾病而死亡的人數有了顯著的增加，這些疾病包括結腸癌、心臟病及糖尿病等。很多人便把這種現象歸罪於白麵粉，這種假設是否正確，需要愼重的研究。但是戰爭期間，因爲心臟病及糖尿病而死亡的人數的確較少，一般人的健康情況也較好。不過，我們要知道，在戰時，糖果、巧克力和很多精製的碳水化合物及脂肪食物較爲缺乏，因此，大部份人能保持適當的體重。花園、公園及鐵路旁的空地經常被用來種植蔬菜，很多人都有機會吃到新鮮的水果及蔬菜。所有這些因素都可增進人們的健康狀況，並且減少疾病發生的機率。

戰爭結束之後，我們又開始吃食白糖及各種精製的碳水化合物及脂肪食品，同時，對多數人而言，運動量也減少了。最近的研究報告顯示，心臟病、結腸癌發生的機率與飲食中的纖維含量有關。同時，也有証據顯示，體重過重及過度使用精製的砂糖也會增加後天性糖尿病的發病機率。

所以，我們建議大家食用百分百的全麥麵包。它比白麵包含有較多的維生素、礦物質及纖維素，但更重要的是不要忽略整體的飲食。健康的飲食內容必需包括所有的食物。在戰爭期間，生活充滿了壓力，英國仍不忘注意飲食的均衡，結果，即使在食物不足的情況下，國民的健康狀況仍有顯著的改進。

今日，我們有更多的食物種類可供選擇，但應該挑選那些可以增進健康的食物。花點時間計劃一下每日的飲食是很容易的，但是，跟隨商業化的趨勢，吃下不適當的食物更爲容易。經常，這只是一念之差，所以是否能夠享受健康，必需由你自己來選擇了！

⊙身體對維生素B群的需要

維生素B群中各種成份的需要，我們已經在前面討論過。每個國家所訂的標準可能不同，但是，一般而言，我們都以聯合國世界健康組織委員會在一九六〇年代擬訂的標準爲根據。

硫胺素的需求量是以飲食中的卡路里含量爲計算標準，但是，它同時也受攝取碳水化合物的影響。所有飲食中的食物都是能量的來源，當我們需要更多的食物以提供額外的熱量時，如運動員對硫胺素的需求量也就相對的提高，使吃下的熱量能爲身體所利用。

發育期間與病人的需求量

成長中的兒童依其年齡及所攝取的食物不同，硫胺素的需求量也不同。青少年的需求量經常與成人相同。

很多疾病會加快體內新陳代謝的速度。例如，發燒會使體內熱的製造速度加快，能量的燃燒加速，相對地，硫胺素的需求量也就增加，但是，胃口卻時常很差，腹瀉與消化、吸收方面的問題也可能存在。這時就應該調配輕淡的飲食，同時著重在易消化且富含維生素的食物上（如小麥芽與酵母乳）。如此，可以補足其所消耗掉的維生素。

⊙維生素B群的損失與破壞

在維生素B群已知的各種成份中，只有硫胺素很容易被熱所破壞，如果可能，食物應該避免煮得過熟或重複加熱。即食麥片最好能用小火煮食，麵包如果不經過考麵包機，可以保持它的營養，略微煮熟的肉類食物要比過熟的牛排含有更多的硫胺素。

所有維生素B群的成份都溶於水，所以在烹調過程中，它們很容易流失在水中，最好把這些湯汁留起來並做成湯或調味料。

⊙每日所需的維生素B

身體若攝取過多的水份，一定會隨尿液或汗液排出體外，同樣地，水溶性的維生素B群也無法貯存在體內。如果維生素B的供應不足，體內立即會缺乏，所以，注意計劃每日的飲食極爲重要。如果可能，儘量買些全麥麵包、全麥麥片、粗裸麥麵包、黑裸麥麵包、裸麥及黃豆麵包，從健康食品商店買些小麥胚芽，加入烹調中或與全麥麥片一起食用都很有營養。如果不習慣它的味道，開始只吃少量，而後再慢慢地增加。儘量使用全麥麵粉來代替一般麵粉，製做鬆餅、餅乾及麵包時，至少使用四分之一的全麥麵粉，同時，也可以在碎肉及麵包屑中加入全麥麵粉以增加營養。

黑糖蜜含有大量的維生素B，不過，除了硫胺素之外，它是製糖工業的副產品，現在被大量使用爲家禽的飼料。罐裝果汁含有植物生長所需的各種維生素及礦物質。製糖時，約三十加崙的果汁只能加熱濃縮成一加崙的黑糖蜜。黑糖蜜中含有不怕熱的營養成份是果汁含量的三十倍。這個時候，糖漿呈黑褐色，不含維生素及礦物質的純糖結晶而出，留下黑色且營養的黑糖蜜。但硫胺素因爲加熱濃縮而被破壞，所以我們在黑糖蜜中加入維生素B群以補充它的不足。

黑糖蜜可以直接食用，或者加入牛奶中、塗在麵包上或加入酸母乳中。如果你不曾嚐過，大約不會喜歡它的味道。第一次只吃小許，然後每天略爲增加，按照這種方法，你就會發現黑糖蜜的特殊風味，幾個禮拜之後，你就會覺得它眞是一種美味的食物。

全麥的義大利麵條營養價值要高於白麵粉做成的麵條，應該多使用。平時也應該用糙米來代替白米飯，烹調時，使用比平常多一倍的水份，就可以煮出香噴噴的糙米飯。烘焙的黃豆或是黃豆粉做成的土司，可以將它們視為肉類的替代品。多花點心思烹調肝臟、心臟及甜麵包，少吃些肉類而多攝取這一類的食品。

用花生來替代糖果，不但可減少蛀牙，還可提供豐富的維生素B群。我們經常在牛的飼料中添加酵母，酵母也是維生素B的重要來源，應當常常食用。在健康食品商店中我們可以買到粉狀的酵母粉，用果汁或開水沖泡後即可食用，一湯匙酵母粉即可提供一日所需的硫胺素。這是獲得維生素B的好方法。

全麥的穀類，如小麥、燕麥、大麥及裸麥都是價格便宜而且又富含維生素B、蛋白質及礦物質。單獨使用或將它加入喜歡吃的食物中，都很有營養，較一些又貴又沒營養的食物有價值多了。穀類清洗之後，用熱水浸泡過夜，然後加入較多量的水或牛奶將它加熱就是很美味的早餐了。

無論你攝取的維生素B的來源是什麼，如果你想保持健康的身體，便必需每天均衡地攝取。如果沒有經過愼密的計劃與控制，便很難從食物中獲得充足的各種維生素B成份。

24 維生素C與壞血病

所有新鮮的食物都含有抗壞血酸，（ascorbic acid），即是我們所知的維生素C。維生素C最豐富的來源是柑橘類、蕃茄汁、高麗菜、青椒及草莓等。當人們無法攝取足夠的維生素C時，就會導致抗壞血酸缺乏症，也就是我們所知的壞血症。這種疾病，現在已經很少見了，但在歷史上，它曾經扮演著很重要的角色。

壞血病的歷史

希臘波克拉底是歷史上第一個提到壞血病的人。他描述當時軍隊中有相當多的士兵罹患這種疾病，他們的牙床潰爛、牙齒脫落。其他有關壞血病的記載還可追溯到西元十二世紀及十四世紀十字軍東征時期，許多士兵因患壞血病而死亡，尤其在復活節前夕，由於人們極少吃含抗壞血酸的食物，所以這種情況更爲嚴重。

很多歷史上的記載及報告都顯示，壞血病的爆發是具有季節性的。通常飲食中如果持續地缺乏維生素C，大約三至六個月之後，就會逐漸產生壞血病的各種症狀。漫長且艱苦的冬季，水果及蔬菜非常缺乏，自然就很容易罹患壞血病。當春天來臨，植物開始生長，飲食中又添加了新鮮的蔬果時，這種症狀就會慢慢地消失了。北歐及北加拿大的冬季都很漫長而且寒冷，早期，法國人移民到北加拿大時，因壞血病而死亡的人很多，他們幾乎想放棄這塊移民地。在北加拿大的紐芬蘭，英國人也同樣遭遇到壞血病的困擾，而不得不放棄哈德遜灣區的殖民計畫。

在美國內戰期間，軍方的記錄顯示，至少有三千名士兵患有壞血病，在第一次世界大戰期間，世界各國更有數以千計的病例。當時，人們已知道利用新鮮的蔬菜與水果來增進身體健康，但是，一直到第二次世界大戰期間，維生素C已經在實驗室中被分離和合成之後，它才被用來預防壞血病的發生。

回顧以往，我們就會驚訝地發現，對於人體，維生素C是如此的重要，而我們竟沒有及時發覺它的重要性。在戰爭期間、飢荒及穀物欠收時，壞血病極爲普遍。十九世紀末、二十世紀初期，監獄、難民營和收容所經常有壞血病的例子傳出。這些地方的伙食都很差，只有最基本的麵包和水充飢，偶而有些肉類、培根等食品而已。新鮮的蔬菜和水果對他們而言，根本就是奢侈品，而且在有限的預算下，也是不可能的事。不幸地，健康永遠不會特別照顧那些營養不良的人。

無論在什麼地方，只要新鮮蔬果供應不易，壞血病狀很容易發生。在愛爾蘭，馬鈴薯是一般人民的主食，一八四七—一八四九年期間的大飢荒，給愛爾蘭人民帶來了極大的大災難，很多人因飢餓而死亡，僥倖存活的人，也很難逃過壞血病的折磨。馬鈴薯並不是維生素C的主要來源，但是，它的確含有少量的維生素，當我們大量攝取時，便顯著地可獲得足量的維生素。在愛爾蘭，土壤及氣候都適合馬鈴薯的耕作，大部份的農夫也都用來栽種馬鈴薯。一八四〇年代，由於某種蕈類疾病，造成穀物的嚴重損失，馬鈴薯無法生長，其他的穀物也是一樣。

⊙海上生活容易罹患壞血病

早期，海上旅行探險隊將注意力集中在壞血病上，最後終於明瞭治療與預防的方法。海上的旅程，往往長達數個月，新鮮的蔬果及動物性的食物都非常缺乏。離開港口後三至四個月，船員往往因此而罹患壞血病。

葡萄牙航海家伽馬在他的航海日誌中，記載其旅途中的情況表示：費德南・馬格仁、法蘭西斯・德瑞克及其他船員都罹患了壞血病。當他們抵印度時，全部船員都已病得慷慨一息，並有二十六個人已因罹患壞血病而死亡，船長只好將病況極嚴重的船員送上岸去等待死亡。數天之後，當船長上岸去探視他們時，竟驚奇地發現這些船員的病都已痊癒了。原來，當地的印度居民給他們食用一種雲杉嫩葉製成的綠茶，卻意外地治好了壞血病。其他那些等待死亡的況員，因爲無法行走，只好以草爲食，數日之後，居然也都痊癒了。另有一位船長，在船上裝了一箱洋蔥，洋蔥在旅途中因潮濕而發芽，船員吃了這些含有豐富抗壞血酸長芽的洋蔥，壞血病也就治好了。由於這種治療方法似乎非常有效，下次航行時，這位船長依舊帶了一箱洋蔥，但效果卻大不如前。因爲，除非這些洋蔥發芽，否則便無法預防壞血病。

一七四七年，一位蘇格蘭海軍醫生，詹姆斯•林達從事一項科學實驗，研究飲食對船員壞血病的影響。他給每一組船員不同的飲食，觀察究竟那一組食物能夠快速又永久地治療壞血病。結果發現，飲食中含有新鮮的橘子及檸檬者，最具有療效。船員吃了這一類食物之後，很快就恢復了健康，而且數天內就回到自己的崗位上繼續工作。但自此之後，就再沒有其他的實驗來証明柑橘、檸檬的治療效果，直要到五十年之後，人們才又提起研究的興趣，從那時候起，水手在海上航行時，每天飲食中都添加柑橘果汁以補充營養，這些果汁通常是由檸檬榨成，所以英國的水兵暱稱他們為「檸檬汁」（Lineys），而一直延用至今。

人們很早就知道了壞血病的起因，但相隔很久之後才將新鮮蔬果用在治療上，主要是由於成見與迷信的緣故。人們相信，海上的疾病是由於惡魔、醃肉、海風及其他原因所造成，而對於維生素缺乏症還沒有任何概念。直到十八世紀，一位開明的船長，詹姆斯•虎克，才打破了這種迷信。在他環遊世界的三年中，他一定貯備大量新鮮的水果、蔬菜及肉類食物，只要船靠岸，他便添購這一類的食物，同時，他也讓他的船員飲用大麥芽製成的茶葉，提供了大量的維生素C。因此，在航程中，沒有任何一個船員死於壞血病。

長期海上旅行，新鮮食物的重要性直到近幾年才被重視。當法蘭西斯獨自一人環遊世界時，在他的快艇中貯存了芥茉及水芹的種子，在旅程中，他就靠這些種子而不用擔心新鮮蔬菜的缺乏。

⊙嬰兒與壞血病

科學可以幫我們解決很多難題，同時也可能帶來很多麻煩。十九世紀的食品科技，促使人造食品及罐裝牛奶的問世。這些食物因爲加工過程的高溫處理，絕大部份的維生素C都被破壞了。而母乳和牛乳中的維生素C含量雖不多，但已足夠嬰兒之需。所以，嬰兒出生後幾個月，如果餵食罐裝的牛奶或加熱過的牛奶，沒有添加任何維生素，很快就會產生壞血病的症狀。當時，著名的科學家路易士發現，將牛乳加熱至沸騰可以殺死牛乳中有害的細菌，同時，牛乳中所含有的維生素C也被破壞了。現今，在嬰兒出生後數天，我們便餵以橘子汁，以補充食物中可能不足的維生素C。

⊙壞血病的症狀

壞血病患者最常出現的症狀就是牙齦浮腫、出血，牙齒也變得鬆動而易被感染，口腔也容易發生潰爛。老人的牙齒因爲已經脫落，而嬰兒的牙齒還末長出，所以這種症狀不易觀察。其他的症狀還包括關節腫脹及少量的皮下出血。很容易就造成瘀血，有時候，骨骼的組成會變得比較脆弱而容易發生骨折。現今壞血病的例子很稀少，但是獨居的老人可能因爲飲食不均衡，攝取的水果及蔬菜量不足而出現壞血病的各種症狀。

其他會發生早期壞血病症狀的人還有酗酒者。前面我們已經討論過，酗酒者因爲不良的飲食習慣而可能導致維生素B缺乏症，同樣地，他們也可能因此而缺乏維生素C。實際上，根據醫學研究報告，酗酒者經常可能會出現各種維生素缺乏症狀。維生素補給品對於一般人的健康可能有所助益，但對於一個酗酒者，惟有戒掉酒，取代以均衡的飲食，才有可能恢復健康的身體。

25 抗壞血酸的需要

早期，抗壞血酸的研究工作遇到了某些難題。似乎除了人之外，其他的動物不太可能產生這種疾病。我們以老鼠、山羊、狗及其他動物爲對象，都得到相同的結果。後來，兩位科學家在研究天竺鼠與腳氣病的關係時，無意中發現這些天竺鼠出現了壞血病的症狀。科學家們終於知道，天竺鼠、猴子及人是所有動物中，唯一無法自行合成抗壞血酸的動物，所以，身體所需的抗酸血酸必需由飲食中獲得。其他的動物體內含有某些酵素，可以由簡單糖類合成維生素C，所以不會產生壞血病。因爲猴子無論飼養或繁殖，花費都相當驚人，所以，天竺鼠就成了研究抗壞血酸的最佳對象。

早期的研究工作証明了柑橘類的水果，對於由飲食引發的壞血病具有醫療效果，那是在抗血酸被分離出來之前。後來，兩位著名的科學家，查理斯·金及艾伯自高麗菜、柑橘類食物及腎上腺中將抗壞血酸分離、結晶出來。當時，艾伯正在研究生物組織中的氧化特質，他並不知道他所分離出來的物質，就是查理斯所希望分離的抗壞血酸。科學家們知道抗壞血酸具有治療壞血症的功能與它被合成出來的時間並不長。最初，我們是以「單位」來計算抗壞血酸，但後來在實驗室中合成成功之後，就可以重量來計算。所以，藥學上便以毫克來做爲抗壞血酸的計算單位。

⊙抗壞血酸的功能

無數的細胞就如同磚塊一樣堆積築成身體，磚塊之間以水泥做爲黏合劑，而締結組織就扮演著水泥的角色，將體內各個細胞接合在一起。抗壞血酸則是用來輔助締結組織，使這水泥一般的組織能夠行使正常功能。締結組織包括了韌帶、筋帶、動脈、靜脈及微血管壁，還有骨骼和牙齒的髓質。水泥依賴其中的石灰成份來決定它的強度，同樣地，締結組織的堅韌度也依賴著抗壞血酸。所以，維生素C如果供應不足，這些締結組織就會變得非常脆弱。

到現在爲止，抗壞血酸的很多功能及性質，我們都還不是很了解。很多人聲稱，抗壞血酸可以治療一般的感冒及預防傳染病。因爲在生病期間，組織和血液中的抗壞血酸都消失了，所以建議要大量的攝取維生素C以加速復原，但是，直到目前爲止，還沒有實驗証實維生素C可以預防傳染疾病。李南斯・保林博士建議我們每天要攝取大量的抗壞血酸，以滿足身體對這種維生素的需求，如此，身體便比較能夠承受現代生活的壓力，對於傳染疾病也比較有抵抗力。不過，英國的流行感冒研究中心研究的結果卻顯示，大量的維生素C對於呼吸系統方面的傳染疾病並沒有任何預防作用。有些醫生甚至擔心，過量地攝取維生素，可能會增加尿液中的草酸成份，而增加腎結石的機率。

維生素C的攝取標準，各國並不一致。在英國，維生素C的攝取標準約在三十至四十毫克之間，一般而言，只要十毫克的抗壞血酸便可治療壞血病，而二十至三十毫克便可預防這種疾病的發生。在美國，一九四〇年代，維生素C的攝取標準約為七十五毫克，在一九六三年時，這個標準降到六十毫克，一九七三年更降到四十五毫克，但在一九七九年時又回升到六十毫克。以現在的標準來看，六十毫克是攝取的最低標準，但仍遠超過英國的三十毫克。對於所有的生長組織，抗壞血酸都是非常重要的。天竺鼠的實驗顯示，飲食中如果缺乏維生素C，牙齒就會變得畸形而不正常，琺琅質會變得比較薄，一旦琺琅質被破壞之後，牙齒表面就容易形成斑點、蛀洞而滋長細菌、造成蛀牙。當然，我們不可能以小孩子為對象來做這樣一個實驗，但是，由天竺鼠的實驗，我們可以推斷，維生素C對於牙齒的形成非常重要。牙齒的構造與它髓質的礦物質組成有關。當兒童對維生素C的攝取量不足時，牙齒自然是長不好，不過，我們不要忘了，除了維生素C之外，還需要其他營養成份的配合，牙齒才會長得健康。在稍後幾章中，我們將會討論維生素D與鈣質對於牙齒的影響。

維生素C對於牙齦的健康也是非常重要的。你應該還記得，壞血病早期的症狀之一就是牙齦出血，這個症狀同時也警告我們　身體內的維生素C不足。當牙齦不健康時，口腔就很容易受到感染。這些感染就提供了細菌生長的大好環境，大批的細菌附在牙齒表面的琺琅質上，一旦琺琅質遭到破壞之後，細菌就很容易侵蝕牙齒的髓質部份，而造成蛀牙。維生素C不僅對於牙齒的可見部份很重要，對於埋在牙齦的部份也很重要，它可以幫助牙齒的根部牢牢地生長在牙齦內。人的牙齒唯一的一次搖動，應該是在換乳齒之時，當新的牙齒長出來之後，它就應該永久而健康地固定在牙齦上。

⊙維生素C與骨骼

維生素C在骨骼形成過程中扮演著很重要的角色。骨骼的締結組織或髓質部份是骨骼的最重要部份，所有必需的礦物質、鈣質、及磷都可以貯存在這裏。如果這個部份的組織很脆弱或原料不足，那麼骨骼也就變得非常脆弱而容易發生骨折。改變這種情形的最好方法就是均衡的飲食。很多人相信，當我們到了十八歲或二十歲時，骨骼就會停止生長而變成死的結構。但實際上卻不是這樣的。在我們整個生命過程中，骨骼組織都一直不斷地進行新陳代謝。二十歲之後，骨骼中的基本物質還是活的，而且就如身體內其他的組織一樣工作。骨折發生後一段時間，斷裂的部份會自動癒合，這只有活的組織，有血流經過，帶來食物和氧氣，才能夠辦到。從此可以了解，無論是發育中或成熟的骨骼，都同樣地需要維生素C。

⊙抗壞血酸與血管

身體內所有血管管壁的強度，是由維生素C來決定。微血管是所有血管中最小的，它的管壁也最薄，可能只有一個細胞的厚度，但在健康的身體內，它卻是相當地耐用，可以運輸任何身體所需的血液與液體，或排除身體不要的廢物。微血管的強度，是由負責黏接細胞，具有水泥功能的物質所決定的，而只有在維生素C充足時，這些物質才能夠正常地運作，完成締結的任務。體內維生素C不足時，就很容易發生瘀血現象，這是因爲微血管壁的強度不夠，容易破裂，血液流出到鄰近組織所形成。這種情形在身體各個部位都可能發生，但當它發生在皮膚表面時，就造成了瘀血。當微血管壁破裂時，小血管中的細菌，便隨著血液流到鄰近的組織，感染體內的細胞。身體內部瘀血時，通常會引起疼痛及關節的腫脹，這些，都是缺乏維生素C時可能會發生的症狀。

一九三〇年代期間，當艾伯與金二人協力於分離維生素C時，成功地証明了維生素C可以促進微血管的韌度及健康。當時，他們從檸檬皮中分離出一種叫做檸檬素的物質，它可以改善脆弱的微血管壁的滲透性，所以稱之爲維生素P。後來，因爲無法証明檸檬素是一種必需的食物成份，於是這個名稱就被廢棄不用了。不過，自此許多科學家就開始對抗壞血酸與締結組織的關係感到興趣，最後他們發現，富含抗壞血酸的食物通常都含有一種黃酮醇的物質，它與以前所知的維生素P很類似。黃酮醇可以預防抗壞血酸的氧化，間接地就可以幫助締結組織的合成。至於黃酮醇是不是應該被歸類於維生素，一直受到大衆的爭議。不過，它的確說明一件事情，如果我們在飲食中攝取了黃酮醇，身體便會得到較均衡的營養成份。現在，很多健康食品商店及維生素製造廠商也漸漸了解到這一點，並且開始將這些新近發現的營養成份加到他們的產品中。例如，現在所生產的維生素C片，就通常含有大量的黃酮醇，標籤上的說明不只含有抗壞血酸，同時也含有少量的芸香苷及桔皮苷，這些都屬於黃酮醇。如果你眞的需要這些營養成份，那麼就買一些天然榨出的果汁吧！

⊙維生素C對創傷的癒合效果

抗壞血酸對於締結組織的形成是非常必需的，對於傷口及骨折的癒合也非常重要，因爲抗壞血酸可幫助受傷部位形成新的組織，這些新形成的組織韌性必需足夠，才能把舊的組織接合在一起，尤其骨骼部份的組織，強度更屬足夠，才能承受身體的壓力。

在戰爭及災荒期間，食物中缺乏抗壞血酸時，傷患的癒合速度通常很慢。因此，在意外傷害發生後的復原期，應該多攝取維生素C，以幫助傷口的癒合。令人驚訝的是今日了解這一點的人並不多。手術後，給了病人一些維生素C補給品，可以加速傷口的癒合，特別是簡單的手術，如盲腸或扁桃腺的切除。但至今，除了一些小規模及個人的實驗以外，還沒有大規模的實驗來証明抗壞血酸的治療效果。以我們對抗壞血酸的了解，及它在傷口復原過程中所扮演的角色，我們可以確定，手術或意外傷害的病人，應該攝取足量的維生素C。但是，醫院裏卻很少這樣做。

⊙抗壞血酸缺乏症的診斷

很多方法都可以用來測量體內抗壞血酸所需的量。早期的研究工作者相信，微血管壁的韌度可以做體內抗壞血酸含量的指標。我們在前手臂上施加壓力（那個部位的微血管比較靠近皮膚表面），就好像量血壓一般，數分鐘之後，把壓力移去，觀察一下這個區域是否有任何損害或是斑點。這種方法可以檢查出微血管所受的損傷，這些斑點都非常小而且立刻就會消失。這種檢查可以讓我們了解微血管壁的狀況及抗壞血酸在系統內的含量。在兩平方吋的微血管壁範圍，如果出現五、六個以上的斑點，那麼，這個微血管就太薄了。至於血液與尿液內抗壞血酸含量的測量，稍後再做討論。

在健康人血液中，抗壞血酸的含量是一定的，如果生病或受感染時，血液中就無法偵測到抗壞血酸，尿液中的含量也會降到最低。不過，因爲身體內抗壞血酸的含量會受到飲食不定與身體新陳代謝速度的影響，所以測驗的結果就可能有相當大的誤差。

現在，我們有比較先進的方法測驗白血球細胞中抗壞血酸含量，數值可以維持穩定，而且眞正反應出體內的抗壞血酸量。白血球細胞在血液中所擔任的是守衛的工作，它可以吞噬有害的細菌及毒物。研究結果指出，當體內含有足量的抗壞血酸時，白血球細胞的活性就會增加。這個研究結果同時也支持了維生素C可以預防傳染疾病的說法。

在維生素C的用途及活性還未完全被了解之前，我們總是會聽到許多不同的意見與說法，但是，唯一可以確定的就是，維生素C對於身體構造與締結組織的貢獻。

26 維生素C的需求量與來源

⊙嬰兒對於維生素C的需求

新生的嬰兒，體內並不缺乏維生素C，如果餵食母乳，嬰兒就可以從母親身上得到它。但是，當嬰兒出數個星期之後，我們還是有需要餵食嬰兒一些新鮮的柳橙汁以補充維生素C。至於維生素糖漿，由於糖的含量極高，所以並不適合，而沒有添加糖漿的柳橙汁最適合嬰兒。在英國，健康及社會安全局建議每日維生素C的攝取量爲十五毫克，而在美國，這個標準提升爲三十五毫克，結果顯然好處不少，雖然，維生素C的攝取量如果過多時，骨骼的代謝可能會增加，而尿液內的草酸含量也可能會增加。

較大的兒童比嬰兒需要更多的抗壞血酸。他們的攝取量有時是要根據體重來計算的，不過，對於兒童而言，一天四十五毫克抗壞血酸已足夠。孕婦及哺乳中的母親需要量較多，每日約爲六十毫克。

⊙老年人的需要量

至今，還沒有証據顯示老年人需要攝取較多的維生素C。不過，可以確定的是，老年人的需要量也絕不會比較少。他們每日至少需攝取四十五毫克，如果攝取六十毫克，效果將會更好。這樣的攝取量似乎並不多，但有時因烹調的不當，或因新鮮蔬果過於昂貴，甚至連最低量的四十五毫克都無法達到。老年人如果獨居，常因手部關節炎而使食物的烹調發生困難，或因蛀牙的問題使得他們偏好柔軟的食物，因此老年人的食物大都為罐裝食物或是烹調過度，所以可能缺少維生素C。我們如果能夠使老年人的飲食改善，很多疾病就可因此避免。

老年人很容易患骨質疏鬆症。骨骼變得愈來愈鬆軟，就容易發生骨折及關節疼痛等現象，骨骼的締結組織也變得較不緊密，而鈣鹽也逐漸從這個組織流失。骨質疏鬆症主要是由於飲食中缺乏維生素D與鈣質而引起；此外，體內抗壞血酸的含量如果過低，也會有影響。維生素C或許不能治療或完全預防骨質疏鬆症，但是，維生素C的攝取量如果足夠，相信應該可以阻止骨骼疏鬆症惡化的速度。

⊙維生素C的來源

維生素C最豐富的來源就是柳橙、檸檬、葡萄柚、柑橘及萊姆果。其他水果也含有維生素C，但是只有莓類的水果，如草莓、覆盆子等的含量能與柑橘類的水果相比。綠色的蔬菜如水芹，菠菜、青椒、高麗菜、甘藍及蘿蔔也都富含維生素C。其他的水果與蔬菜，維生素C的含量雖然不高，但也應該均勻分配在每日的飲食中，這些食物包括馬鈴薯、綠色豆類、萵苣、蘋果、香蕉及梨子。

所有的穀類及豆莢類食物都缺乏維生素C，不過，一旦種子發芽之後，新芽中就含有豐富的維生素C。豆苗可以生吃、加到沙拉中或像其他蔬菜一樣炒來吃，但是，沒有發芽的豆類就應該炒熟之後才可食用。現今，很多超級市場都銷售豆苗及竹荀，這兩種食物在中國及日本料理中也極受歡迎。

肉類中維生素C含量並不豐富，但是小牛胰臟、心臟、大腦、腎臟及肝臟中含量都不算少。一般說來，生的肉類食品中所含的維生素C要比熟的含量多，愛斯基摩人就是因爲生吃肉類食物，所以即使在漫長的冬季中，無法獲得足夠的綠色蔬菜，維生素C也不致於太缺乏而發生壞血病。乳類製品中幾乎都不含維生素C，牛乳中的含量也很少，同時，它的含量又受到季節及乳牛飼料的來源所影響。

⊙氣候、土壤及食物的成長對抗壞血酸的影響

蔬菜、水果中所含的抗壞血酸，受到氣候、土壤及採收時間的影響，天氣晴雨都會影響到它們的含量及品質，甚至使用天然或人工的肥料，也影響農作物的維生素含量。每種農作物都有不同的收穫時間，例如，水果就應該等到完全成熟時再採收，那麼維生素C的含量才最多，但是很多綠葉蔬菜和豆莢類青菜，卻在生長過程中，維生素C的含量就已經達到最高了。成熟的種子或豆莢類食物，爲了要供給胚芽足夠的養份，所以碳水化合物的

含量會增加，如果在它們未完全成熟在較嫩的時候採摘，就可以連著豆莢部份一起食用，便可獲得較多的維生素。

⊙食物處理的影響

貯藏的溫度通常會影響食物的抗壞血酸含量。我們如果把綠葉蔬菜放在室溫下，當它開始枯萎時，大約就已有一半以上的維生素C被破壞了，如果，把他們貯放在冰箱內，那麼損失將會降到最低。至於水果，冷藏時維生素的損失量則有不同。如果貯存至一年，柑橘類水果的損失量很少，蘋果或葉菜類蔬菜則損失一半以上的含量，如果在採收或加工過程中，蔬果受到了傷害，那麼損失量就會更大。將蔬菜、水果冷凍起來，是保存他們維生素C含量的最好方法。但是在準備過程中，如清洗、削皮、切段或切塊時，都可能造成維生素的損失，不過我們如果能夠小心地處理，這些損失應該都可以降到最低。

所有的蔬菜與水果都含有某種酵素，當食物被切斷或搗碎的時候，這種酵素就被釋放出來破壞組織裏的抗壞血酸。這種酵素可被酸所抑制，沸水也可使它失活，這就是爲什麼當我們切好青菜之後，要儘快地烹煮，不要把切好的青菜泡在冷水裏，或放在流理台上過久，使蔬菜中含有天然的維生素都被破壞掉了。同時，烹調時不要加入蘇打，蘇打會使溶液變鹼而加速維生素的破壞。烹調蔬菜或準備沙拉時，儘量不要使用銅製的器皿，銅會使抗壞血酸氧化，氧化後的抗壞血酸對身體的用處就不大了。

過度烹調或加熱過度的食物，會損失其全部維生素。這就是爲什麼學校中的營養午餐經常變得毫無營養，因爲這些午餐通常是處於高溫下達數小時。

維生素C與維生素B相似，容易溶解在烹調的湯汁中，儘量不要把這些湯汁倒掉，把它用來做湯或調味醬，如果加入酵母粉、蕃茄汁就是很營養的熱飲。

⊙罐頭食品

因爲各種加工過程，所以罐裝的水果及蔬菜一定會損失部份抗壞血酸。但有些維生素並不受加工的影響，而且某些食物，比如果汁，我們經常會添加抗壞血酸以補充加工過程的損失。當然，我們儘可能地購買新鮮的食物，如果無法做到，便可買些天然的、富含維生素的水果及果汁罐頭。如柳橙汁及蕃茄汁，儘量不要購買那些浸泡在糖漿內的水果罐頭，並且，應注意檢查罐頭上的說明，確知它含有多少維生素。

⊙乾燥及醃製食物的影響

乾燥是一種可以使食物保存更久的方法，傳統的方法是利用陽光、風或加熱產生的烟及熱使食物去掉所含的水份，現代化的科技提供了許多最好的方法，並且縮短了乾燥的時間。這種加工過的食物，營養成份較高且外觀也較吸引人。不過，就算科技再怎樣進步，有些營養成份還是會損失。例如維生素C，一磅新鮮的葡萄含有約二十毫克的維生素C，但是，同等重量的葡萄乾卻不含任何維生素C。其他的加工過程，如醃製、糖漬及發酵等都會造成抗壞血酸的損失。這些加工過的食物可能提供了其他重要營養成份的來源，但是卻無法供給任何維生素C。就算是富含維生素C的柑橘類水果，當它經過這類的加工處理之後，也會損失其所有維生素C。

⊙烹調前處理的重要性

只要在食物的選擇及處理上多花點心思，一年四季中任何時間，我們都能從飲食中獲得足夠的維生素C。記住，任何食物表所提供的營養成份只是個估計值，僅能做參考，因爲食物會隨著季節，採摘時間及保存情況而改變其營養價值。購買時，儘量挑選新鮮的食物，如果能夠生食儘量生食；烹調的時間及加入的水份儘量地減少。如果依照以上的建議去做，你將會感受到它的好處，而且也不會缺乏抗壞血酸了。

27 維生素D的需要

傳統上，維生素D是被歸類在脂溶性的維生素中。科學家們發現，它可以預防佝僂症—一種會引起兒童骨骼軟化及不正常成長的疾病。最近實驗証明，維生素D可以幫助磷與鈣等礦物質的吸收與利用，但是眞正影響體內荷爾蒙作用的並不是維生素D，而是這些礦物質。荷爾蒙是體內存在血液中的一種物質，可以由分泌的腺體移動到作用的組織或器官上。例如，胰島素，是胰臟分泌的一種荷爾蒙，可以隨血液移動，而使細胞的葡萄糖含量增高。

維生素D可以由食物中直接獲得，也可以因日光照射皮膚而形成。當我們想要從飲食中吸收磷與鈣時，就需要維生素D的幫忙。了解維生素D的重要性，可以幫助我們如何去維持體內骨骼的正常發育或代謝。

骨骼是體內的支撐組織，它與體內其他的組織一樣，有一定的新陳代謝速度。至於骨骼的長度，則是在發育期間就已決定了，這部份的構造，本來是軟骨組織，後來才漸漸地鈣化，成爲成熟的骨骼。它具有複雜的髓質部份，通常鈣質與磷質都貯藏在裏，而骨骼的強度與密度就由身體內鈣質與磷質的含量來決定。很多食物中都含有鈣和磷，而且，大部份的飲食都能提供足量的鈣與磷。但是，我們不但要選擇適當的食物，還要確保身體能夠有效地吸收這些礦物質。

在歐洲及北美地區，大部份的人每天平均攝取一克鈣質（鈣質每天的需求量約為八百至一千兩百毫克）。不過，這些鈣質在進入身體之後，約有百分之七十會隨著糞便排出體外。其他小部份被身體所吸收而進入血液，這少量的鈣質就足以維持體內鈣的平衡。如果飲食不均或身體的吸收發生障礙，骨骼及牙齒的形成就會發生問題。

大約體內百分之九十九的鈣質都存在骨骼中，其餘的百分之一則存在血液中，這百分之一的含量對於神經與肌肉的正常運作非常重要，特別是心肌的功能。血液與骨骼間礦物質的平衡是由維生素D與位於頸部的副甲狀腺所分泌的荷爾蒙所控制。當血液中的鈣含量過低時，骨骼中所貯存的礦物質就會被釋放出來；如血液中的含量過多時，這些礦物質就會進入骨骼或牙齒的髓質部份貯存起來，等待備用。

維生素D的來源並不多，魚肝油是最豐富的來源，乳類製品也含有少量，但是，穀類及蔬菜類食物就不含任何維生素D了。幸運地，食物並不是我們獲得維生素D的唯一來源，當皮膚接受日光的曝曬時，身體就自然會合成維生素D，日光中的紫外線會作用在皮膚的維生素原上，而使其轉變成活化的維生素D，然後再將它運送到肝臟。

如果，體內經常缺乏鈣質，而需要從骨骼中提取它，長久下來，骨骼的強度與結構都會受到影響，成長速度會變得不正常，骨骼的形狀也會因身體的重量或活動時產生的壓力而容易改變。典型的症狀就是骨骼畸形發展，長骨末端發生腫脹以及腿部的骨骼發生彎曲。當飲食中添加維生素D之後，身體就能正常地吸收鈣質，而血液與骨骼中也就不會再缺乏它了。

⊙佝僂症的歷史

很久以前，人們就已經知道佝僂症，早期的資料記載很多典型的佝僂症狀，由此可見它是非常普偏的。在早期的記錄中也提到用魚肝油來治療佝僂症，那時還不知道佝僂症發生的原因，但是，人們就已經知道了治療的方法。

第一個由維生素D與佝僂症有關的重要研究工作，是在第一次世界大戰之後才開始。當時，連續四年的飢荒及貧窮的生活水準，使得許多疾病在歐洲大爲流行。科學家已經意識到營養的重要，如果嚴重缺乏，很可能會引起細菌和病毒的感染而造成各種傳染疾病。

一九一八年，一位英國的科學家，愛德華·美南米，發現可以利用魚肝油來治療狗的佝僂症。大約在同一個時候，亨利·曲克也發現了日光照射，或是食用魚肝油都可以使罹患佝僂症的病童復原。最後，維生素D終於在一九三〇年代被分離出來，之後，人們對於它的化學式與在體內的作用方式就有了進一步的了解。

維生素D是由一些固醇類的化合物所形成的。我們在植物中或動物的脂肪組織中都可發現固醇類物質的存在。當日光中的紫外線照射時，這些固醇類就會轉變成維生素D的狀態。在植物中，麥角固醇就轉變成麥角鈣化醇，也就是維生素D2；在動物中，去氫胆固醇則轉變爲胆鈣化醇，也就是維生素D3。對人而言，膽鈣化醇是非常地重要的，而且大部份都貯存在肝臟中。生活在陽光充沛地區的人們，很少會缺少這種維生素，但是，居住在寒冷地區或是霧氣極重的城市中的居民，就必需要多攝取些富含維生素D3的食物。

在十九世紀時，人們還不了解維生素D的功能，歐洲北部一些寒冷黑暗、霧氣瀰漫的地區，兒童很容易罹患佝僂病，尤其是貧窮家庭的小孩，因爲無法獲得足夠的營養補充身體所需的維生素D，所以患病的機率就更大了。由母親授乳的嬰兒，可以從母乳中獲得足夠的鈣質與維生素D，可以避免佝僂病的發生，但是，由於食物無法供給足夠的鈣及維生素D，而日光又不充足，因此，嬰兒斷奶之後，便很容易罹患佝僂症。

嬰兒及兒童最容易罹患佝僂症，它會使成長中的骨骼變得不正常。青少年或是老年人如果缺乏維生素D，也會造成類似的症狀，我們稱之爲骨質疏鬆症。這是由於骨骼中的礦物質流失的緣故，使得骨骼變得像海綿一樣疏鬆、脆弱，因此，就很容易發生骨折。同時，在關節附近也容易發生腫脹及疼痛的現象。骨質疏鬆症的發生，通常都是受到氣候與飲食習慣的影響。例如，回教國家的女性，自青少年時期就必需過著隱居般的生活，即使出外，臉上、身上也都必需用布緊緊裹住，他們的飲食中又經常缺乏維生素D，特別是生活很貧窮，或是當地的習俗不喝牛奶又不吃鷄蛋，維生素D的缺乏情況就會很嚴重。他們的脚變得很畸形，牙齒也長得不整齊。但是，由於無知與疑心，又使他們拒絕食用魚肝油及維生素補給品。錯誤的信仰觀念使得婦女們儘量把孩子關在家裏，以避免太陽光的傷害，這種早期的佝僂病經常因兒童外出、照射足夠的陽光之後，就慢慢痊癒了。

⊙現今的佝僂症

現今，雖然佝僂症已經很少見了，但是，有些特殊的例子還是經常可見，特別是熱帶地區黑皮膚的人，在移民到較寒冷的地區時，這種保護膚色變成了障礙，陽光本來就不足，再加上這道屏障，可以到達皮膚、驅動維生素原就更少了。因此，在英國有些移民者的兒童，就出現佝僂病的症狀，其中有許多人是素食者，他們不吃魚，牛乳或其他乳類製品也吃得很少，學齡兒童於是便出現了某些典型的症狀 腳關節發育不全，但是，它們又長得剛好密合，以致很多醫生都診斷不出它的原因。這種情況，應該給他們維生素D補給品，但是必需是由植物性的固醇類製成的產品，對於這些限制嚴格的素食者，魚肝油是絕對不會被接受的。

⊙維生素D與牙齒

愛德華‧美南米的妻子做了一項兒童牙齒與佝僂症關係的研究調查，結果顯示，牙齒長得不好的兒童，通常也都有輕微的佝僂症狀，而這兩種現象都是因缺乏維生素D所引起。牙齒的發育情形如果不好，就很容易會產生蛀牙，兒童的飲食狀況良好時，維生素D的攝取量足夠，牙齒的發育就會正常，發生蛀牙或其他牙病的機率就減少了。牙齒的組成與骨骼的組成相類似，也需要足夠的鈣與磷。在兒童牙齒的發育階段，鈣的攝取是非常重要的。骨骼如果長得不好，在年青時候，改進飲食，對於骨骼的強度與形狀能有某種的程度的改善，但是，牙齒如果蛀了或壞了，就永遠無法再改善了。

牙齒的形狀與排列是由顎骨發育的程度來決定。兒童發育時期如果缺乏維生素D，牙齒就會因爲顎骨的發育不良而造成突出或排列不整齊的現象。現今，佝僂症的病例已經很稀少，我們常會忘記它的存在，但是，就像其他維生素缺乏疾病一樣，維生素D缺乏症可分爲許多不同的程度與階段，我們千萬不可掉以輕心。兒童如果缺乏維生素D，首先可能會感到疲倦，對於需要體力的運動、遊戲及活動都不感興趣。這一類型的疲倦也可能是因缺乏其他維生素與營養成份而引起的，但是，缺乏維生素D是最可能的導因，因爲極少食物富含維生素D，而且，體內維生素D的存量也不像維生素A那樣充足，自然很容易就發生缺乏的症狀了。

當冬季結束時，體內剩下的維生素D已經很低了，春天陽光普照時，就有較多的維生素原被轉化成維生素D以補充體內存量的不足。飼養在開放空間的乳牛及家禽，這個時候也會製造出較多的維生素方D，間接地，它們所生產的蛋及牛乳也會含有較多的維生素D。

每到春天，大部份的人都會覺得身體狀況變得較好，冬天時身體的各種疼痛幾乎都痊癒了。除了因假期和陽光照射的時間增加，引起生理上的變化之外，還有我們所吃的食物，也含有較多的維生素。水果及蔬菜提供了較豐富的維生素A與D，而日光又使我們的身體產生足夠的維生素D。理論上，在整個冬季，我們也應該攝取同等量的營養成份，不過，這就需要用點心思去計劃，冬天時，食物裏某些維生素的含量會降低，就需要多添加些維生素的來源。

28 陽光的價值

早期的科學家們就已經意識到陽光對健康的重要性。一八九〇年代，科學家們發現在世界各地都可找到佝僂病的例子，唯獨在陽光充沛的區域沒有佝僂病的患者。此外，爲了使日光浴的效益達到最大，沐浴的次數應該減到最少，然後，在身上抹些嬰兒油，不但可避免紫外線的傷害，也是保存維生素D的最好方法，特別是嬰兒，因爲他們的皮膚對於紫外線很敏感，所以一開始，日光浴的時間應該稍短，等到適應之後，再慢慢加長。

冬天期間，應該儘量地待在戶外以獲得足夠的陽光。如果因爲工作性質、氣候或其他原因，無法這樣做，那麼就要檢查一下飲食中是否含有足夠的維生素D，或是吃些維生素D補給品。成人每天都應該攝取約十微克的維生素D，少量的補給品可以幫助你獲得足夠的維生素D，保持健康的骨骼及牙齒。但應注意，維生素D是屬於脂溶性的維生素，攝取量過多便會貯存在身體內，不會像水溶性的維生素一樣很容易地排出體外，因此不要攝取超出需要量太多。維生素D對身體雖然有益，但是攝取過多時，可能導致中毒及其他較嚴重的傷害。

兒童若攝取過多的維生素D，最典型的症狀就是喪失食慾，腹部及頭部發生疼痛，並發生嘔吐、腹瀉等症狀。臨床實驗更發現，過多的維生素D會使血液中的鈣含量急遽上升。一旦出現以上這些現象時，馬上降低飲食中的維生素D攝取量，就不會造成永久的傷害。

一九五〇年代，英國曾出現高鈣血症（血液中的鈣含量過多）的病例，乃是由於嬰兒食品中維生素D的添加量太高的緣故。兒童不但吃魚肝油，牛奶，還吃其他富含維生素D的食物，這樣的攝取量太多了，因此，應該酌量地減少，而且在使用嬰兒食品之前，應詳讀罐上的說明，檢查是否會攝取過多的維生素。

29 維生素D的來源

含有維生素D的食物並不多，前面我們曾經提到，魚肝油及乳類製品可以提供豐富的維生素D，沙丁魚、鯡魚、鮭魚及鮪魚的魚油中都含有維生素D，因此，時常吃魚的人，不太可能會缺少維生素D。所以，即使愛斯基摩人只能在夏季期間見到太陽，他們卻很少罹患佝僂病。牛奶也含有少量的維生素D，一夸特牛奶大約可供給一天所需維生素D的十分之一。鷄蛋與奶油也含有它，不過，這些含量與季節及餵食的飼料有很大的關係。

⊙魚肝油

魚肝油是我們所知的食物中維生素D含量最豐富的一種，一茶匙魚肝油約含四百國際單位（十微克）維生素D，大約就足夠一天所需的量了。比目魚的魚肝油中含有豐富的維生素D，同時也含有大量的維生素A，所以，每天只能攝取少量，以避免維生素中毒。餵食嬰兒這類食品時，用量應少於一茶匙。

鱈魚的魚肝油氣味不佳。所以，大部份的人都喜歡使用膠囊或加入麥芽糖。餵食兒童這一類的食物及補給品時要特別的小心，因爲它吃起來甜甜的，兒童往往會吃超過他們所需的量。

⊙維生素D的穩定性

維生素D在烹調過程中是很穩定的，而且不會受加熱或加工的影響。不過，因爲它會受到油脂腐敗味道的影響，如果聞到腐敗的味道，我們就知道它已經變質了。

⊙維生素D的吸收與利用

被維生素D吸收之後，首先被送到肝臟，然後再送到腎臟，最後再送回吸收的腸壁細胞，不過，它的化學結構已經稍有改變。這時，去氫膽固醇已經轉變成「1，25－去氫氧膽鈣化醇」。這種化合物可以刺激腸壁黏膜細胞產生一種蛋白質，它會與鈣結合，幫助鈣穿過細胞、進入血液中。當身體內的鈣含量很高時，這種傳送的速度就會緩慢下來。身體內鈣的平衡主要是由荷爾蒙、飲食及維生素D的攝取量來決定。

⊙維生素D的貯存

維生素D主要貯存在肝臟及脂肪組織中。身體內貯存維生素D的量並不像維生素A那樣多。缺乏它的早期症狀很難辨別，至於佝僂症，可能要在一年或更久之後才會慢慢顯出症狀。如果飲食及日光的照射都不足，可以定期服用維生素補給品，特別定在冬季期間。

30 維生素D的需求量

任何年齡都需要維生素D，但在青少年期，骨骼正值發育階段，維生素D的供給最爲重要。有些人整年都能夠接受足夠的陽光，因此，皮膚能產生足夠的維生素D。熱帶地區的人因陽光充沛，他們所需補充的維生素D就遠較其他地區的居民來得低。

除了魚肝油之外，大部份食物中都缺乏維生素D。我們必需喝下約二十夸特牛奶才能得到與一茶匙魚肝油等量的維生素D。一個蛋約含有一微克維生素D的含量，添加營養成份的乳瑪琳，每盎司中約含有兩微克；鮭魚、沙丁魚及鯡魚，每四盎司約可供給五至二十微克，含量並不算高，不過，鱈魚卵中的含量就相當高了。

素食者很容易缺乏維生素D，特別是不吃蛋、奶油及牛乳時。如果飲食來源或日光不足時，無論任何年齡，我們都建議使用維生素D補給品。不過，使用時一定要小心，攝取過量，就有可能對身體造成傷害，它較其他維生素的危險性要高，嬰兒一天只要攝取七十微克就可能造成中毒，因此，一定要先檢查嬰兒食物中維生素D的含量，然後再來調整魚肝油的服用量。

31 維生素E與維生素K

維生素E首先是由罕伯‧伊丸博士及其伙伴比夏博士共同發現。當他們餵食老鼠豬油、玉米粉及酪蛋白（牛奶蛋白）時，發現老鼠無法自然產生後代，稍後，他們在飲食中加入蔬菜油，老鼠便慢慢恢復生育的能力。

從植物油中分離出的重要影響因子，後來被証明爲維生素E，他的化學名稱爲生育酚（tocopherol）。稍後，在植物油中又發現了其他的生育酚，至今，已經發現了八種，但其中只有三種具有營養上價值，爲了區分，分別稱爲α、β及γ生育酚。

其中α生育酚是對生育的影響最大。它也是脂溶性的維生素，在油中被發現，特別是小麥胚芽油、葵花油及紅花油中。未精製的穀類食品、鷄蛋、奶油及其他綠色蔬菜中含量也不少。

對於維生素E，雖然我們已知道許多它的化學性質及它對老鼠的影響，但是，它對人類的影響至今還很難確定。尚未發現它會影響人類的生育、流產或是受孕；但是它會影響到肌肉所需要的氧氣量。如果體內維生素E的供應充裕，正常氧化過程所需的氧就比較少。加拿大的伊丸‧蕭特博士已經成功地將維生素E運用在心臟疾病的治療上。此外，生育酚還能預防體內不飽和脂肪酸的氧化。體內的維生素E含量如果不夠，這些脂肪酸就會被氧化，所產生的副產品就會變成色素沈澱在組織中。這樣就會加速老化的速度，因此，維生素E現在也被用來預防皮膚的老化。另外，還有許多其他症狀都少不了它的幫忙，範圍從糖尿病、肌肉退化至簡單的皮膚病，不過這方面的問題，還沒有經過有規模的科學實驗証明，因此是否眞的有效還是未知。維生素E對於每個人的影響似乎都不太一樣，個案研究也似乎不可能，但是維生素E對於人體的重要性是不可置疑的。只不過在確定它的眞正功能之前，我們需要更多的實驗証明。

生育酚在很多食物中的含量都很少，人們也很難知道自己是否缺乏它。我們平均一天可從食物中獲得十毫克，對大部份的人而言，這個量已經足夠了。對於體力消耗過量的人，維生素E的效用不錯，因此，它已經成爲健康食品商店中最受歡迎的維生素丸之一。同時，它也用於化妝品與肥皀，以防止皮膚老化，雖然這點還未被証實。維生素E如果服用過量會造成什麼樣的影響？至今仍然未知，不過，它也是脂溶性維生素的一種，攝取過量時，它不會排出體外，會聚積在體內。所以，除非我們確實知道它對身體的影響，否則攝取時一定要適量。

⊙維生素K

維生素K是在一九三四年由丹麥的生化學家赫立克·達姆所發現，當時，他正研究一種防止鷄內出血的病症，鷄在受傷時血流不止，無法凝結，直到食物中加入某種食品。

血液的凝結過程非常複雜，它包括一連串的步驟，每一步驟都需要特定的元素與因子幫忙。鈣就是其中必需的元素，而維生素K也包含在內。

血液中有一種稱爲血纖維蛋白原的物質，它可以轉變成纖維狀及網狀的構造，我們稱之爲血纖維蛋白。血纖維蛋白可以把血塊聚集在一起。血纖維蛋白原轉變爲血纖維蛋白的過程是由一種稱爲凝血酶的酵素所控制。在正常的血液循環中，凝血酶是不具有活性（動脈或靜脈管中如果出現血塊，就可能會造成凝血或死亡），不過，當皮膚受傷並開始流血時，凝血酶便被活化而促進受傷部位的凝血作用。而這種酵素是在肝臟中合成的，它合成過程中需要維生素K的幫忙。因此，當身體缺乏維生素K時，凝血所需的時間就要比一般正常人來得長。

維生素K是一種脂溶性的維生素，需要膽汁來幫助它的消化與吸收。當肝臟分泌膽鹽的功能不正常時，維生素K的吸收狀況就不好。凝血的時間如果太長是非常危險的，特別是在手術或發生意外傷害時，在這種特殊情況下，通常就需要注射維生素K以幫助血液的凝結。

苜蓿草及深綠色葉菜類食物可提供豐富的維生素K。穀類中也含有，肝臟也是它豐富的來源。因此，雖然維生素K對人而言，是一種必需的營養成份，但是我們卻不太可能會缺乏。同時，消化腸壁的細菌也會合成維生素K，由此，我們也可以獲得部份補充。至於每天究竟需要多少維生素K並不確定，不過，只要飲食均衡，就應該可以供給我們所需。

⊙其他維生素

很可能還有許多維生素尚未爲我們發現。某些動物，我們給牠均衡的食物，但仍舊無法繁延，牠們沒有任何吸收方面的疾病，所有已知的維生素也都已經包含在飲食中，但似乎還是缺少了某些因子。所以，一定還有其他對健康與成長必需的維生素尚未被發現。維生素的分離與發現仍然是一個相當新的領域，還有許多研究工作必須繼續。關於維生素，我們的認知與了解仍然是不完全。

第三篇

空氣、水與礦物質

32 空氣與水

空氣與水是維持生命所不可缺少的物質。缺乏空氣數分鐘，我們便無法生存；幾天內沒有水，我們也就會死亡。雖然，這兩種物質如此重要，卻很少被認爲它是必需的營養素。由於它們充足的供應，我們便也理所當然的利用它。對於水和空氣的依賴，可溯及億萬年前地球上第一個生命開始之時。地球最初是由一片混濁的雲氣發展而成的。這些雲氣漸漸冷卻、凝結而形成山、岩石及火山；其中較輕的氣體，氫、氮、碳及氧則往上升，最後包圍在地球表面，我們稱之爲大氣層。然後空氣中的氫與氧凝結成水，便產生了海洋、湖泊與雨水。雨水將岩石與土壤內的礦物質沖洗到海裏。但發展至此，岩石與海水依舊還是無生物。經過千萬年後，某些微妙的變化發生了，有生命的分子開始出現在海洋中，他們生長、繁殖，也能夠利用太陽的能源產生各種變化。生命於是開始。

科學家們相信地球上第一批有生命的分子是由醣、胺基酸及脂肪酸所組成。這些基本組成元素就與今日組成我們身體的元素是一樣的，包括氧、氫、碳及氮。存在海洋中的礦物質包括磷、鈣、鈉、鉀、鎂以及其他元素，這些都是維持生命所必需的物質。今日，空氣主要是由氮與氧構成；但在生命剛開始時，大氣層中存在最多氣體是氫氣。當時，生長與代謝最需要的氧氣是溶解在海洋中。後來，因爲植物的進化，才將水中的氧氣釋放到大氣層。植物利用陽光、水及二氧化碳形成簡單的醣類。這過程稱爲光合作用。經過光合作用，水便分解而放出氧。

我們仰賴植物的原因有二。第一，我們無法利用陽光製造食物，必須以植物或其他動物爲食來獲得能源。第二，我們時刻不能缺少的氧氣也得依靠植物行光合作用才能得到。

我們對水的依賴是很容易理解的，因爲水是生命所需物質的來源，而且他是孕育第一個生命細胞的溫床。早期有生命的分子逐漸發展成細胞時，科學家們相信這些細胞已有能力構建細胞膜或是具有防禦性的外膜，可以將營養素或所需的礦物質保留在細胞內，將不需要的物質排到胞外。今日，動物細胞還保有這個特性，並且更進一步於細胞膜內與膜外保持一定比率的礦物質。比如細胞質內含有鉀及鎂離子，細胞外的體液內則含有鈉及氯離子與鈣離子。雖然我們已離開海洋，演化成陸上生物，但我們依舊還是離不開海洋。全身超過三分之二是由水組成，這些水分佈於細胞、細胞間的液體及血漿中。這些組織液及血液的組成與海洋非常地類似。

很多人嘗試用科學及邏輯的方法去解釋地球形成的奧祕。一八五八年達爾文發表進化論之前，很多現象都被宗教所扭曲。教會宣稱：上帝在六天內創造了世界，並於第七天休息，因此一個禮拜有七天、第七天是休息天。如果有人愚蠢到竟想去質疑它的眞實信，便被認爲是異端或異教徒。今日，我們可以追溯至第一個分子及第一個單細胞，研究它們如何慢慢地演進發展成複雜的多細胞動物乃至人類。撇開它們對太陽及海洋的依賴不談，早期的細胞可說是獨立的生物體。他們很小但是能夠吸收、消化及排泄，而僅利用簡單擴散自周圍的環境中攝取養分、排放廢物。它們能夠利用氧代謝食物，也能夠對周遭的刺激如光、熱等產生反應逐漸成長、分裂及繁延後代，具備構成生命的本質。

由單細胞生物開始演進成多細胞生物，逐漸地，多細胞生物體內的細胞開始分工合作，有些負責食物與消化，有些發展成神經細胞專職感應；其他則形成生殖腺體及組織。隨著個體逐漸增大，尋找新的方法來運送食物、氧氣及排泄廢物就變得非常必要。因爲擴散只適用於短距離，而如何使生物體中央的細胞獲得所需的養份呢？於是細胞便漸漸發展而形成了心臟、肺臟及腎臟等器官。

⊙心臟、肺及腎臟

心臟的功能就好像一具幫浦，將帶著養分的血液輸送到身體各部位。肺自空氣中提取氧氣送入血液中，而腎臟則負責血液的過濾及清潔工作，使得水分的保持與體內廢物的排除能夠保持平衡。所有這些器官工作的目的都是爲了製造一個與我們億萬年前生存於海洋類似的環境。

早期發展的心臟與腎臟只被發現存在小型的陸上及海上動物體內，比如毛毛蟲。它們已有爲數不少的血管可以將體液送到全身各處。腎臟是由腎小管的小單位所構成的，腎小管收集體液內的廢物並將之排到體外。這時還有特殊的呼吸系統，因爲身體所需的氧氣可藉擴散作用經潮濕的皮膚表面而進入體內。魚類具有較進步的心臟與腎臟，同時也演化出腮以過濾水中的氧氣。陸上動物必需由空氣中獲得氧，因而演化出肺以達目的。

⊙肺

對人類而言，肺是由兩片海綿狀組織的肺葉組成，這兩片肺葉被夾在兩層肋膜之間，位於胸腔心臟的兩側。支氣管，是氣管的延伸，進入肺葉之後，分成更細的分支，稱爲細支氣管，細支氣管通往小小的氣囊，是爲肺泡。肺泡上佈滿了網狀的微血管。支氣管由小圓環狀的軟骨支撐，使空氣能順利進入肺部。由支氣管壁肌肉的收縮及紓張來控制空氣的通過。支氣管及氣囊是經由薄薄的黏膜聯接在一起，這層黏膜可幫助肺吸收空氣中的氧氣。支氣管上還有一些像頭髮一樣構造的纖毛，它可不斷地蠕動，將肺部的髒物經支氣管、氣管，送出體外。

氧氣會溶解在支氣管與氣囊間的黏膜，然後經由氣囊進入血液中。對健康的人而言，氣體交換是持續不斷的，但是，如果肺生病了，表面受到損傷，那麼細胞就無法吸收氣體或者排出肺中的髒物及細菌。送達血液的氧氣不足時，就會引起呼吸不暢或精疲力竭的感覺。感染了肺炎或是其他嚴重的肺部感染時，就會出現這種現象。有時，神經方面的問題也會誘導支氣管壁肌肉不自主地收縮，妨礙了空氣進入肺部。這就是爲什麼氣喘病患者要經常服用藥物使胸腔及肺部肌肉放鬆。

⊙心臟

肺需要有效率的心臟及循環系統的支持才能有效率的工作，將氧氣輸送到各個細胞及組織。人類的心臟已經由昆虫及小海洋生物的簡單收縮管子進化到強而有力、四個腔室的幫浦、負責體內的兩大循環系統。心臟的左半邊負責收集自肺回來的血液，並把這些血液送到全身，這就是所謂的體循環。心臟的右半邊負責收集自靜脈血管回來的血液，並把它送到肺進行氣體交換，這就是所謂的肺循環。（參閱圖16）至於心臟及血管內的瓣膜，可確保血液循著正確的方向輸送。

心臟是由強壯的肌肉組織構成，但是，它不像其他的肌肉細胞沒有固定的伸縮範圍。它們彼此穩定地接觸，所以每次收縮，血液就可以很快速地通過心臟。心臟的兩邊分別由心房及心室兩個腔室組成。心臟的律動是由右心房開始，而這個脈動會傳遞至左右兩個心室，引起心室的收縮而將血液送進體循環或肺循環。一旦，心肌紓張時，血液就從心房流到心室，等待下一次的收縮。心臟處於收縮狀態時，我們稱之爲收縮期；當它放鬆時，就稱之爲紓張期。

心臟是體內很重要的器官，但它的功能卻直至十七世紀才被了解。當時，查理一世的御醫威廉·哈威發現了循環系統的機械原理。早期的解剖學家及生理學家用了各種不同的理論去解釋體內空氣的運送如何與血液循環聯合。當時氧氣還未被發現，所以空氣對於生命的意義被定義爲「活力的元氣」。有一個理論認爲，這些元氣會進入心臟與肺；另有理論解釋說，心臟負責製造全身所需的血液並送至各個組織。哈威利用簡單的數學計算出每分鐘約有五公升的血液離開心臟，他明白如此大量的血液不可能就這樣流失，並且証明了心臟的功能，它就像個幫浦使血液不斷地循環全身。這個說法同時滿足了血液在送回心臟之前會先到肺部進行氣體交換的理論。

在哈威的理論中，只有一部份他無法證明，即爲微血管是血液循環的最終點，也是細胞與血液交換食物與氣體的地方。當時，顯微鏡已被發明了，而且，科學家也使用它來觀察微小細胞及生物體，但是仍然沒有觀察到微血管的存在，一直要到數年後，一位義大利的醫生，馬西羅•梅波菲（一六二八—一六九四）才設法証明哈威的理論完全正確。梅波菲利用顯微鏡觀察解剖標本，得到更詳細的資料，証明了微血管的存在。圖17就是個典型的微血管網路圖。血液流動是由血管連接處的小括約肌所控制。

◎腎臟

梅波菲對生理學的另一項重要貢獻是對腎臟系統的研究，這使得後人對於腎臟如何維持體液的平衡有了進一步的了解。

我們體內大約存在有四十五公升的液體，大部份包含在細胞內（胞內液），其餘的就分佈在血液與組織液之間（胞外液）。胞外液在人體內就好像海洋，腎臟的功能就是去維

〔圖16〕氣管支氣管、微支氣管及肺葉

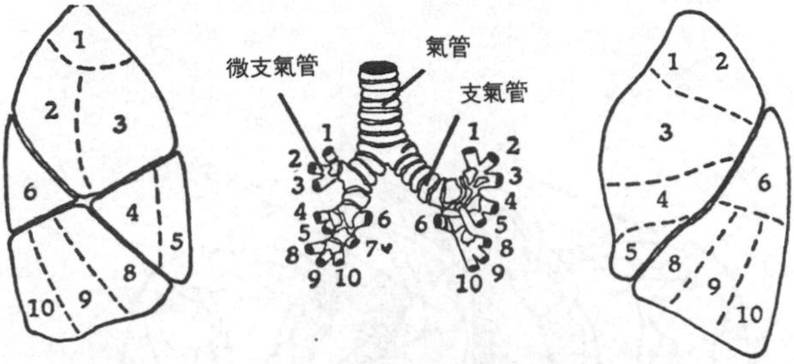

右肺的支氣管及肺胞

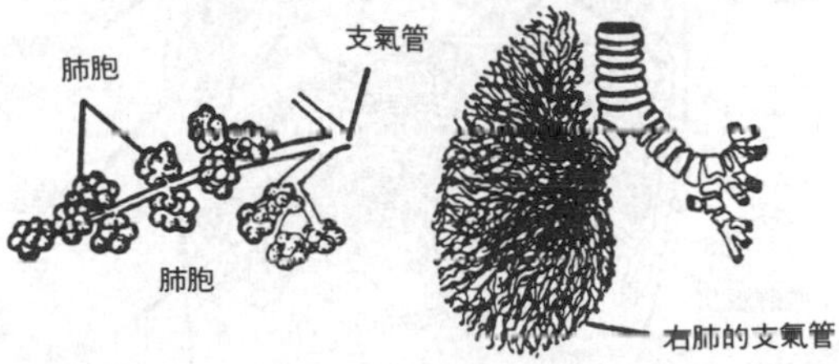

氧氣及二氧化碳的交換

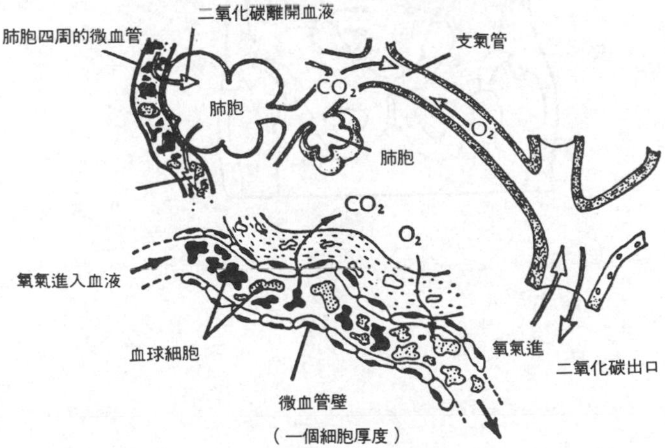

〔圖17〕肺循環（肺部份被移走）

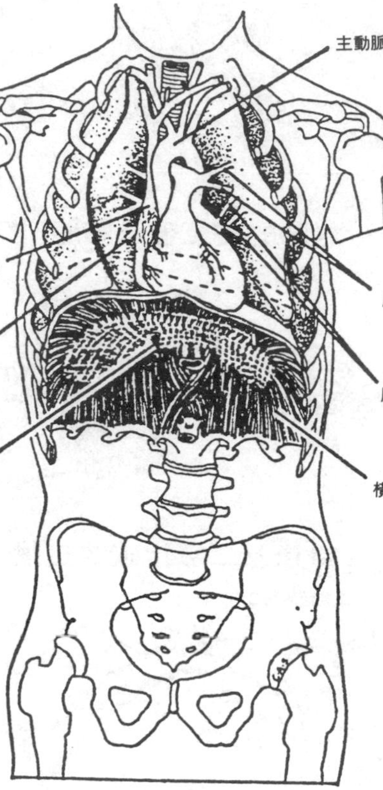

持這片海洋的組成與體積，使它適合體內其他組織進行正常運作。當我們喝下一杯水，這杯水到達血液後就改變了它的組成；如果我們吃下一頓飯，這些食物到達血液及組織之後，也改變了它們的組成，而腎臟的功能就是儘量消除這種不平衡。

我們體內有兩個腎臟（參閱圖19），由腎動脈負責供應血液。尿液是由腎小管過濾而成，流經腎臟的外層皮質部份，經過中間髓質部份，最後收集在一起送到膀胱。當血液到達腎臟，它就會被強迫通過細小微血管，這些細微血管糾結扭曲在一個杯狀的結構內，我們稱之爲波曼氏腺。這些腺體就好像個篩子，只讓液體和小粒子通過進入腎小管，大的粒子，如蛋白質等分子就被留在血液內，送回體內循環系統。腎小管會與特殊的細胞連接，這些細胞負責對已經過濾的血漿進行再吸收，只讓沒有用的物質及身體不要的物質進入尿液中；對身體有用的物質包括水份、葡萄糖、鉀、鈉、磷及其他電解質等便會再吸收。一天，大約有兩百公升的水經過腎臟的過濾，但是最後只排出約兩公升的尿液。沙漠裏的動物及生物生活在極乾燥的環境下，在他們的腎臟裏有非常長的腎小管，讓所有經過濾的血液能有足夠的時間進行再吸收，而產生極度濃縮的尿液。水在腎小管及血液間的移動主要是由擴散作用、滲透壓作用及主動運輸所影響。圍繞在腎小管周圍的微血管可使血液更有效的過濾。（參閱圖20）。

荷爾蒙同時也控制著體液的流失量。腦下腺體分泌的抗尿荷爾蒙（ＡＤＨ），在身體需要水份時就會加強水份的再吸收。如果我們補充大量的水份，那麼腦下腺就會停止分泌

〔圖18〕循環及微血管系統

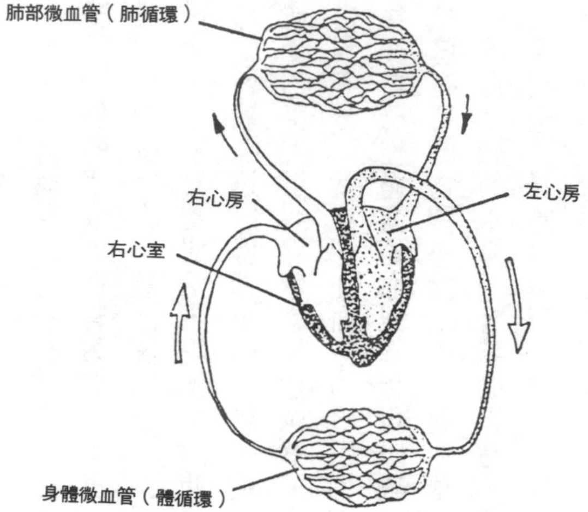

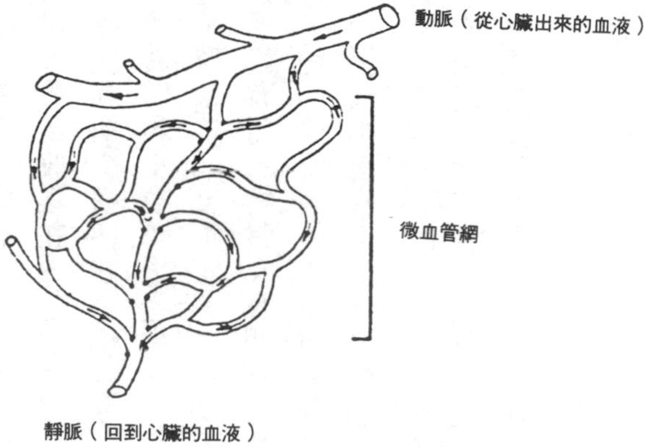

〔圖19〕腎臟及腎上腺體

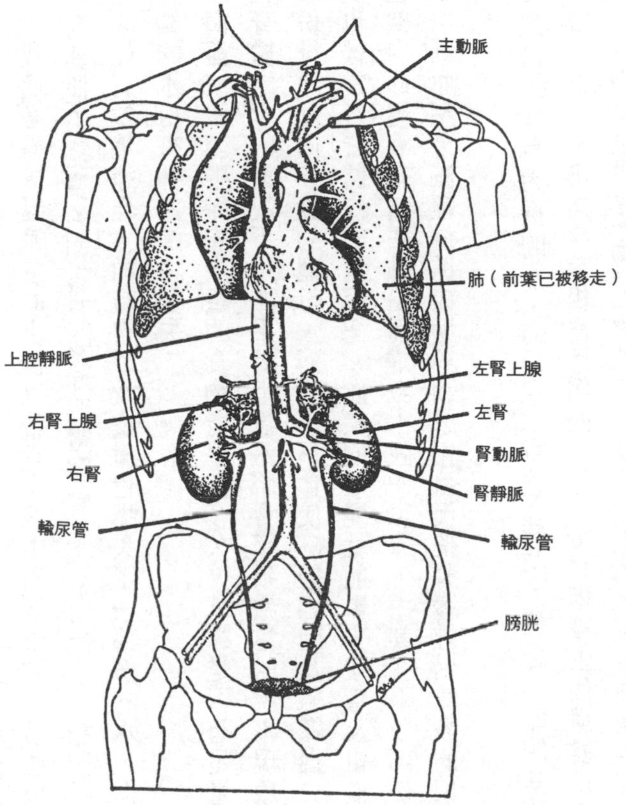
主動脈
肺（前葉已被移走）
上腔靜脈
左腎上腺
右腎上腺
左腎
腎動脈
右腎
腎靜脈
輸尿管
輸尿管
膀胱

這種荷爾蒙，讓多餘的水隨著尿液排出，直到平衡爲止。此外，還有一種醛固酮的荷爾蒙，它可控制腎臟的吸收速度來調節體內的鹽含量。血液的酸鹼值也可由尿液來調節，如果血液太酸時，尿液就會排出較多的氫離子，使血液回到正常的酸鹼値。

每天，我們必需排出適量的水份以帶走血液中的廢棄物。這些垃圾包括尿酸、蛋白質的分解物及其他不需要的物質及多餘的電解質。一天之中，我們至少需要排出一品脫的水，腎臟才能有效地運作。同時自肺及皮膚也損失了一部份的水，但是，大部份的人都沒有攝取足夠的水份來補充這種損失。

人在海難或沙漠中靠著少量的食物能生存多久，就靠是否有足量的水份來排除體內的廢物。在身體缺水的情況下，如果喝下鹽水將會導致嚴重的脫水現象甚或死亡，因爲身體正急需水份排除體內多餘的鹽份，而鹽水只會使身體細胞及組織損失更多的水份。心臟的運作狀況也經常影響體內的水平衡。血壓的改變就能影響血管及組織內血漿的流速，如此一來，組織內的體液就無法排出而導致水腫的現象，尤其在下肢部份更有明顯的浮腫。藥物可藉由控制血壓來減輕這種症狀，利尿劑可促使腎臟排出較多的尿液也有益於改善水腫的現象。

很多食物都含有大量的水，特別是水果及蔬菜，但是，即使某些我們認爲是乾的食物，如穀類及豆類，仍然含有相當比例的水份。當食物發生代謝變化時也會產生水。如脂肪、碳水化合物及蛋白質在體內燃燒時，就會產生二氧化碳及水份。

〔圖20〕腎臟及腎元的構造

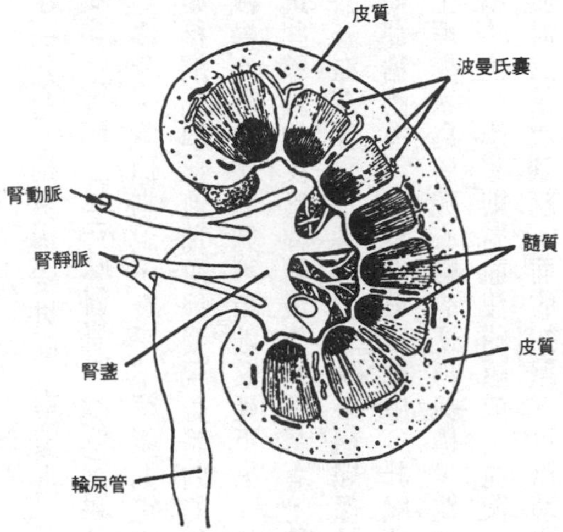

腎臟的腎元

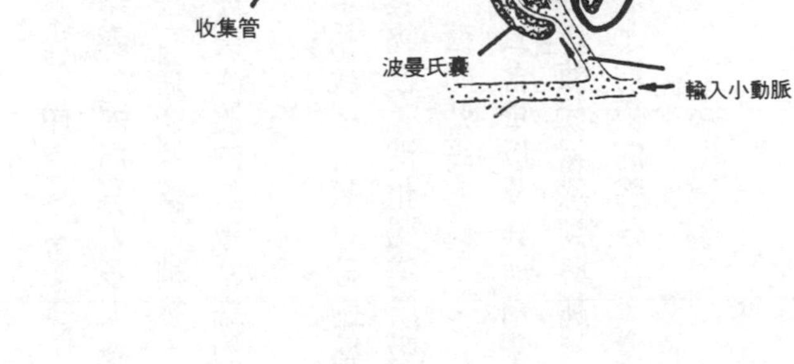

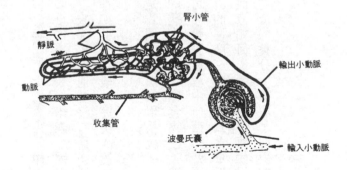

33 血液的功能

在一九七二年榮獲諾貝爾生理學獎，著名的內科醫師與化學家塞特•庫吉（Szent－Gyorgyi）曾說：他在唸醫學時，似乎與身體有關的每件事都發生錯誤，因為有太多太多的疾病要背，對他來說，幾乎不可能把它們全部記下來。於是他並沒有通過考試。稍後，他開始接觸化學。他驚訝地發現身體內的每件事情都如此奇蹟般地完美。體內無數精細的反應機構使得生命能夠不斷地繁延下去。

這些精細的反應機構最佳的監督者，無疑地便是我們的血液循環系統。心臟每分鐘輸送五公升血液至全身各部位，供各組織保持著正確的運作。在吃完食物後，消化腸道所吸收的葡萄糖剛進入血液循環系統中，肝臟及大腦即可感覺到血液中血糖的升高。

生理學家為研究心臟的運轉機構，他們測量血流的速度、血中的氧含量以及其他相關的事項。生化學家則對血液的組成、血液的化性及血液如何影響身體新陳代謝感到興趣。具備血液及循環系統方面的知識，可幫助我們攝取均衡的養分，攝取了均衡的養分後，還需健康的血液循環系統來運送，才能相得益彰。

⊙血紅素的工作

血液之所以呈現紅色是因爲含有血紅素。血紅素最重要的功能之一，便是將氧氣輸送至各個組織，同時他也影響著身體內酸鹼値的平衡。當血紅素攜帶氧氣時，他扮演著強酸的角色；一旦氧氣釋放之後，血紅素便轉變成極弱的弱酸。

血液一般分爲兩個部份，一爲流質部份（或稱血漿）：負責攜帶已消化的食物、各種維生素及礦物質。二爲固體部份（紅血球）：負責攜帶氧氣。當血流靠近肺部的小氣囊時，紅血球裏的血紅素便會與氣囊中的氧氣結合（參閱圖17），然後回到心臟，再由心臟將帶氧、新鮮的血液送到全身。如果我們沒有血液將氧輸送到各個組織，沒有氧氣，細胞便無法存活或執行其新陳代謝的功能；如果沒有血液將體內的廢物及二氧化碳等有害的物質帶走，細胞也同樣無法生存；由此可見血液的重要性。

血液來自心臟。一般而言，自心臟輸出的血液（動脈血）要較送回心臟的血（靜脈血）來得鮮紅，這是因爲帶氧的血紅素（氧基血紅素）呈鮮紅色而去氧的血紅素呈青紫色的緣故。當生理學家研究到呼吸及血液循環系統時，他們引用了氣體分壓學說來解釋氧及二氧化碳的交換。空氣是一種混合氣體，氧在肺部內所產生的分壓是占大氣壓的一部份。送回肺部的靜脈血所含的氧氣比例要小於肺氣囊中的氧氣比例，於是當我們吸氣時，肺中較大的氧氣壓力便使氧由氣囊向血液擴散，當血液到達缺氧的周邊組織時，血液中較大的氧氣壓力又使氧氣向周邊組織擴散而完成氧氣的運送。自全身回收二氧化碳也是同樣的道理，周邊組織含有大量二氧化碳時，其分壓也就較高，於是二氧化碳便從周邊組織進入微血管的血液，將這些血液收集後送回肺部，此時肺部血液中的二氧化碳分壓又高於空氣中的二氧化碳分壓，於是我們呼氣時，這些血液中的二氧化碳便得以釋放至大氣中。氧與二氧化碳的輸送過程當然還包括了許多複雜的化學反應，最重要的是，利用這種交換方式我們得以將氧氣送到全身各處。

氣體中毒是最令血液循環系統頭痛的事情，如果不馬上治療將可能導致死亡。汽車排放的廢氣或瓦斯外洩都會使大量的一氧化碳聚集在我們的四周，如果大量吸入就有可能發生一氧化碳中毒。因爲跟氧比起來，一氧化碳更容易與血液中的血紅素結合，血紅素中與氧結合反應的位置也被一氧化碳所佔據。氧氣沒有血紅素作爲它的轉運工具便無法進入血液，生物體便會因爲缺氧而死亡。避免此類死亡的唯一方法就是供給病人大量的純氧，提高氧氣比例，與血液中的一氧化碳競爭，氧氣於是再次進入血液，運送至身體各處。

早期科學家研究呼吸作用時驚訝地發現大部分二氧化碳回到心臟，並非藉由紅血球而是以血液中的血漿做爲轉運工具。進一步的研究顯示：一開始二氧化碳的確進入紅血球，但由於一種脫水酵素的作用，使得進入紅血球的氣體解離成兩個帶電的離子：一個是重碳酸鹽離子，另一個是氫離子。二氧化碳解離後，紅血球細胞內的重碳酸鹽離子的濃度愈來愈高。當他的濃度超過周圍血漿內的濃度時，重碳酸鹽離子便傾於向細胞外移動，以消除這種不平衡的現象。重碳酸鹽離子的移動使得紅血球細胞內原本平衡的正負電環境遭到破壞。最後，只好將紅血球細胞外帶負電的氯離子移進細胞內以保持細胞內的電中性。此種現象，我們稱之為氯化物轉移。

氯化物轉移的發生原因之一，是要利用血紅素及重碳酸鹽控制血液的酸鹼度。血液中的酸鹼平衡非常重要。前面我們已討論過人類血液的酸鹼值約在七點四左右。這個數值鮮少變動，最高不超過七點八，最低不低於七。血液的酸鹼值在體內受到相當精密的控制。血漿、紅血球細胞間的氯離子及重碳酸鹽離子的交換只是這整個控制機制的一部份，其他如發生在腎臟的離子交換也具有調節血液酸鹼值的功能。

34 健康的血流

健康的血流可以有很多種定義。生化學家會告訴你，血液中該含有多少紅血球細胞、白血球細胞、鐵質、鈣質、蛋白質及葡萄糖才算健康；某些對血液分析沒有概念的人可能會對你說：「你看起來氣色很好呀！」或「你看起來很蒼白！」兩種不同的反應都表達了同一個概念：血液中血紅素的含量。良好的健康有賴良好的血流，我們已經知道血紅素如何將氧氣運送至全身的組織，當血紅素含量不足時，身體內的組織便無法獲得所需要的氧，也無法完全燃燒食物產生能量。血液中血紅素的含量常因人而異，特別是性別不同時差別更大。一般而言，男性血紅素的含量要高於女性。當血液中血紅素的含量過少時，我們稱之為貧血。「貧血」在文獻上代表的意義就是「無血」。當然，這種解釋有些誇大，不過，它提供我們很重要的訊息：血液中的重要部份—血紅素短缺了。

⊙正常血液的形成過程

健康的紅血球細胞壽命約在一百二十天左右，這些細胞不斷地老化與生成。據估計，在我們身體中，每五公升血液便含有二十五兆個紅血球細胞。每個細胞平均只存活一百二十天，所以，身體必需不斷地製造新細胞。這些紅血球細胞在骨髓內合成，他們的合成受到多種因素的影響，其中最重要的是鐵元素，維生素B12也有著相當大的影響力。實際上，控制紅血球細胞製造數量，是一種由腎臟分泌一種「紅血球生成素」的荷爾蒙所控制。當我們位於高緯度、空氣稀薄的地方時，血液中需要較多的紅血球細胞以運送氧氣，腎臟便會分泌紅血球生成素促使骨髓製造較多的紅血球細胞，以便有效地輸送氧氣給各組織。

正常情況下，血液中有百分之四十五爲紅血球細胞，其餘百分之五十五包括白血球細胞，體液及血漿。大約三分之一的紅血球細胞是由血紅素組成，要想測量小量血液所含的血紅素，可由血液的循環去估計。平均而言，健康人每一百毫升血液約含有十五克的血紅素，但對女性而言，平均值可能只有十一至十二克。若低於這個數值，就表示患有嚴重的貧血。我們可利用未知的血液與標準液比較，由顏色的深淺可迅速測知血液中的血紅素的含量（標準液是每一百毫升含有十五克血紅素的血液）。非常淺的血液顏色表示低的血紅素含量，同時也經常是貧血的訊息。

⊙貧血

貧血是一種慢性疾病，而且有時並無顯著的跡象。它的症狀包括：疲倦、無精打采及缺乏活力。皮膚顏色較淺的人，貧血時可看出臉色蒼白，其他健忘或短暫喪失記憶的症狀也常伴著貧血而來。貧血有許多可能的原因，飲食中缺乏鐵質可能是主要的原因，其他因素也可能導致貧血。例如：疾病可能破壞紅血球細胞並降低骨髓中的合成速度。骨髓方面的疾病及某些藥物也都可能降低血液中的紅血球數量。血液中紅血球的數量如果過低或是血紅素的含量極低，血液便無法將足量的氧氣送到全身。

⊙鐵質的缺乏

身體可以有效地保存鐵質。當紅血球被破壞並移出循環系統之後，其中鐵質可再次利用，製造新的紅血球細胞。身體中鐵質的流失主要由於流汗或皮膚細胞的新陳代謝。每天只要攝取一毫克鐵質便足以補足這種流失，預防貧血。但女性於分娩或月經期間，鐵質很容易大量流失，除非能夠及時的補足，否則血紅素的數量便會顯著的降低。女性在懷孕期間或授乳期間雖然鐵質容易缺乏，但有時因攝取了過量的鐵質，身體無法利用只好排出體外。

很多食物中都含有鐵，但並不是所有的鐵質都容易被身體吸收。鈣質及其他必需的礦物質也都是同樣的情形。人體從食物中獲得的鐵質大約只有百分之十能被消化腸壁吸收。食物中最好的鐵質來源包括：豬肉、牛肉等紅肉，肝臟、腎臟、蛋黃及豆類。穀類與蔬菜類雖含有鐵質，但很難爲身體所吸收。兒童飲食中若缺乏鐵或營養不良，便很容易導致貧血。因貧血引起的疲倦、精神無法集中，可能使兒童在學校無法有好的表現。

◉鐵質的其他需求

鐵在身體內是以細胞色素的形式存在的。細胞色素在能量產生的氧化過程中非常重要。肌肉組織內也存有富含鐵質肌紅素，它的功用與血液中的血紅素相似，肌紅素主要的功能是供給肌肉組織所需的氧氣。

◉鐵的貯存

身體中若含有四克鐵質，其中約有三克存在血液中的血紅素內。其餘則被貯存或負責傳遞的工作，或者存在酵素系統中。貯存的鐵可能存在肝臟、脾臟或骨髓之中，如果需要，隨時都可以取出來用。每天，身體因流汗或細胞代謝約流失一毫克的鐵，但如果飲食正常，流失的鐵質很快就可以補充回來。

◉銅的需求

某些類型的貧血並不是由鐵質的補充而可以改善。經實驗証明，這類貧血是由銅的不足所引起。因爲銅是促進鐵質吸收的重要礦物質，當身體內缺乏銅時，貯存的鐵蛋白便也無法釋放出來。多數鐵的補充品和滋養品都含有少量的銅，預防由銅缺乏所引起的貧血。

銅被認爲是一種微量元素，因爲身體內需要極小量的銅即足夠。非常幸運地，很多含有鐵的食物也都含有銅。這類食物包括：糖蜜、肝臟、堅果、蛋黃、可可、巧克力、蘑菇及小麥麩等。對兒童而言，巧克力堅果、黑糖蜜甜點要遠較過甜、添加人工色素的食品適合食用。巧克力與黑糖蜜不但能滿足兒童對甜點的需求，同時也能提供鐵與銅質，預防貧血。

⊙鐵的吸收

血液中鐵的分類常令人混淆不清。這裏列舉兩個典型的種類。一種是由消化腸道吸收的鐵質，這類型鐵質進入血液後便以鐵蛋白的形式旅行至骨髓，貯存起來以備不時之需。第二類型的鐵質則是紅血球細胞中所含的鐵質。前者屬於補給性的鐵質，後者則屬於工作性的鐵質。

補給性的鐵質自食物中獲得。由食物經消化道至血液（以鐵蛋白的形式存在）而達骨髓（貯存備用），這一連串的運送過程受到很多因素的影響，這類型的鐵原子有能力去改變它本身的電荷數目。我們吃進去的鐵質通常以鐵離子的狀態存在（三價鐵），但是，亞鐵離子才是人體最容易吸收的狀態。當周遭環境呈酸性時，鐵離子便會自動轉變成亞鐵離子狀態。不幸地是，大部分的食物進入消化道後都在十二指腸或迴腸消化吸收，但這兩處腸道因胰臟、肝臟送來的分泌液而呈鹼性。但若在攝取含鐵的食物時，也能吃些酸性或富含維生素C的食物，不但可以幫助消化，而且會有較多的鐵質轉變成亞鐵離子狀態，這樣就容易被身體吸收了。大部份的酸性食物多是水果類食品，如蘋果、橘子、蕃茄等，奶油、牛奶也屬於微酸性，用於沙拉及蔬菜的檸檬汁及食用醋也有幫助鐵質吸收的功用。所以，主食一定要伴隨著蔬菜水果沙拉或是數片酸性水果，這樣對預防貧血極爲有益。

動物肉類中所含的鐵質要較來自蔬菜的鐵質易於吸收。這解釋了爲什麼素食者要比肉食者容易貧血，只依賴穀類及蔬菜所獲得鐵質是不夠的。早期，科學家以動物爲對象，研究食物對貧血的影響。實驗結果顯示，某些食物對治療貧血特別有效，最有效的種類包括肝臟、腎臟、杏仁及蛋。但這些食物的療效因人而異，還得視個人的健康狀況、身體的貯存能力，以及骨髓中血液細胞的形式速度而定。

⊙鐵質需求的標準

每人每日所需的鐵質，因國家的不同而有極大的差異。自飲食中吸收鐵質的速度與身體內鐵質的貯存量及飲食的調配有關。當分娩、身體出血或意外事故等大量流失鐵質的狀況下，鐵質的吸收便會增加。對英國人而言，每日鐵質的攝取量約爲十毫克；而美國人因爲吸收鐵質的能力較差，故每日需攝取十八毫克，以預防貧血。身體會因需要而調節鐵質的吸收量。若吃下的鐵質中，約百分之九十的鐵被排出體外，我們就得好好想一下，每天所攝取的鐵量是否過多了。

服用硫酸亞鐵可以治療貧血，但是痊癒之後，我們仍要注意飲食以避免鐵質再次缺乏而引起貧血。一般而言，良好的飲食與健康，是預防貧血的最好辦法。如果面色蒼白、容易疲倦或是健忘，應多吃些富含鐵質的食物。不要期望立刻見效，製造足量的紅血球細胞及血紅素通常需要數星期的時間，但如果持之以恆，很快就會感到情況大有改善。

35 我們爲什麼需要鈣

如同鐵對血液的重要性，鈣對於骨骼的形成也是非常重要。成年人體內約含有三磅的鈣（一又三分之一公斤），其中百分之九十九分布於牙齒及骨骼中。因此，在成長階段骨骼的發展受鈣的影響極大。

⊙鈣質與發育

我們研究世界上身材最高的民族，發現在他們的飲食中含有高量的鈣質。由於經常食用大量的乳品，特別是牛乳及牛乳製品，北歐國家及德國人民的體格，一般而言都相當高。因爲這些國家的氣候及地形適合乳品業的發展，而南方氣候乾燥且草原稀少，飲食中就不可能含大量的乳、牛油、奶油等乳製品。所以地中海區域的民族，身材便較矮小。我們曾經認爲身高是受遺傳及種族影響，但近年來資料顯示：成長期的飲食及環境對兒童成長發育的影響更甚於遺傳。直到近年，日本人仍被認爲是矮小民族，但是現在，他們的下一代已有長得與美國兒童一樣高大。因爲他們逐漸開始注意飲食的營養，特別是鈣質的攝取。至於動物，情況也相類似。謝德蘭小馬被公認是當地馬的品種中最矮小的一種。但當我們餵食謝德蘭小馬富含鈣質的飼料時，經過兩代或三代的繁延，這種小馬便長得與一般馬西一樣高大。因飲食的改變，我們改變了謝德蘭馬種矮小的特性。

⊙認識缺鈣的症狀

早期缺乏鈣的症狀很難辨認。血液及其他柔軟組織所需的鈣質非常少，約佔總需求量的百分之一左右。雖然只有這樣小量的鈣質，對於身體正常的運作卻是非常重要，如果它供應不足，原有貯藏在骨骼中的鈣質就會釋放出來。倘若持續地缺乏它，骨骼就會變得疏鬆、而且生長也會受阻，情況嚴重時，這些骨骼的變化，我們可以用X光探測出來。但是，早期的診斷就不是這樣容易了。X光無法穿透骨骼，但可以穿透長骨骼的未端組織，正常的成長過程，骨骼未端的軟骨會漸漸鈣化而被硬骨組織取代，鈣質缺乏時，這個部份便無法顯示在X光片上。但是，這種診斷方式也不是十分理想，除非症狀非常嚴重，否則也難以判別。

兒童飲食中如果攝取鈣量不足時，便會變得容易緊張與發怒，骨骼的鬆散通常伴隨著肌肉的萎縮，兒童長期缺鈣或鈣的吸收狀況不好時，便容易罹患佝僂症。患有佝僂症的兒童，因爲骨骼的鬆散及肌肉的萎縮，坐下及行走時都相當緩慢。

當血中鈣含量降到相當低時，肌肉便會出現痙攣的現象，抽筋也是可能發生的症狀之一。食物中缺乏鈣的來源或因胃部疾病、腹瀉及嘔吐等吸收不良，造成身體鈣含量過低時，痙攣與抽筋的症狀便會出現。從動物實驗中我們得知，鈣還維持著心臟的正常運作。

當我們將心臟放置於不含鈣的介質時，心跳便會馬上停止。

某些鈣以離子狀態存在於血液中。它們是肌肉與神經傳遞訊息的重要元素。當這些訊息無法傳遞時，便會導致兒童站立的姿勢不好或容易感到疲倦等現象。成長中的兒童需要鈣是很容易理解的：體型的增加需要隨著肌肉與骨骼的成長，而肌肉與骨骼和鈣都有著很密切的關聯。青少年在發育期間很容易發生彎腰駝背等姿勢不良的問題。除飲食之外，還有其它許多影響因素。但若肌肉發展健全且作用正常，那就較易改正他的姿勢。

⊙鈣與凝血

血液凝結需要鈣，當你受傷時，血液在數分鐘內便會自動凝結。如果血液中缺乏鈣，凝結的時間便會延長，在嚴重創傷時，凝血的時間關係著身體失血量的多寡，關係極為重大。血液凝結是一連串複雜的過程，對健康的人而言，當皮膚受傷時，血液很快就在傷口表面形成血塊，血塊中含有一種血纖維蛋白，在血液中經過一連串的反應才導致血塊的形成，但是其中有一個關鍵的步驟，必需依賴鈣的協助才能完成凝血。

⊙鈣與牙齒

攝取足量的鈣可以幫助牙齒的發育。兒童的牙齒在牙齦裡就開始發育了。在長牙的幾年當中，均衡的飲食非常重要，除了足夠的鈣外，還需要維生素D的輔助，牙齒和骨骼長得才會堅固、強壯。細心照料的牙齒，他表面的琺琅質也較厚，可以較有效地抵抗牙齒的損壞。保持良好的健康，如攝取足夠的營養素；但想擁有漂亮的牙齒及強壯的骨骼，就必須及早注意不可。一旦過了牙齒及骨骼的發育期，再想補救就已經來不及了。良好的營養只能保護牙齒，卻不能改變他們的構造，這就是爲什麼嬰孩期的飲食那麼重要的原因。我們可以有很多機會（如飲食或環境）來改變我們的身體狀況，遺傳固然影響很大，飲食的改造力量也不容忽視。很多家族遺傳的疾病可經由飲食的改善，治癒或減少發病的機率。

⊙鈣質的吸收

均衡的飲食還需要良好的吸收能力配合。攝取足量的鈣質還需要身體吸收能力來配合，使它進入血液後，才能爲我們所利用。鈣容易與其他物質形成不溶性化合物，無法通過消化腸壁，最後便被排出體外。食物中最後促進鈣質的吸收，是蛋白質及乳糖。基於這個原因，我們將同時富含鈣質與蛋白質、乳糖的牛乳及乳酪列爲鈣的最佳來源。

脂肪對於鈣的吸收也相當重要，但是它的影響並不是直接的。脂肪對於維生素D的吸收非常重要，維生素D對於鈣的吸收也是不可或缺，於是脂肪便間接地影響了鈣的吸收。一度，科學家們認爲磷對鈣的吸收也有影響，現在已証實這個推理不正確。只不過血液中鈣與磷的比例是由磷的含量來決定的。

某些食物含有阻礙鈣吸收的物質，飲食中常有如此自相矛盾的地方。如黑麵包可提供許多有用且重要的營養素，但同時他也含有一種叫做植物酸酶的物質，它會抑制鈣的吸收。植物酸容易與礦物質形成不溶性的物質，阻礙礦物質通過消化管壁，這種現象，一九三〇年代已由康橋的麥肯斯教授與愛爾斯威道遜博士所証明。但在大戰期間，黑麵包是人們的主食，因此，科學家們建議在麵粉中添加大量的鈣以彌補這種損失。這種在食物中添加營養素的方法，現在仍被英國及其他國家採用。稍後，進一步的研究發現，用來烘焙的麵粉種類不同，植物酸酶的特性也有很大的差異。小麥及裸麥裏含有一種叫做植物酸的酵素，在麵包發酵的過程中會使植物酸酶分解而喪失與鈣結合的能力。如此一來，麵包中的鈣便又可被吸收了。但燕麥中所含的植物酸酵素並不很多，對鈣的吸收會有不良的影響。不過，燕麥片若與牛奶一起食用，則因牛乳內的蛋白質、乳糖及鈣，仍可提供大量的鈣質。一杯牛奶，大約便可提供每日鈣質需求量的四分之一。

草酸是另一種可與鈣結合使其不易溶解的物質。茶與咖啡都含有高量的草酸，某些水果及蔬菜也都含有草酸（特別是大黃及菠菜）。基本上，我們沒有必要去限制吃這些食物，當然，這些食物也不可能被視爲鈣質的良好來源。

⊙鈣的平衡

不管飲食中是否缺乏鈣，骨骼與血液及柔軟組織之間鈣的含量都維持固定。如果飲食中含鈣量較多，其多餘的鈣便貯存在骨骼中，但貯存的量仍有限制，當貯存的鈣量足夠時，鈣的吸收速度便會緩慢下來，未被吸收的則隨著糞便或尿液排出體外。當攝取的鈣質與排出的鈣量相等時，便是身體處於「鈣平衡」狀態。成長中的兒童，攝取的鈣質要多於排出的鈣量，使他們的身體處於正平衡狀態，多攝取的鈣質則供給骨骼及牙齒的發展。老年人則處於負平衡狀態，由於成年人自四十歲之後，便會有少量的鈣自骨骼中流失，自然吃下的鈣要少於排出的鈣質，這是相當正常的老化現象，與軟骨症自骨骼中大量流失礦物質的疾病不同。鈣平衡的調節是由副甲狀腺素的荷爾蒙所控制。這種荷爾蒙是由頸部的副甲狀腺所分泌的。通常，由副甲狀腺素與維生素D共同合作，調節鈣的吸收以符合身體的需要。

此外，有一種稱爲「降血鈣素」的荷爾蒙近年來被發現。當血液中的鈣濃度太高時，降血鈣素便會將血液中的鈣送回骨骼。同時也使得消化腸道的吸收緩慢下來。這是回饋系統的一個例子。分泌荷爾蒙的腺體通常與血液循環有關。當腺體偵側到變化時，適量的荷爾蒙便被釋放到血液中，使身體回復平衡。這種調節使身體內各個器官都儘量維持平衡穩定的狀態。

⊙飲食中的鈣與磷

我們的食物中大多含有磷。對於身體所有的組織，不管是骨骼的形成、酵素系統或是能量製造，磷都是很重要的。一九三〇年代，很多釀酒者宣稱他們釀的葡萄酒中含有大量的磷，有益於人體的健康，但正常的飲食幾乎都不會造成磷的缺乏，後來，這項宣傳便消聲匿跡了。只要維生素D及鈣質供應充份，一般飲食便足以供給磷的所需。

36 鈣的來源及需求量

身體對鈣質的需求至今仍有許多辯論。成長中的兒童較成人需要更多的鈣質，已有實驗証明，每人每天只需要二百毫克鈣質即已足夠。身體會隨著飲食中鈣含量的多寡來調節它的吸收速度，當飲食中鈣的含量不多時，體內的吸收能力便會相對地提高。

飲食中鈣的最大來源是牛乳及乳酪，兒童的飲食中，牛乳尤其特別重要。很多食物也都含有少量的鈣質，包括：堅果、綠色蔬菜、燕麥、魚及扁豆等。肉骨頭與魚骨頭都是鈣的良好來源，可是我們卻不可能大量食用。但某些魚骨，如沙丁魚罐頭或小魚骨都可食用且富含鈣質。

有些傳統的烹調方法，意外地提供大量的鈣質。中國人常吃的醃排骨。便是將排骨切段後浸泡在醋中。這樣的處理使得排骨中的鈣質溶解到湯汁中，而其中所含的鈣質更爲豐富了。

脫脂奶粉經常出現在飲食中以補充鈣質。它具有新鮮牛奶所有的各項好處，但去掉了高卡路里的脂肪。很多人發現，他們可以每天喝兩大杯脫脂牛奶而不用擔心體重的問題，兩杯牛奶約含三百六十卡路里，而兩杯脫脂牛奶只含一百八十卡路里。脫脂奶粉可加入烹調中，如新鮮牛奶一般使用，或直接加入菜中以增加營養，尤其當小孩拒絕喝牛奶時、將奶粉加入烹調中是添加營養的好方法。蛋糕、泡芙及小餅乾等點心都含有大量的奶粉，其他很多湯類如蘑菇、馬鈴薯湯，醬類都因加了奶粉而且更爲營養可口。脫脂奶粉也同樣可用於這些食物點心中，同時他的售價又比新鮮牛奶便宜，在密封的情況下也能保存得更久。

大部分工業化國家的人民，多以乳製品如牛乳、乳酪等補充鈣，飲食中大都不致於缺乏鈣質。至於開發中國家國民鈣質的攝取量，要視當地食品供給狀況及飲食狀況而定。靠近海洋或湖泊的人，魚的來源容易，不用擔心鈣的缺乏，但在較貧窮及內陸地區的共產國家，飲食多以蔬菜、水果爲主，就可能產生缺鈣的現象。而在熱帶國家的人民，因長期曝露在日光下，可獲得充分的維生素D。有利於鈣質的吸收與利用，即使飲食中只有少量的鈣，也能充分利用而不致缺乏。如果維生素D足夠，即使攝取的鈣量不足，也不致造成太大的傷害；但若是缺乏維生素D，即使攝取了人量的鈣質也無法有效的利用。

鈣、磷及維生素D之間的關係，使骨骼及血液中的礦物質維持正確的比例，這是體內各種營養素互相影響的另一個例子。只偏重某一種礦物質或維生素是沒有好處的。我們必需了解各種營養素之間如何分工合作，根據這種了解，計劃我們的飲食，才能獲得最佳的效果。

37 磷的重要性

我們已經知道了鈣對骨骼及牙齒的重要性。磷對於骨骼及牙齒也是同等的重要。成年人體內約含有八百克的磷，約五分之一存在骨骼中。此外，磷還有許多功能，它可與脂肪結合形成磷脂，磷脂是細胞膜的重要組成，他可決定進出細胞膜的物質。磷同時也是組成細胞核的重要元素，它可形成核酸、去氧核醣核酸（DNA）及核醣核酸（RNA）。磷也存在於許多酵素中，對碳水化合物的新陳代謝非常重要（碳水化合物分解後放出的能量，可供細胞活動之用，是人體內主要的能源之一）。對於肌肉細胞，他除了一般的能量來源，還可利用一種磷酸肌酸的磷酸化合物作爲部分的能量來源。此外，磷酸在血漿中還扮演著維持正常酸鹼値的重要角色。

◎磷與鈣同等重要

研究鈣所得的資訊，在很多方面同樣地也可應用於磷。例如，磷與鈣一樣是形成骨骼及牙齒的重要元素，同時，影響鈣質吸收的因素也影響磷的吸收。健康的人，體內吸收磷的速度就等於腎臟排泄的速度，如此，血液內磷與鈣的量才能夠維持一個穩定的數字。磷與鈣在骨骼組織的貯存情形則視此兩種礦物質在骨骼表面的濃度而定。一種叫做「成骨細胞」，它與酵素一起作用，可以改變它們的濃度並把磷與鈣結晶化，而以鹽類的狀態貯存在骨骼內，這個可以使它們貯存起來的濃度，就是鈣與磷的臨界濃度。當鈣與磷以溶液狀態存在血漿中時，應該不會達到這個臨界濃度。

基於上述理由，當血液中鈣濃度增加時，腎臟便排出較多的磷；當鈣濃度降低時，磷就被保留下來，排出的速度也緩慢下來。這種精密的平衡由副甲狀腺素、體內維生素D的含量及鈣與磷的吸收狀況所控制。

很多食物中都含有磷，很難想像有人會缺乏磷。但鈣就不同了，並不是大部分的食物中都含有鈣，因此，日常飲食我們需要注重鈣的攝取。至於磷，就不用太擔心了，只有在腎臟發生了毛病或是副甲狀腺素分泌過多的情況下（此種荷爾蒙會提昇血液中的含鈣量），才有可能發生缺磷的現象。但是土壤內磷含量極貧乏的區域，其草食動物就可能缺磷。與缺鈣的情況類似，缺磷會造成肌肉衰弱及骨骼畸形發展。穀類生長在缺乏磷的土壤上，它的含磷量也會偏低，便需要由其他食物中補足。富含磷的來源食物包括：牛奶、蛋、肉、魚、堅果、穀類及豆莢等。

38 碘的功用

你是否注意到，爲何有些人可以吃下大量的食物而不用擔心體重過重，有些人雖然吃得很少，體重卻急速上升；有些人行動與思考都很敏捷，而有些人卻總是慢半拍；有些人從不曾感覺寒冷，而有些人已穿著厚重的衣物還不斷對天氣抱怨；有些人的毛髮、指甲都比常人來得薄而且很容易就會折裂。

這些差別經常是因爲飲食中缺乏了碘的緣故。碘與鐵、鈣等元素比較，身體需要它的量是非常微少。我們身體內含有一點二公斤的鈣及五克的鐵，但是只含有二十分之一克的碘。相較之下，它似乎是微不足道。事實上，它卻是非常重要的。

⊙身體對碘的需求

碘對甲狀腺非常重要，甲狀腺利用碘來合成一種化學物質或荷爾蒙來傳遞訊息，這就是甲狀腺素。甲狀腺素對於我們的成長（包括生理與心理上的發展）及健康的維持都很重要，腺體要能夠運作良好，碘的供給必需足夠。每天的飲食中需要有碘，但所需的量非常少，一百五十微克便足夠了。

⊙局部的缺乏碘

局部的缺乏碘最常見的結果便是甲狀腺腫大，腫大的原因是身體想要補足不夠的碘，甲狀腺想將這少量的碘做更有效的利用而引起。早期的缺乏碘不會引起甲狀腺腫大，但是長期的缺乏便會引起甲狀腺體亢奮而腫大。

⊙缺碘的歷史

甲狀腺腫大是由馬哥波羅在一三〇〇年代所提出。當時，這種疾病在亞洲平原地區非常普遍，特別是居住在山區的民族。傳說，在瑞士境內某些地方，幾乎每個人都患有甲狀腺腫大，他們甚至把腫大的脖子視爲美麗的象徵。但在世界的某些地方，人們甚至不知道什麼叫做甲狀腺腫大，因爲魚類幾乎是每餐必備，從食物中可以攝取大量的碘。其他如海藻類也是碘的豐富來源，通常，居住在海洋或湖邊的民族，如日本，食用大量的魚類及海藻類，因此很少發生缺碘的情況。

碘可以用來治療甲狀腺腫大是在拿破崙戰役期間無意中發現的。因爲英國封鎖了法國所有的海岸，原本從南美洲進口用來製造火藥的原料被迫中斷。本來打算自海藻中提煉製造火藥的礦物質，卻無意間發現海藻內含有大量的碘。這項發現，促使科學家嘗試用碘去治療甲狀腺腫大。但是早期的研究並沒有成功，因爲大量的碘具有毒性，而最初人們並不知道身體內所需的碘只是極小量。一九一〇年代，俄亥俄州的人民普遍患有甲狀腺腫大，再次引起科學家對碘的興趣，他們對四千名學童做實驗，其中兩千名定期服用少量的碘化鈉，另兩千名則否，一年後，服用碘化鈉的兩千名學童罹患甲狀腺腫大的人數明顯地減少，而未服用碘化鈉的兩千名學童患病的例子高達五百人次。

⊙缺乏碘的症狀

我們已知道當碘不足時甲狀腺會腫大，以便分泌出較多的甲狀腺素。有時，碘的攝取量並不足，甲狀腺素也分泌不足，但是甲狀腺體並沒有腫大的跡象，這種不正常的狀況，持續過久便會危害到我們的健康。因此，認知缺乏碘的症狀特別重要。甲狀腺素是身體新陳代謝的督導者，他可以使代謝的速度加快或緩慢下來。當一個人的甲狀腺素分泌過多時，他就好像有用不完的精力永遠停不下來，但同時也變得愈來愈瘦；當甲狀腺素分泌不足時，他就變得懶散、愛睏，整個身體的運作包括心跳、循環甚至胃腸的蠕動都緩慢下來，最後便導致代謝不良而體重過重。

除了經醫師指示外，甲狀腺素是不可以隨便服用的。某些不道德的商人爲了提高甲狀腺素藥丸的使用率，竟將它用於減肥。理論上，甲狀腺素可使身體燃燒較多的醣，產生較多的能量，依此推斷，服用甲狀腺素的確可以減輕體重，但長期服用的結果就不是這樣令人滿意了。第一，身體代謝的速度過快，會導致心臟機能衰竭而造成永久的傷害。第二，即使使用結果令人滿意，如願以償地減輕了體重，但因其他的副作用，服用甲狀腺素一段時間後仍不停止使用，當回到正常的飲食及生活習慣後，很快體重就會回到原來的標準，而且會變得比以前更重，最後的結果就是浪費了金錢又賠上了健康。

正常情況下，甲狀腺每天都會分泌適量的甲狀腺素供身體所需，當我們服用或注射甲狀腺素時，甲狀腺體便停止分泌，就像軍隊一樣，腺體如果閒置太久便會失去正常運作的能力。切記，如果眞的需要使用甲狀腺素，一定要在醫生的指示下服用。自行亂用藥物是非常危險的。

⊙眼球突出症的甲狀腺腫大

當甲狀腺體過度活躍並製造過多的荷爾蒙時，就會產生下列症狀：身體新陳代謝的速度加快，心跳的速度也加快。正常的心跳速度爲每分鐘約七十次，而患有眼球突出症甲狀腺腫大的患者，每分鐘心跳速度可接近一百四十次。病人的體重會減輕，容易緊張、而且常常感到太熱、眼睛也變得混濁不清。這類型的甲狀腺腫大並非完全是飲食的關係，當腦下垂體分泌的荷爾蒙過度刺激甲狀腺體時，也會引起甲狀腺腫大。某些用來治療這種情況的藥物，也必須要配合飲食小心地使用。

⊙碘的來源

很多食物缺乏碘，土壤與水質對食物的碘含量有很大的影響。蔬菜與乳製品碘的含量更與土壤有著極密切的關係。碘已知可用來預防與治療甲狀腺腫大，很多國家因此在鹽中添加碘，人們便在不知不覺中攝取了所需的碘量。三十年代，美國也曾成功地將碘添加於飲水中，但加在鹽中是最便宜又有效的方法。很多人爲了省錢而購買不添加碘的食鹽。想想只要多花少許金錢就可確保甲狀腺的正常運作，爲什麼要省呢？每天只要攝取一百至一百五十微克的碘便可預防甲狀腺腫大，但有時甚至這樣少量的碘我們都無法從飲食中獲得。碘在懷孕期間尤其重要，很多專給孕婦服用的維生素丸，多添加碘以預防它的攝取不足。

39 其他礦物質的需要

當木材完全燃燒後，留下的只是一堆灰燼及樹木細胞中所含的礦物質。這些礦物質對於樹木的生存是必需的，如果我們燃燒食物，剩下的也只是灰燼及礦物質，但是食物進入身體，經消化分解後，其中的礦物質並沒有留下來而是被身體吸收了，剩下的是胃腸不能吸收的纖維質。當化學家們分析食物的礦物質含量時，首先精確地記錄它的重量，然後置於烘箱中加熱，直到食物完全燃燒成水蒸氣及二氧化碳，只剩下灰燼及礦物質，便可計算出礦物質的含量了。

所有天然、未加工的食物都含有礦物質。無論是動物或植物，礦物質對於他們的生長都是絕對必需的。天然食物燃燒後，所有的礦物質都被留下來，其中包括氯、鈉、鉀、鈣、磷、鐵及銅等。

⊙鈉、鉀及氯的來源

鉀被發現廣泛存於肉類及蔬菜中，鈉則存在於肉汁及動植物的組織液內，氯是氣體，所以在動植物體內只能以化合物的形態出現。如食鹽這種化合物含有氯與鈉，我們就稱它爲氯化鈉，氯在生物體內就是以這樣的化合物形態存在。

氯離子對於身體內的許多運作都很重要。他們與氫結合成氯化氫，分泌到胃中以幫助消化。體內若無法製造足量的氯化氫便會導致很多胃腸問題，通常這是缺乏維生素B12的前兆。

很多食物都含有足量的鈉、磷及氯，但有些地區的草食動物可能因為土壤及牧草的關係而缺鈉。這時，我們通常餵以小塊的氯化鈉以補充不足的礦物質。

◎身體對礦物質的控制

雖然我們每天攝取的礦物質並不一定，但留在體內的量卻是一定。腎臟會做適當的調節，將多餘的礦物質排出體外，保留所需的量在體內。

流汗，是身體用來控制水份含量的重要方法。水份經由皮膚表面的小孔離開身體，這些小孔就是汗腺孔。汗腺佈滿全身，他負責調節身體的溫度。小量的汗水自汗腺孔排至皮膚表面，當汗水蒸發時，連帶也降低身體的溫度。

身體某些部位含有大量的汗腺孔，當我們很興奮或是在高溫下工作時，水份便自這些腺孔中大量地排出。隨著汗水的排出，相對地體內的氯化鈉也隨之流失。在一般環境下，汗腺就和腎臟一樣會控制汗水的排出量，但是如果天氣非常炎熱，就有可能流失大量的水與鹽份而發生中暑的現象。一般中暑的症狀為噁心、暈眩及口乾舌燥，此時吃些含鹽及流質食物可幫助身體恢復平衡。將鹽類添加在水中是很有效的方法，但只能飲用少量，一杯水加入四分之一茶匙的鹽就已經綽綽有餘，如果過量就會發生嘔吐、腹瀉的現象。因爲太多的鹽份會使血液或組織的水份回流到消化腸道，而造成嘔吐或腹瀉。如果你需要在炎熱天氣底下工作，擔心體內的鹽份是否會大量流失及攝取是否足夠，最好的辦法就是注意日常的飲食，而不是一次大量攝取，因爲這可能會破壞體內原本的平衡，並使得情況更糟。

⊙神經、肌肉與礦物質

礦物質和神經、肌肉的功能有密切的關係，特別是鉀和鈉。鉀存在細胞內，鈉主要存在細胞外的體液中。這些礦物質與其他離子維持細胞膜上的電子能階。神經利用這個能階，經神經纖維將訊息傳到肌肉，肌肉的運作也仰賴著細包內外離子的正確分佈，特別是鉀與鈣。缺乏鈣可能引起心肌停止而導致死亡，而太多的鉀則會使心跳過快。

⊙礦物質可以做爲緩衝劑

身體內很多反應都可能產生有毒或有害的物質。如激烈的運動會引起乳酸的聚積，某些食物對身體而言，可能過酸或過鹼，而食物中的礦物質可以中和這一類的物質。血液中的血紅素就是最好的例子，他根據是否攜帶氧氣而改變其酸性，血液的酸鹼性變化可控制二氧化碳的運輸。細胞及體液間由礦物質形成的正、負電荷，負責維持血液的酸鹼值在於七點四左右。我們在淸水中加入檸檬汁，水會馬上變成酸性，像這樣酸鹼值突然地改變，血液是無法適應的，於是過多的酸性物質便被用來作爲消化液，幫助消化，或是以尿液或二氧化碳的形式排出。無論那一種方式，都依賴礦物質及它們的緩衝效用。

⊙鈉、鉀及氯的缺乏

如果礦物質供應短缺時，身體會有效地保存和利用這些少量的礦物質。例如，腎臟就會再過濾將原來要排出體外的礦物質留下來，送回循環系統再次利用。科學家以動物爲對象，進行鈉、鉀及氯的實驗，他們發現低鈉的飲食使得動物食慾降低、成長不良。因爲幾乎所有動植物細胞都含鉀，要設計缺鉀的實驗幾乎不可能。至於氯，如果缺乏，正常發育會受到阻礙，而且很容易感染疾病。但事實上缺氯的情形也是很少見。

⊙鹽的謬見與對食物追求新奇者

廣告的力量是相當驚人的，以致許多追求健康的人，花了許多冤枉錢，買到的卻是名稱誘人的普通商品。鹽就是其中的一個例子。追求時尙者認爲蔬菜中所含的鹽類、有機鹽或者海鹽要比一般的食鹽高級。實際上，根本是無稽之談。鹽是由鈉離子與氯離子構成的晶狀化合物，無論何種來源的鹽基本上都是由鈉和氯構成。由蔬菜得到的鹽或許比較香及含有微量元素；海鹽可能含有碘及鎂，但是鹽本身並沒有什麼不同。如果你喜歡，儘可選擇海鹽或其他鹽，但是不要再被廣告欺騙了！

⊙每日鹽的需求量

鹽可以添加到很多食物中，尤其當我們烹調時。所以鹽的攝取量應該不會不足，相反地，因爲我們的飲食經常太鹹，一個人平均每天用掉十克的鹽。一般健康的人對這個量還不能適應，患有高血壓或可能患高血壓的人，對鹽的容忍量很低，每天十克的攝取量，會使得沒有高血壓的人血壓升高，有高血壓的人血壓變得更高！

很多老年人，隨著年齡的增加，心臟的機能也隨著衰退。因此應避免攝取過多的鹽。食用大量的鹽，會使更多的水分留在血液中，迫使心臟工作負荷過重，而導致心臟方面的疾病。改善這種情況最簡單的方法，就是限制鹽分的攝取。

多餘的鹽分最後會由腎臟排出體外。吃下鹹花生或鹹魚後會感到口渴，是因爲體內需要較多的水份將鹽排出體外。但是嬰兒沒有能力排出體內過多的鹽，所以餵食嬰兒的食物千萬不可太鹹。一般而言，母親的味蕾要多於嬰兒，所以當母親覺得味道太淡時，對嬰兒而言卻可能是太鹹了！

40 微量元素

我們已知道某些礦物質，如鐵、鈣或磷，對身體而言都是少量但必需的物質。尚有其他某些物質也是同等重要，但需求量更微少。例如碘，每天只需要一百五十微克，幾乎很難用天平去稱它。

很多元素對身體的運作都很重要，但需要量都極爲微小，以致很難決定它需要多少量。現代分析儀還未發展以前，分析血液、骨骼或組織內的元素成份是很困難和費時的。最簡單的方法就是加熱，燃燒這些元素然後由其顏色及光譜來辨別。熟悉化學實驗的人都知道，經過燃燒，鈉會產生黃色火焰，而銅會產生綠色的火焰。現在因爲科學發達，分析方法就以前精密得多，而且可以檢驗出更多的種類—包括定性與定量。某些物質如砷或鉛，身體內都含有微量，但只要稍微過量便會危害生命。到目前爲止，這兩種元素到底屬不屬於身體需要的微量元素，仍不確定。但是，不斷地測試、觀察及研究有助我們正確的認識。未來的研究更能使我們發現更多鮮爲人知的重要元素。下面列出幾種早已被確認其在營養學上爲很重要的元素。

⊙鎂

鎂是生命中必需的礦物質。它可以形成植物的葉綠素，因此，凡綠葉植物都含有大量的鎂，其他如堅果、豆類也都含有多量的鎂。當動物攝取鎂的量不足時，便會變得急躁不安、肌肉衰弱及痙攣。鎂在生物體內所扮演的角色與鈣相類似，他與骨骼的形成有關，同時也是維持神經與肌肉（特別是心肌）正常運作的礦物質。雖然一般飲食不會缺乏鎂，但在某些特殊狀況下，如患有腎臟方面的疾病的人，可能自尿中排出大量的鎂，或是酗酒者，有時血液中的鎂含量便會不足。還有，剛動過胃腸手術的病人也可能會影響到礦物質的吸收，因此，他們便需要特別的治療和注射。一般人只要飲食正常、攝取足量的蔬菜和水果就足夠了。

鎂也可用做瀉藥。英國知名的礦泉水Epscm Salt便含有大量的鎂，他可促使體內水分的排出使體內的代謝較順暢。但我們自飲食中所獲取小量的鎂並不會造成這樣的結果。鎂同時也存在許多酵素系統內，沒有它，某些代謝便無法進行。雖然，每天鎂的需求量只有兩百毫克，但它仍是不可還缺的。

⊙鋁

鋁在人體中只有極少量，但它並不歸屬於微量元素之一。很多人用鋁鍋烹調或服用含有鋁的藥物，這些都會聚積在人體內部。但直到現在，我們仍無法証明鋁對於人體究竟是有益還是有害。

⊙鋅

鋅也是重要的礦物質，因爲體內許多酵素系統都需要它。同時，鋅也促進維生素A的代謝、二氧化碳的排泄及肝的解毒功能。其他如皮膚及毛髮角質素的合成，骨骼的形成或胺基酸合成蛋白質的過程，也都需要鋅的幫忙。我們發現，肉類、穀類、豆類及牛奶中都含有鋅，因此，缺鋅的情況並不普遍。但飲食中若含有植物酸，則植物酸便會與鋅結合阻礙它的吸收，這種情況就與前面提到鈣的情形相類似。最近的研究報告顯示，鋅對糖尿病的檢驗很有幫助。正常人的胰臟中都含有大量的鋅，但糖尿病患者胰臟中鋅的含量卻相當低，由此可做爲診斷的依據。鋅還可用來治療傷口，正確的反應過程還不是很清楚，它似乎可幫助新皮膚的膠原蛋白和其他蛋白的形成，因此對傷口產生治療效果。

⊙鈷

鈷也是一種必需的營養素。它是構成維生素B12的結構中心，可用來治療貧血，但令人擔心的是，鈷也可能造成中毒現象。一般的綠色植物都含有鈷，每人每天需要的攝取量約爲零點三毫克，但每日排出尿液鈷的含量也略爲相同。

⊙錳

錳是人類必需的另一種微量元素。很多食物都含有錳，包括穀類及綠色蔬菜，茶是相當好的來源。牧草若是生長在缺乏錳的區域，牧場中的動物便可能缺乏錳。缺乏錳的動物便無法生育。同時，他們的生長也會受阻，骨骼的發育也不健全。人類似乎不太可能缺乏錳，錳在體內某些酵素系統非常重要，同時它也可用來控制糖尿疾病。科學家們以天竺鼠做實驗，發現缺乏錳的天竺鼠會逐漸出現糖尿病的症狀，而且胰臟的功能也不健全。

⊙鉻

另一個人類必需的礦物質是鉻，但因爲鉻的需要量極爲微少，似乎不太可能產生缺乏的現象。動物實驗已經証明鉻在胰島素及血糖的利用上扮演著極重要的角色。近年來研究將鉻用於糖尿病的治療，已有成功的個案傳出，但他的醫療價值仍值得商確。因爲鉻的含量極微。以致分析工作很難進行。大部分的人每天只需要五微克。這樣微少的量，我們實在很難了解它在身體內究竟扮演著那些角色。

⊙氟

在牙齒、骨骼及身體內其他組織中都可發現氟。我們所獲得的氟大部份來自飲水，除了魚類外，幾乎很少有食物含有這個元素。茶是另一個豐富的來源。體內的氟大部分聚集在牙齒表面的琺琅質上。成長階段攝取大量的氟可確保琺琅質的堅固。但攝取過量也會對牙齒造成傷害，在表面出現斑點。一九五〇年代，科學家對飲水中不含氟及含有大量氟的城鎮實施調查，結果發現飲水中含氟區域的兒童，罹患蛀牙的人數只有不含氟區域人數的一半。其他類似的調查也証明了飲水中添加適量的氟確實可以預防蛀牙並增強琺琅質。但是，也有人反對在飲水中添加氟，反對的原因有二：一爲氟具有毒性，會引起牙齒的斑點，而且可能會破壞身體的平衡；其次是在飲水中加氟，對年青一代的牙齒是絕對有益的，但對已老壞的牙齒卻沒有什麼效用。我們在食鹽中添加碘以預防甲狀腺腫大，同樣的道理，爲了確保兒童能擁有健康的牙齒，我們應該在飲水中添加適量的氟。

由於在飲水中添加氟，也引起了許多製造牙膏及漱口水廠商在他們的產品中添加氟的動機。理論上，因爲牙膏與漱口水不可食用，所以應該不會攝取過量的氟。但實際上，我們在刷牙或漱口時，都會不經意地嚥下少量牙膏或漱口水。少量的氟對人體是有益的，但只要稍稍多一些，它便對身體造成傷害。在飲水中添加適量的氟，是人體可以接受的，但應避免將它加入其他物品中，以免吸取過量。

不幸地，氟也如其他礦物質或維生素一樣被誤用。有些人認爲：「少量有益，多量必定更好。」以營養學的觀點而言，是不正確的，氟便是絕對不適用的例子。

⊙砷及錫

某些存在植物與動物體內的元素，似乎與他們的代謝過程沒有什麼關係。當砷處於純化學狀態，大量服用時是具有毒性的。在食物中，砷通常以化合物的狀態存在。進入身體內的砷，最後便隨著糞便排出體外，錫的命運也是一樣。物質以這種方式排出體外，當然無法被血液吸收，更不可能造成任何毒害。

⊙銀與鎳

某些礦物質存在於身體內的量極少，以致很難了解它們眞正的作用或是爲必需的營養素。很多礦物質，如錫、鋁、銀、鎳及矽都被用於製造鍋、貯存罐等物品，調查結果顯示，這些礦物質吃下少量並不會對生物體造成傷害。

現今，對於這些微量元素，我們的問題不是需要什麼？而是要避免什麼？許多殺虫劑及有毒的物品，隨時都有可能汚染我們的食物、空氣及飲水。所以當我們擔心飲食是否均衡時，也不要忽視了環境中可能危害我們健康的物質。

41 我們需要維生素補給品嗎？

在前面數章中，我們已概略地介紹過飲食中所需的維生素與礦物質，這些物質每天的需要量並不一樣，例如，每天需要鈣一至二克，而維生素B12就只需要數微克。但需要量的多寡並不與它的重要性成正比，每一種都是同樣的重要，至於其需求量，則是經過不斷地調查、實驗所獲得，這些結果最後用國家科學院食品營養部收集在一起製成飲食建議表。（參閱附錄Ⅲ）

當飲食中缺乏某一種營養素或攝取量不足時，身體就會產生疾病。這種情況如果持續下去，就會危害身體的健康，在第三世界的國家，這個問題尤其嚴重。

缺乏維生素A會導致乾眼症或夜盲症；缺乏維生素B則會造成腳氣病及癩皮病。這些症狀最初的治療方法就是補充缺乏的維生素，但要預防疾病的再次發生就必需要加強營養常識及改變當地的農業政策，維生素補給品雖然方便，但對於很多人來說還是昂貴的，而且身體所需的營養，最好是來自飲食，這是相當重要的觀念，但卻逐漸爲世人忘記。規畫一張飲食參考表是很有用的，不要把它視爲處方或治療方法，它只用來提醒我們攝取均衡的營養，注意身體的健康。

某些營養素我們可以很容易地從飲食中獲得。例如，橘子內所含的維生素C，就足夠提供我們所需求的量，而且很多人的攝取都已超過。我們同時也吃蔬菜與沙拉，夏天時，更大量地攝取蔬菜與新鮮水果，於是，在不知不覺中，我們每天已吃下約兩百至參百毫克維生素C。這些食物中同時也富含其他營養素，對我們的身體極為有益。不幸地，有些人認為只要服用維生素丸便夠了，誤以為服用愈多的營養補足品，便愈有利於身體的健康。因此，他們花費大量的錢購買維生素丸及其他營養補充品，這實在是沒有必要。一年之中，很難有缺乏新鮮蔬果的時候，同時，也經常食用魚、肉類及其他乳製品，櫃子上更是擺滿了早餐麥片。如果能夠好好地計劃我們的飲食，照理說，應該不會造成任何營養素的缺乏。

但在某些特殊狀況下，我們也需要額外補充營養。例如：生病、意外受傷或操勞過度時，吃些營養補給品有需要的。在懷孕或親自餵乳時，身體對礦物質及維生素的需求比平時高，我們便可請醫師處方或買些維生素丸以補充營養。

維生素的定義是：身體必需但是又無法自己製造的物質。但是我們知道，有些維生素是身體可以製造的，只是數量不多，菸鹼酸就是個例了，它是由色胺酸合成。有些人甚至可以自行合成維生素C，一般而言，健康的身體加上均衡的飲食，體內的維生素及礦物質就不會缺乏。過量的服用維生素補給品會提高身體的需求量並造成不自然的狀況。身體便會依賴補給品而喪失自食物中攝取營養的能力。就像是服用阿斯匹靈，我們並不會每天服用它，而是只有在頭痛的時候才服用。營養補給品也是同樣的道理，在特殊狀況下，營養補給品可有效地發揮功能。但是，我們所需的營養應該來自食物中而不是維生素補充品。

有些人抗議，現在的食物大多經過加工，添加了色素及防腐劑，以致許多營養在加工過程中被破壞了。因此，他們堅持一定要使用健康補給品來補足這些損失的營養。如果，你只靠加工過的食品而不想法子改善飲食，當然，這種堅持有理。如果你每天都攝取新鮮、自然的食物，那麼就不需擔心維生素及礦物質的缺乏了！

市面上銷售的營養補給品，價錢大都很昂貴，因爲萃取、蒸餾或合成這些過程都很複雜，同時，還要加上庫存、包裝及廣告的費用。如果你購買了水溶性的維生素（如維生素C或維生素B群），服用過量，超過身體所需的部分，數小時之後便會隨著尿液排出，身體無法將這些多餘的維生素貯存起來。至於脂溶性的維生素如A、D、E、K，它們可以保存在體內。冬天，因爲陽光不足，我們可以服用魚肝油補充體內的維生素D，如果食物中已有足夠的含量這些多餘的維生素貯存在體內，不會排出體出體外但卻無法利用。

維生素丸劑的使用經常引起各方的辯論。有些人相信，一般的食物中無法提無足夠的營養，所以一定要使用其他方法來補充。另有一些人對維生素補給品採懷疑的態度，絕對不吃這些不自然的補給品。實際的情況剛好介於兩者之間，應該在需要時便服用，而在平時則攝取一般的飲食即可。每個人都有自己的生活習慣，惟有自己最了解吃了些什麼，可能會缺乏那些營養。需要購買維生素補給品時，應詳細閱讀上包裝上的標示及各種維生素的含量，（通常是以毫克、國際單位或微克表示）將每一片劑的含量，與每日的需要量及可能從食物中獲得的量相比較。包裝上服用量的指示常有很大的選擇空間，例如：一次服用一至二片，每日服用二至三次。那麼究竟該服用多少量就得自己去評估了，千萬不要服用過量。維生素對飲食有很好均衡作用，但是卻不能取代它。追求健康沒有捷徑，而飲食也不是其他營養補給品所能取代的。

第四篇
家人的健康

42 家人健康的規畫

營養方面的知識要應用到生活上才能顯出値値，而研究營養的目的不外乎是想活得更健康。但是營養的改善，一定要持之以恆，持續不斷地實施才能獲得成效。

早期有關營養學方面的研究，使我們對飲食中必需的維生素、礦物質及胺基酸等有所了解。在實驗室內我們餵食動物所需的各種營養素，卻使牠缺少其中某一項，經過一段時間的觀察，便能知道缺乏的物質可能引起的病症，然後，再將缺乏的物質加入其飲食中，繼續觀察它的療效。爲了驗証這些營養素對人體的影響，我們徵求自願參與實驗者，經過不斷的努力，終於獲得了實驗的結果，增加營養學方面許多知識。驚訝的是，這樣辛苦的研究成果，卻很少人懂得去利用它。例如：每個人都知道吸烟會導致癌症，而癮君子卻懷著僥倖的心理，認爲那決不會是我。年復一年，我們花費許多金錢去研究吸烟對健康的危害，同時，也有愈來愈多的金錢被用來製造香烟及廣告，這是多麼地不合邏輯。我們明明知道那一類食品對健康有益，那些食品會危害健康，但是卻很少有人認眞的考慮。如果注意一下餐廳、自助餐或咖啡店裏飲食的人們，你就會了解，那些人是爲了健康選取食物，或者是吃些損害自己健康、增加體重或減短生命的食物。

⊙身體的需求

無論年齡與健康的差別，每一個人都需要均衡的維生素、礦物質、蛋白質、脂肪與碳水化合物。每種營養都有其不同的來源。有關各種食物中營養素豐富的含量，我們特別列舉出來做爲規畫每日飲食的參考。

1. 一杯全脂牛奶或兩杯脫脂牛奶。
2. 小麥芽、酵母菌及未加工的黑糖蜜、全麥麵包及麥片。
3. 如果飲食中缺少魚和肝臟類，吃一些魚肝油補給品。
4. 六盎司橘子或葡萄柚汁或八盎司蕃茄汁，每天至少一份蔬菜沙拉及一些生的蔬菜。
5. 烹調時，使用添加碘的食鹽。
6. 一份乳酪。
7. 一份肉、魚及鷄蛋或肉類替代品，如烤豆、黃豆、全麥義大利麵條或通心麵。肝臟、心臟或其他內臟至少一星期吃一次。魚、蝦、蛤、牡蠣等海產類食物也是一星期至少吃一次。
8. 三份以上綠色或黃色蔬菜如甘藍、空心菜等。
9. 除了果汁之外，三份以上水果（有顏色的水果較沒有顏色的水果更好）。
10. 炒菜的蔬菜油及沙拉醬。

⊙檢查身體所需的營養素

現在，我們已經知道每天該吃些什麼食物。讓我們檢查一下，這份食物參考表是否符合每個人的需要。

1. 維生素A：魚肝油、有色的水果及蔬菜，乳酪、蛋黃、奶油及肝臟。
2. 維生素B群：小麥芽、酵母菌、黑糖蜜、全麥麵包及麥片。
3. 維生素C：橘子、葡萄柚及蕃茄汁，沙拉、生菜及水果。
4. 維生素D：魚肝魚、鮭魚、鮪魚及沙丁魚類等。
5. 維生素E：小麥芽、綠葉蔬菜及植物油。
6. 維生素B2(核黃素)：牛奶、乳酪、肉類及酵母菌。
7. 維生素B6(吡哆醇)：肝臟、蔬菜、麥麩及黑糖蜜。
8. 菸鹼酸：全麥麥片、莢豆類、肉類及麥麩。
9. 維生素K：綠葉蔬菜及黑糖蜜。
10. 鈣：牛乳、乳酪、綠葉蔬菜、堅果及豆莢類食物。
11. 磷：牛奶、乳酪、肉類、魚類、蛋、全麥麥片及豆莢類食物。
12. 鐵：小麥芽、黑糖蜜、蛋黃、紅肉類、可可、全麥麥片及綠色蔬菜。
13. 銅：蛋黃、黑糖蜜、可可、肝臟、堅果及豆莢類。
14. 鈉、氯及碘：添加碘的食鹽。

15.微量元素：很多微量元素都存在黑糖蜜、蔬菜及海產類食物中。

16.不飽和脂肪酸：葵花子油，紅花子油、黃豆油及蔬菜油，由這些油類製成的人造奶油也是不飽和脂肪酸的良好來源。

17.蛋白質：肉、魚、乳酪、蛋、黃豆及牛乳。

18.碳水化合物：全麥麥片、全麥麵包、水果、蔬菜、蜂蜜及黑糖蜜。

19.纖維素：水果、蔬菜及全麥麵包及麥片。

20.水份：牛奶、水果、果汁、湯及開水。

前面所列舉各種食物，可供作參考。但每個人的需求隨年齡、性別及職業而有所不同。例如，牛奶的攝取量就與個人的年齡、體重有關。兒童比成人需要的更多，每天應喝兩大杯牛乳；成年人，通常只需要一杯即足夠。由於牛奶是高卡路里的食物，如果攝取過多，可能會有體重過重的問題產生。

⊙每日的基本食譜

下列是一些建議，可供我們如何調配一日飲食的參考。這只是供參考的食譜大綱，份量似乎過多。在附錄I中列有各種菜單及食譜，可供每日變換調配。

早餐：

六盎司橘子汁或葡萄柚汁及蕃茄汁、幾片水果、麥芽麥片及牛乳、蛋（視情況需要）、全麥麵包、牛乳（兒童用）、茶或咖啡。

午餐：

肉類、乳酪、一至三份蔬菜或一份沙拉、蛋（如果早餐未吃）、全麥麵包及奶油、水果、水、茶或咖啡。

下午茶：（下午三點半左右）

果汁、水果或茶、（兒童可將果汁改爲牛乳）

晚餐：

肉類或肉類替代品、二至三份蔬菜、沙拉，如果需要的話可以喝一點湯、全麥麵包及奶油、水果、奶酪及堅果（體重未過重者可增加這一項）。

就寢前：

牛奶加黑糖蜜

家庭中成員的人數、年齡和他們的口味、習慣及用餐時間的長短等，都會影響進餐的內容及形式。家人各有不同的想法，因此我們應視全家人的需求來準備食物。下面提供從新生嬰兒到九十歲的老年人各種不同年齡層所需的飲食作爲參考。

⊙人生的七個階段

人的各階層年齡的界限，通常因時代而有所不同。由於近年來醫藥的發達，營養及衛生的改善，及各種老年人的福利，使年齡的界限很難有明確的劃分。在莎士比亞的名劇「如願以償」中，曾述及人生的七個階段。他描述劇中的演員所扮演人生中的七個角色：從嬰兒、學童、愛人、戰士、法官，然後變成一個枯瘦的老人，最後成為一個目盲、耳聾、牙齒全無垂死的老人再進入他的第二個嬰兒期，也是人生的最後一個階段。

人生中各個階段的特色，在今日的社會中已不若莎士比亞時代所具有的代表性。但是，我們仍可看出些痕跡。如戀愛便是在二十歲左右的青少年時期。滿懷熱情與活力的戰士約為二十至三十歲之間充滿衝勁的時期。擔任法官便是事業有成，四、五十歲左右的中年人了。老年及衰老期在今日依然存在，只是年齡層要較莎士比亞時代提高很多，青年期與中年期的距離也有愈來愈長的趨勢，尤其近年來更為明顯。由於良好的營養，兒童愈來愈早熟，中年期變成是心情上的名詞，而不是指實際上的年齡。大部份的運動員在三十五歲就已度過人生的巔峰，（只有少數例外，如越野賽跑者要到四十歲才算是巔峰）但是沒有人在三十五歲時就從運動場上退休，認為自己已進入了中年期。某些醫學專家將人生簡單地分為四個時期：兒童期、青少年期、成年期及老年期。最近資料顯示，世界健康組織將中年期定為四十六至六十歲，中老年期為六十至七十五歲，七十五至八十五歲才算是老年期，超過八十五歲才正式步入衰老期。

就營養學上而言，不同的年齡群可由他們的飲食狀況界定。一般而言，卡路里的需要量在八歲時到達最高點，此後一直持續到三十五歲，然後逐漸減少。身體的組成也在此時發生變化，年青時，體內蛋白質對脂肪的比例較高（蛋白質佔百分之十七，脂肪佔百分之十三），到了老年時，蛋白質與脂肪的比例剛好相反，這種情況已有事實的根據而非憑空想像。因此，我們若想到了中年甚至更老的時候仍擁有健康的身體，注意飲食，保持體內蛋白質的平衡是非常重要的。

從近年來死亡率的統計資料，就知道營養的調理很重要。不適當的飲食會造成很大的傷害，在美國及歐洲，佔居死亡率第一位是心臟及呼吸器官的疾病。在英國，消化腸道的失調居第二位，在其他國家，胃腸及腹瀉的疾病也居於死因的第四位。這些疾病都不是感染所引起，大部份是由於體重過重的原因。很明顯地，飲食中攝取了太多的糖及脂肪，以致過多的脂肪聚積在體內造成病因。

因此，當我們為家人準備飲食時，應注意多含蛋白質的食物，脂肪類可儘量減少。但同時，也應注意每個人是否攝取了足量的熱能。

⊙嬰兒期

胎兒在母親體內時，由母體充份地供給他維生素、礦物質、脂肪、蛋白質等生長所需的物質。從營養學的觀點上來看，嬰兒剛出生的幾個月並不需要大量的營養，但是他們對專為嬰兒設計的母乳卻是相當的喜歡。對於是否應該親自哺乳有許多不同的意見，反對的人認為母乳對於嬰兒根本沒有什麼好處，喂食牛乳會更為方便，其實這只是個藉口。實際上，只要可以就應該親自哺乳，因爲母乳是最適合嬰兒的需求。而且，我們一直強調，親自哺乳可以增進親子間的關係。當然，因爲某種因素而無法親自授乳，母親對嬰兒的愛也不會因此而減少。市面上已有良好配方的奶粉銷售，可以安心使用。但是在使用前一定要先看清楚其標示說明，使用後，如果有任何問題或是嬰兒的體重沒有增加，就應該詢問醫生的意見。我們對於食物都有偏好，嬰兒也不例外。

嬰兒出生後的幾個禮拜，特別是第一個嬰兒，對家人而言是又愛又恨，充滿了驚喜與困難。如果親自哺乳，第一天或第二天通常會失敗，大部份的母親都知道，此時可以用罐裝的牛奶來補充，一方面可以滿足嬰兒的需求，一方面可以使母親的情緒慢慢放鬆，產生較多的乳汁（嘗試多喝些水、果汁及牛乳）再親自哺乳。但是，問題又來了，到底是嬰兒需要時就餵他，還是按時哺乳呢？嬰兒在剛出生的幾個星期內，餓了就可以餵他，稍後逐漸有些規律，再按時哺乳會比較方便。剛開始時，聽到嬰兒的哭聲很難狠下心來不理他，但是，只要確定嬰兒沒有生病或體重減輕的現象，慢慢就會適應定時的餵食。

現今，親自哺乳的最大難題是，大部份的母親在生產後很快便又恢復全職的工作。這個時候，就應該提早幾個星期讓嬰兒習慣使用奶瓶，才不致發生什麼困難。但在清晨及下班後，母親還是可以親自哺乳，只是在白天讓嬰兒使用奶瓶。

母親如果能夠持續地親自餵乳，好處很多，而懷孕期間身上多出的脂肪，也會因製造大量的母乳而消耗，授乳期間大約可維持四個月。四到六個月時，就要開始準備斷奶。這時因為添加了新口味的食物，嬰兒對母乳（或牛乳）的需求便會逐漸減少。最後嬰兒完全斷奶時，母親身上多餘的脂肪也已消耗，我們見到的是健康的嬰兒以及苗條的母親。

由於合成食品的昂貴，使得牛乳成為斷奶期間既便宜又營食的母乳取代品。雖然牛乳是很好的食物，但在嬰兒未滿六或八個月以前，醫生大多不建議使用。（如果你還記得，牛乳是為了使成長中的小牛獲得更多的鈣質，骨骼與肌肉發育得更好，這樣的營養遠超過一個嬰兒所需，你就不會驚訝為何醫生不建議使用了。）而且牛乳內含有較多的電解質及鈉、鉀等礦物質，這些都會增加嬰兒腎臟的負擔。牛乳內的乳糖含量及鐵含量都較母乳低。為了補救這種差異，最好的方法就是將牛乳稀釋，這樣可以稀釋牛乳中過高的蛋白質及電解質。（通常，兩體積的牛奶加一體積的水最適合嬰兒。）至於牛乳中缺乏的乳糖，則可在牛乳中加入少量未精製過的黑糖蜜或黑砂糖即可。

母奶雖然比牛奶含較多的維他命A與C，但母奶與牛奶一樣，二者都缺乏維他命D。幸好，新生兒體內已貯藏了大量的維他命A及D及少量的鐵質，這些貯存的營養素大約可維持幾個月，之後，就需要由添加食物來補充了。橘子汁和魚肝油可以儘早地給嬰兒食用，至於其他營養補給品則可詢問醫生的意見。通常鐵質補給品並不需要，因為母奶及嬰兒奶粉便可供給足夠的鐵質，不過，嬰兒斷奶之後，便得注意添加富含鐵質的食物。蛋黃、小麥芽及黑糖蜜都是鐵質的良好來源。這些食物可以少量地添加在嬰兒的食物中。

當我們餵食嬰兒牛奶或嬰兒奶粉沖泡的牛奶時，嬰兒通常需要較多的水份，這點是非常重要的。隨時給嬰兒補充一些熱水、冷水或稀釋的果汁，但千萬不要是糖水。因爲牛奶或奶粉中通常較母奶多一些電解質，嬰兒便需要較多的水份將這些多餘的電解質以尿液的方式排出體外，所以他們經常會感到口渴。哭泣通常會使人以爲嬰兒餓了而餵給他更多的牛奶及電解質，其實，嬰兒所需要的只是水而已。過多的電解質及不需要的物質聚積在嬰兒的體內，對他們而言是一項負擔。雖然，嬰兒奶粉是仿造母奶的成份製成的，但沖泡時，濃度一定要適合，才會使嬰兒充份吸收其營養分。

如何使母親正確地沖泡奶粉，是第三世界健康工作者最感頭痛的問題。因爲他們大多受了廣告的影響，放棄傳統的哺乳方式，改用嬰兒奶粉。但是，很不幸，大多數的母親都不識字，沒有辦法閱讀標籤上的說明，牛奶不是沖得太稀就是太濃，而且奶瓶也沒有充份地消毒，很容易嬰兒就會感染疾病，以致嬰兒的死亡率相當高。如果想增進嬰兒的健康、減少嬰兒的死亡率，親自授乳是最好及最有效的方法。

⊙斷奶期

嬰兒在四至六個月時即可開始斷奶。營養和容易消化的穀類，自古以來對大部份斷奶的嬰兒都是很好的食品。其他，如水果及蔬菜也是嬰兒可接受的食物，同時也提供了大量的營養素。所有的食物都需煮熟、搗爛之後，再少量地餵食嬰兒。剛開始時，嬰兒可能會拒絕，但不要操之過急，儘量保持進餐的愉快氣氛，很快地，嬰兒就會高興地接受。到了六個月大，就可以開始添加些肉類，像其他食物一樣，也需要經過煮熟、搗爛的程序，一直到他能夠咬碎小塊食物爲止。大部份嬰兒都很喜歡乳酪，六個月大的嬰兒，乳酪也是很好的食物添加品。但是，糖類的食品則儘可能地避免，因爲這會養成嬰兒嗜吃甜食的壞習慣。正常情況下，如果嬰兒的營養足夠，他們對甜食不會有特別的喜好。

⊙蹣跚學步期

嬰兒開始學習走路時，很多母親常會疏忽嬰兒的營養。或許因爲嬰兒較大了，上診所看醫生的次數也減少了，母親便容易掉以輕心。其實，在這個階段，魚肝油、橘子水及其他營養補給品對於嬰兒極爲重要。這個時期的嬰兒也非常需要較多的照顧，以致母親沒有足夠的時間準備營養的食物，他們往往用甜食來停止嬰兒的哭泣，很容易就養成不好的飲食習慣，這些都應該要避免，如果眞的需要餵食一些點心，可以新鮮的水果及果汁替代糖果及餅乾。進餐時間應該儘量充裕且有規律，每天的食物最好包括有沙拉及蔬菜。

在這個時期，最難預防小孩吃過多的糖果，因爲大部份的小孩在這個階段都被送到育嬰中心，漸漸地，甜食變成了每日的必需品。我們都知道甜食吃得太多對小孩的健康有害，但是只要適量，也不必太刻意地禁止。必需注意的是，糖果是高卡路里的食物，吃太多的甜食，可能會導致體重過重。所以讓小孩進食甜品最恰當的時間是在飯後，既可滿足需求，又可幫助消化。

在家裏親自動手做糖果是很容易的，而且三、四歲的小孩通常很樂意參與一起來工作。蜂蜜、乾果、奶粉、黑糖蜜、堅果及奶油混合均勻後，再加入巧克力醬或其他水果醬，可增添糖果的風味，而且健康可口，不會像市面上出售的糖果，添加了許多人工色素及香料。不過，吃完糖果後一定要注意牙齒及口腔的清潔，齒縫間還黏有糖果便上床睡覺，很容易造成蛀牙。因此，兒童如果在睡覺前吃了甜食，一定要要求他們再刷一次牙，以確保口腔的清潔。

兒童在這個階段，飲食可以多樣化，各種風味的食物都讓他試著去適應。每添加一種新食物，剛開始只給他少許，兒童對於陌生的食物都有恐懼感，因此，一開始不可能進食太多。當兒童漸漸長大，活動量也增加時，兩餐間的小點心就應該增加，這時候，可以給兒童一些碳水化合物類的食物，如香蕉，乾果及其他新鮮水果，全麥麵包、三明治及自製的餅乾都是很適合的點心。這些點心都可提供兒童足夠的能量及大量的維生素和礦物質。

⊙青少年前期

兒童到十三歲左右，就會快速地成長，對於食物與營養素的需求也大量地增加。這個時期，鈣質及蛋白質的供給非要重要，乳酪與牛奶是這兩樣物質的豐富來源，最好能夠每天食用。

此外，維他命B群的需求量也逐漸增加，尤其是青少年期的男孩。應該儘量給他們吃未精製過的穀類食品及天然砂糖。冬天時，因陽光較少，飲食中應注意維他命D的來源是否足夠，或者服用魚肝油補充，以促進鈣質的吸收，使骨骼強壯。至於女孩的飲食，應特別加強鐵質的補充。因爲大部份的小女孩在這個階段開始有月經，每個月身體會流失一定量的鐵質，這些流失的鐵質就由身體內貯存的鐵質來供應，然後再由富含鐵質的食物補足。黑糖蜜是鐵質的良好來源，可以將它加到牛奶，酵母奶、餅乾、蛋糕及其他食物中一起食用。另外，蛋、肝臟及綠葉蔬菜也應該是每日飲食所必備的食物。

維生素C可以預防貧血，因此在每日食譜中，應該有大量柑橘類的食物或服用五十毫克的維生素C片。維生素C具有酸性可以幫助鐵質的吸收。綠色蔬菜及穀類含有的鐵質是三價的鐵離子，但是，人體能夠吸收的是二價的鐵離子，維生素C可以幫助鐵離子與亞鐵離子的轉換，這就是爲什麼檸檬汁及水果可以幫助消化的原因之一。

青少年期，非常需要營養的水果、全麥餅乾及三明治等提供良好熱能的來源。在青少年發育成長期中，我們如果能夠供給他們足夠的營養食物，那麼他們的體重、皮膚、牙齒方面的問題及貧血、便秘等症狀便可避免。

⊙青少年期

青少年時期，活力充沛，能量的消耗也很驚人，他們的飲食常隨心情而定，因此，需要爲他們挑選適當的食物。如果當他們在孩童時期養成良好的飲食習慣，到青少年期食物的準備就方便得多了，甚至在他們離開家之後，仍然會習慣性把水果當做點心；挑選全麥麵包、牛奶、乳酪、酸乳酪、綠色蔬菜、肉類及魚類等極富營養價值的食物。

青少年自己也開始會買喜歡的食物。如果他們必需在學校用餐或開始他們的第一份工作，就必須學習怎樣去搭配食物。過去所教導的一切，現在都會派上用場，我們驚訝地發現，人們對食物的愛好竟是這樣地保守，甚至換了新環境之後，還是挑選我們習慣、熟悉的食物。

成年人的健康

成年人最容易養成不好的飲食習慣。常有錯誤的觀念，以爲成年人已停止發育，因此嬰幼期所需要的維生素、礦物質便都不再需要了。其實不然，在前數章中已經說過，身體停止發育後，仍然需要不斷地更新、淘汰老舊的細胞，甚至骨骼也不例外。細胞被分解後在肝臟進行重組的工作，給我們重建健康的機會。現代的生活方式，每個人都很忙碌，不管你是家庭主婦、上班族、運動員或在求學的學生，都希望每天能有更多利用的時間。不幸地，我們獲得休息的時間愈來愈少，更難得有多餘的時間，利用它來獲得營養方面的知識，但應儘量將所知的知識運用到日常生活中。

如果希望家人都能過得健康，應努力幫助他們養成良好的飲食習慣。成年人與小孩一樣，當我們介紹一些新的營養觀念或改變食物的口味時，都需要有耐心，不可操之過急，只要建議他們將吃慣了的白土司暫時停止，嚐嚐全麥麵包；把經常吃的果凍、甜甜圈換成新鮮的水果；把你希望他們吃的食物擺在餐桌上或冰箱內，他們就會逐漸習慣。剛開始，他們可能並不心甘情願，但是，一旦他們知道這些食物是多麼美味營養，就不會再拒絕了。設法鼓勵他們接受新的營養觀念及良好的飲食習慣，經過一段時間之後，便會發現全家人的飲食習慣與健康情況都有了顯著的改善。

⊙老年人的健康

改善老年人的飲食觀念與習慣較爲困難。老年人已習慣了他們的生活方式，而且根深蒂固的認爲某樣食物有益、某些食物有害；不輕易接受不同的觀點。老年人經常都會有牙齒方面的問題，胃腸也不好。如果家中有老人同住，在飲食方面，應特別爲他們準備適合的湯及蔬菜，對健康情況會大有幫助。另外，在他們的飲食中添加些食物。例如，在燕麥粥中加入小麥片或在湯中加入脫脂奶粉。如果老年人喜歡吃甜食，則試著用黑糖蜜、奶油及巧克力醬做甜點，同時，儘可能在飲食中添加富含纖維素的食品，因爲便祕經常困擾著年老的人。穀類、蔬菜、新鮮水果及乾果都能預防便祕的發生。

43 飲食的需要因人而異

我們已知道家庭中每個不同年齡層對營養的需求，但是還有許多特殊的情況，無法按照年齡來區分。包括孕婦、素食者、運動員、舞者及模特兒等。他們都很健康，但在飲食方面便需要做一些不同的或特別的修改。

⊙孕婦

如果你懷孕了，並不需要吃下兩份食物，只是需要吃得好一些而已。懷孕初期，胎兒還很小，所需要的營養並不多，所有胎兒所需的維生素、礦物質及其他必需的營食都可由母體的血液中獲得，所以，這個時候飲食的設計應著重在使體內維持營養的均衡，而不是積存大量營養在體內。

懷孕時，如果同時缺乏礦物質與維生素，後果極爲嚴重。因此，孕婦必需攝取大量的新鮮水果、蔬菜、肉類、魚類、牛奶、乳酪及全麥麵包、黑糖蜜等食物以補充營養。開始時體重增加非常緩慢，一般情況下，到了第五月，孕婦的體重大約只比平時多出八磅。之後，體重便逐漸增加，至最後四個月，體重大約再增加九至二十磅。對於體重增加的速度應特別留意，正常情況下，體重的增加應該在這個範圍內。懷孕期間體重如果控制適當，生產之後便較容易恢復原來的身材。

有時，醫生也會建議孕婦服用維生素及礦物質補給品。一般爲含有維生素D（預防骨骼及牙齒鈣質的流失）、維生素B12、葉酸及鐵（預防貧血）。其他的營養素則需由均衡的飲食中獲得，多攝取些富含鐵質的食物及柑橘類水果或維生素C。懷孕最後三個月可酌量添加些富含蛋白質的食物，因爲此時胎兒成長得特別快，爲構築身體組織對蛋白質的需要會較高。事實上，在懷孕初期，身體就已爲後期準備，自食物中攝取含蛋白質的食物，這可由身體呈氮正平衡及貯存在胺基酸池中的胺基酸得知。這是人類爲保護胎兒與母親所做出的自然反應，當胎兒加速成長而需要大量蛋白質時，體內早已做好準備，不致對母體造成太大的負擔。

有人稱胎兒爲寄生動物，這種描述說明了某些事實。因爲即使飢荒時，胎兒幾乎也不會受到任何影響，大部份都能夠順利地產下，除了體重有些太輕外，健康狀況還算良好。出生之前，胎兒所需養分都由母體供給，營養不足的是母親而不是嬰兒。無論如何，懷孕期間如果營養攝取均衡，生產時會有很大的幫助，對於母親本身的健康狀況及產後的授乳都是相當有益的。

在懷孕期間，決不可服用任何成藥，除非透過醫生的指示。母體血液中的物質通常會經過胎盤進入胎兒的血液中，雖有過濾組織，很不幸地，這些組織並不能保護胎兒免受有害物質的傷害。數年前曾發生孕婦服用鎮靜劑所引起嬰兒畸形的事件，就是任意服藥所造成的悲劇。

另一件絕對禁止的事便是吸烟。如果孕婦有吸烟的習慣，在懷孕期間必需停止吸烟，毫無討價還價的餘地。因爲吸入的烟在肺中會產生一種叫碳酸血紅素的物質，它會在血液中降低正常血紅素的數量，而影響輸送到胎盤的氧氣。我們吸進的空氣中含有胎兒所需氧氣，如果孕婦吸烟，氧氣的輸送便會受阻。

當然，酒精類的飲料也是被禁止的。但如果你眞的需要，偶而喝一杯葡萄酒或啤酒也無妨，至於其他的烈酒，如威士忌、琴酒等必需避免。這些烈酒含有高度的酒精，會加重肝臟的負擔，對於嬰兒有害。

適當的休息與運動，對孕婦而言都是必需的。如果家中已有了一個小淘氣，那麼運動量一定足夠，只要注意多休息即可。但是，如果是第一次懷孕，就得做些適度的運動，如散步、游泳或做些孕婦體操。新鮮的空氣與陽光也很重要的，多做些日光浴可多爲胎兒貯存些維生素D。

⊙素食者

素食原是少數民族的傳統，但是，隨著東西文化與宗教的交流，已有愈來愈多的人喜歡吃素。無論吃素的原因是什麼，那是個人的決定，不要因此而嘲笑別人或發生任何爭執。只要飲食調配得宜，使每一個人都感覺自己的需要受到重視，那麼就不會有什麼問題了。

首先，素食者必需知道「什麼是蛋白質？」一般而言，素食者的蛋白質大都是來自穀類、蔬菜、牛乳、乳酪、堅果或水果類食物，似乎沒有必要添加蛋白質補給品，或到商店購買高價位的健康食品。素食者飲食的重要原則，便是儘量吃各種不同的食物。各種食物的營養價值或許不高，但是我們卻因此可得到各類的營養素。前面已介紹蛋白質的部份，我們將蛋白質很清楚地畫分爲「第一級」與「第二級」，素食者攝取的蛋白質應該是第二級，但是，除非你的食物除了蔬菜類之外，其他食物都不吃，否則這個分類並不十分適用。各種不同的食物中含有不同的胺基酸，如果混合食用，那麼就能獲得完整的蛋白質供應。比如，小麥片中缺乏離胺酸（必需胺基酸的一種），但是如果把麥片混著牛奶一起食用，缺乏的離胺酸便能由牛奶中獲得。

部份素食者，拒絕任何由動物來源的食物，比如牛奶、鷄蛋、乳酪、酸乳酪、奶油、肉類及魚類等。結果失去了大部份蛋白質的來源，但如果每餐都能均衡地食用豆類、穀物及蔬菜，還有可能獲得足量的蛋白質。有些人自稱是素食者，但卻吃魚及鷄肉，令人難以辨別他們究竟是因宗教而吃素，還是由於一時的憐憫心。但不管如何，飲食是個人的權利，如果有人不想吃他們認爲血腥的肉類食物，他們的選擇應爲受到尊重。

⊙運動員

運動員所需的卡路里最高，但是這些它必需是構建身體所需的蛋白質，而不是累贅的脂肪。他們如果攝取過多的卡路里，很容易就可以把它消耗掉。有人計算過，一次馬拉松賽跑大約需耗掉兩千卡路里。大部份長跑選手的訓練，要更甚於馬拉松賽跑，估計每人每天約需攝取四千卡里路的熱能。因此，大部份的運動選手都擁有結實、健壯的身體。

有些運動選手需要較重的體重，例如，舉重、擲鉛球等項目。要能適合運動員的體能，食物的營養極爲重要。牛奶對身體是最有益的，既能提供大量的熱能，又富含身體所需的蛋白質。乳酪與酸乳酪也有類似的功用。其他如未經加工的穀類、酵母菌、黑糖蜜及所有未精製過的碳水化合物，都是富含維生素B的食物。運動員需要大量地蛋白質、維生素及能量，以供運動之需並發展結實的身體。穀類、豆莢類與肉類、魚類、鷄蛋均富含蛋白質。傳統上認爲，紅肉類食物可以增強體力，牛排也是富含營養的食物，但是並不是唯一的來源。有些運動員，他們是長期的素食者，但在運動場上也一樣有傑出的表現。運動員，特別是賽跑者，比常人需要更多的脂肪，以補足消耗的能量，只是攝取時，儘量挑選不飽和的脂肪來源，烹調時儘可能使用植物油，儘量使用乳瑪琳以代替牛油。牛油是非常營養的食物，但是含有高含量的飽和脂肪酸。

最近一項研究報告指出，在比賽的前兩天，飲食中添加富含碳水化合物的食物，可以使選手有更出色的表現。這裏指的碳水化合物，包括麵包、米飯及麵條，它們可以使肝臟中貯存的肝醣含量提高，在比賽中便能立即大量地供給所需的能量。至於碳水化合物該增加多少量才合適，則依運動員個人的身體狀況及比賽的情況而定。

維生素對體力與能源的幫助效應，一直是個爭議的話題。如果日常飲食均衡，則只需要少量的維生素便已足夠，但是維生素B群卻不是如此。前面曾經提過，每人每天需要消耗多少卡路里才算足夠，至今還沒有定論，維生素B群的情況也是類似。在碳水化合物新陳代謝過程中，許多重要的酵素都需要維生素B群的幫忙，所以適當地服用維生素B片劑對身體有幫助，攝取過量會隨著尿液排出體外，不致在體內聚積。身體內許多組織的構建都需要維生素C的幫忙，包括腱帶與韌帶。平時如果多攝取水果及蔬菜，維生素C的供給應該不會缺乏，如果每天能多吃五十到一百毫克維生素C，就更能確保不會缺乏。維生素D是所有維生素中，運動員最不用擔心的一種維生素。皮膚接觸新鮮的空氣及日光之後，應該可以供給身體所需的維生素D，並把多餘的部份貯在肝臟內。

運動員通常比一般人更容易流失水份，他們經由肺及皮膚排出大量的汗水，連帶也損失了許多鹽份，特別是天氣炎熱時，情況更爲嚴重，如果不注意，最後可能會導致衰竭。這種損失可由鹽片補充，如果平時就能多吃一些含鹽的食物，就能夠平衡這種流失。

舞者

舞者與體操選手在很多方面和運動員相類似，他們都需要攝取大量的熱能及強壯的肌肉，但不是多餘的脂肪。他們之間最主要的差別，就是舞者與體操選手身材不能過於大，因此能量的攝取必需要有限制，才不會造成體重過重。他們的動作要求高度的技巧，因此身材一定要勻稱才會靈巧。在學校時，我們曾經學過運動學第一定律：力等於質量乘加速度(F＝ma)。如果我們把這個理論運用在舞者與體操選手的身上，就會了解，正確的體重關係著他們動作的靈活性。很多舞者都知道，他們的身體狀況要比大部份的人都好，而且了解在什麼樣的身體狀況下能使表演最完美。他們必需嚴格控制他們的飲食，不只是能量，還有其他必需的維生素及礦物質。

〔表8〕列出了兩類食物，一類只供給卡路里，另一類除卡路里外還供給其他營養素。一個活動力高的人可能要比勞力工作者消耗更多的能量，但是除了供給他們能量外，同時還要供給他必需的營養。如全麥麵粉與白麵粉同樣能提供足量的蛋白質與熱能，此外，它還含有豐富的鐵質與維生素。其他可供給蛋白質與熱能的來源還包括牛乳、乳酪及酸乳酪。舞者與運動選手飲食的最大不同，就是熱能與脂肪的攝取量，我們幾乎找不到任何與舞者飲食有關的文獻，但已確知他們每天需的熱能，比一般人較多，但少於運動選手的攝取量。跳舞每小時約消耗三百卡路里，大部份舞者除了在晚上表演，一天中還需要用上數小時來練習。

⊙模特兒

〔表8〕

某些只含有熱量的食物及其替代品

卡路里值	較少有益的卡路里食物		替代品及附加的營養價值	
100	濃湯	白麪粉（濃化）	清湯加少量的蛋及沙拉	維生素C及蛋白質
300	肉餅	白麪粉（油酥麪皮）	兩薄片瘦肉、馬鈴薯及綠色蔬菜	維生素B、C及蛋白質
300	起司三明法及兩薄片白麪包	白麪包	三明治及一片全麥麪包與起司、沙拉	維生素B、C及蛋白質
150	水果酸母乳	糖	原味酸母乳加一片蘋果	維生素C及礦物質
140	罐裝水蜜桃	糖（糖漿）	一個梨子、蘋果及水蜜桃	維生素及礦物鐵質
120	一小片海綿蛋糕	糖及白麪粉	麥片及黑蜜糖脆餅	維生素B及鐵質

流行隨著季節的變換而變換，但是，人們理想中的模特兒苗條的身材卻始終不曾變動。身材苗條的人，無論穿上古典的或新潮的服裝都非常地適合，而這也正是服裝設計師所需要的。模特兒應該如何保持他們的身材呢？大家都知道，模特兒大都很年輕，在這些富有魔力的工作中，模特兒可能是最簡單也是要求嚴格的一項。想要成爲一名模特兒，基本的條件就是年輕、漂亮，但是年輕並不一定保証能擁有合格的身材，很多年輕女孩因爲擁有傲人的身材而跳進模特兒這個行業，如果她們希望能夠成功就必需努力保持身材。

模特兒的飲食統計資料顯示，平均營養的攝取量都低於她們的年齡與身高所需要的量。假如所攝取的食物能夠提供身體必需的營養，即使吃少些也不會有什麼傷害，甚至有實驗報告顯示，吃得較少但營養豐富的老鼠比正常飲食量的老鼠來得長壽。爲了要在少量的食物中獲得所需的各種營養，因此，模特兒的飲食需要特別的照料。

模特兒與女演員不像舞者或運動員，她們在工作中並不會消耗大量的能量。她們大都了解運動的重要，因此，藉著上舞蹈課或有氧運動維持她們的身材，防止多餘的脂肪堆積在身上。而且由於職業的關係，她們經常處於緊張、興奮的狀態下，便間接地促進了代謝的速率，使食物快速地消耗，如此，便能保持苗條的身材。

但是，苗條的身材並非模特兒唯一的要求，同時，她的動作必需流暢優美，眼睛必需炯炯有神，頭髮、指甲及皮膚都必需保持健康而有光澤，想要達到這些目的，就必需仰賴均衡的食物與營養。小麥芽、黑糖蜜、酵母菌及全麥食品可提供大量的維生素B，維生素B對於消除疲勞非常有效。綠色蔬菜，柑橘類或紅色的水果與肝臟、鷄蛋一起食用，可以提供豐富的維生素A，對於眼睛疲勞或皮膚表面細菌的感染都有很大的助益。每天多吃柑橘類食物有助於體內維生素C的供需。冬天若長期在戶內工作，很少接觸陽光，吃一些維生素D補給品有助於肝臟的貯存。酒類、咖啡、茶及高甜份的飲料等，應儘量避免，因爲這些飲料大多含有刺激性物質，對血管有害。最好是以礦泉水代替他飲料，並且儘量攝取新鮮的水果汁。

大部份的女性發現，在月經來之前，體重會有增加的趨勢，而且身體會感覺不適，衣服似乎也變得緊了些。我們都知道這是自然的現象，但是對於擁有二十二吋腰圍的模特兒，月經期間卻彷彿是一場大災難。從醫學上的觀點來看，減少鹽份及流質食物的攝取，可減輕月經期間的緊張情況。在月經後半期，腦下垂體會分泌抗利尿激素（ADH）這種荷爾蒙，刺激腎臟回收較多的水份，因此在這段期間減少鹽及水份的攝取，那麼腎臟的回收工作就不致於造成太嚴重的膨脹感覺。

⊙精神性的食慾不振

當我們談及如何保持苗條的身材時，順便提一下精神性的食慾不振。當少女在青少年期後期快速減輕體重時，她們的母親便不免要擔心，女兒是否生病了。不過，很幸運地，厭食症雖然存在而且是相當嚴重的病，但發生的機率卻很少。通常，厭食症總是伴隨著情緒不穩，而且大部份發生在少女身上，很少有男孩的例子。這個現象暗示我們，女孩不想長大。有時，我們也稱這種病例爲「彼德潘症候群」（**Peter Pan syndrorme**）。青春期的女孩開始有了月經，而且胸部也開始發育，但是，有些女孩覺得她們還沒做好準備，還不想這麼快長大去面對異性及工作壓力。表示她們還沒準備好的方式之一就是再次變得像個小女孩，拒絕進食，使她們的身體縮小，正常的月經也停止了，同時，她們變成家人關注的中心。這種情況如果不治療任由它發展下去，身體的代謝功能便會被擾亂，以後再想恢復正常的飲食生活就很困難了。

厭食症就這樣毫無理由地使年青人的健康受到摧殘。雖然生活上、工作上或學業的壓力令人很難承受，但使自己成爲厭食症的俘虜，才是令人難以承受的事實。

44 家人的健康問題

很多人對於藥物過於信任，當他們因頭痛、胃痛或喉嚨痛等小病去看醫生時，常希望醫生給他們一個處方，相信這樣問題就能解決。但是他們很少停下來想想，究竟這些毛病是怎麼引起的。

大專院校的學生，經常爲頭痛、神經緊張、青春痘或貧血等毛病所困擾，因此，希望服用阿斯匹靈、維生素丸減輕痛苦。他們也很少想想，是不是上學期的飲食不當造成現在的小病連連。

想要經由營養的調配獲得完全的健康，需要正確而均衡地攝取維生素、礦物質、脂肪、碳水化合物及蛋白質等營養素。等到生病之後，再大量補充某一種維生素或礦物質，效果並不好。飲食最重要的是均衡地攝取各種營養養，而不是單獨地偏重某一項。

假設你這段期間非常勞累，一定有某種因素干擾了體內能量的產生。可能是體內的血紅素不夠，無法攜帶足量的氧至各個組織，以致食物無法正常、完全地燃燒；或許是因爲心臟的關係，所以氧沒有辦法到達組織；也有可能碳水化合物的攝取不足，貯存在肝臟內的肝醣已經用完，以致血液中的血糖含量過低；也許因爲維生素B1的缺乏，以致碳水化合物燃燒不完全；或者因碘的缺乏而使代謝的速度緩慢下來，或者缺乏了維生素B而干擾了能量的產生。總之，常感疲勞可能的原因就有這麼多，同樣地，其他的疾病如感冒、蛀牙、貧血等，引發的原因都有很多。因此，只偏重飲食中的某一方面對健康無益。身體內細胞的正常運作需要各方面的配合，各類食物都必需均衡攝取。

⊙學習享受食物

健康的身體是由均衡的飲食而來，如果對某種食物產生厭惡，那麼飲食的均衡就被破壞了。例如，有的人不喜歡牛奶，那麼他便減少了蛋白質與鈣質的良好來源。對於不喜歡的食物，很多人甚至拒絕做任何嘗試，堅持這種食物會使他們過敏，或者會令他們生病。我們相信，對某些食物的排斥是因爲幼年時期不愉快的經驗遺留下來的後遺症，並且可能會持續相當長的時間。

嘗試去接受新口味的食物是非常重要的。（或者嘗試去接受長久以來被忽視的某些食物）。你會發現，某些原本不喜歡的食物，現在你可能很喜歡。只要是有益於健康的食物，那麼便試著去接受它，別期望第一次嘗試就會成功，剛開始時，準備的量不要太多，到了第二次時，運用些心理小策略，比如告訴自己，這食物非常營養，對自己的健康很有幫助，如此會有些幫助，很快地，你會發現眞的喜歡它，而且愈來愈喜歡。

某些食些可能有些酸或苦味及其他特殊的風味，但最主要還是因爲我們心理拒絕它，所以不喜歡它。很多兒童都喜歡喝檸檬汁、酸母乳及黑糖蜜，而且一開始就很喜歡。有時我們會把酸味與食物腐壞聯想到一起，而苦味，自然就想到藥物。如果我們能把這些想法除去，重新嘗試它，成功的機會應該會比較大。

⊙便當午餐

很多帶便當上學或工作的人常常抱怨沒有變化。而負責準備便當的人也會抱怨，不知道該在飯盒裏放些什麼菜色。那麼下列的食物可以供做參考：

1. 牛奶、熱牛奶或奶油濃湯裝在保溫的容器內。
2. 生的胡蘿蔔或蔬菜，如青椒、芹菜、小黃瓜、蕃茄或生的蘿蔔。
3. 一大塊乳酪或一盒溶了的乳酪醬。
4. 乾燥的杏仁或核果。
5. 新鮮的水果。
6. 各種乾果。
7. 堅果，特別是花生。
8. 肝臟及香腸等。
9. 煮蛋。

基本上，每天的午餐都應包括上列的前四項，有些人爲避免攝取過多熱量，可將麵包改爲其他食物而仍可以有個愉快的午餐。用來做三明治必需是百分之百的全麥麵包，有時也可更換爲黑麵包或裸麥麵包，萵苣或其他綠色沙拉及美乃滋（如果沒有體重方面的問題）可以加入三明治中，其他有益健康的食物如肉類、新鮮青椒、蛋及芹菜、鮪魚、薰肉、蕃茄、香蕉及花生醬都可以做成三明治。

爲了身體的健康，午餐儘量避免蛋糕、比薩、果凍、蜜餞及餅乾之類的食物。自製的餅乾、小蛋糕因含有小麥芽、黑糖蜜、葡萄乾、堅果及脫脂奶粉，因此可列入午餐的菜單中，但是可能的話，還是以乾果及堅果來替代所需的甜食。

學校供應的營養午餐，品質參差不齊，很難控制。因此，營養午餐便經常成爲家長、學童及學校當局的爭論焦點。例如，蔬菜經常煮得太熟或是保溫過久變質，以致大量的維生素C流失。甜點也常含有高量的碳水化合物及精製的砂糖，除了提供大量的熱能，沒有其他的營養價值。有些人覺得這應該歸咎於有限的經費及缺乏訓練的負責人員，但是只要肯多花些心思，同樣的預算也能做出眞正具有營養價值的營養午餐。

醫生們也逐漸意識到學校午餐對學童健康的影響。蛀牙、貧血及感冒等症狀，發生在學童身上的比例過高。很多兒童未吃早餐就匆匆離家，晚上回家吃得也不多，於是學校的午餐成了一天當中的主食。因此，午餐至少應該提供每天所需營養素的三分之一。但是，我們把學童營養不均的責任全推到學校身上也是不公平的，很多小孩不喜歡每天吃同樣的食物，或是在進食前吃了太多的甜點，都是造成營養不均的原因。

學校或家庭都應該儘早教導兒童飲食方面的常識。如果兒童不喜歡學校的午餐，或是吃了過多的甜點，那麼前面提供的便當內容，可幫助學童獲得所需的營養。自己準備便當可能比在學校午餐麻煩且不經濟，但是，從健康的觀點來看，還是值得的。

⊙較小的健康問題

皮膚方面：長久以來，青春痘就一直困擾著青少年。很多人在成長之後，問題就自然消失了，但是，在這一段期間可能爲青少年帶來很多困擾與煩惱。我們儘可能由飲食的控制及臉部的清潔來避免青春痘的發生，很多皮膚方面的問題，經常都是因缺乏維生素A所造成，因爲維生素A可幫助皮膚表皮層的形成，缺乏它，表皮膚的保護功能不良，皮膚就很容易受到感染。其他如維生素C，可幫助締結組織的形成，維他命B可幫助身體的循環系統，這些都有助於解決青春痘的問題。另外，新鮮的空氣及適量的運動，對預防青春痘也有幫助，多吃新鮮的水果及蔬菜，少吃甜食及澱粉質食物。對抗青春痘必需注意各種成因，而不是偏重某一方面。醫生可能會指定某種洗臉乳液或肥皀以避免感染擴大，但是青春痘主要的起因還是來自飲食方面。因此，適當的飲食治療才會收到效果。

預防蛀牙：很多學童都有嚴重的蛀牙問題，大部份的蛀牙都是因長期吃糖及碳水化合物所引起。這些食物殘留在口腔中發酵，產生酸性物質，長期與牙齒接觸，就會把牙齒表面的琺琅質溶解，正常情況下，口腔分泌的唾液會中和這些酸性物質，但是因爲引起發酵的細菌還附著在牙齒表面形成遮蔽，於是口腔內的細菌開始滋生，酸性物質也緊緊依附在牙齒表面，所以，常吃糖果的兒童，很快就會產生蛀牙。

一旦牙齒表面的琺琅質被破壞了，細菌便開始侵蝕牙齒的象牙質部份而造成蛀牙。調查報告結果顯示，兒童經常吃過多的糖果，大部份的牙齒都不好，如果我們把甜點換成新鮮水果，那麼，發生蛀牙的機率就比較低。學校和家長都有責任去敎導小孩，告訴他們常吃糖果類的食物，對牙齒會造成傷害，形成蛀牙。同時，還應該告訴他們如何去選擇富含維生素、礦物質及其他有益牙齒健康的食物。尤其是維生素D、鈣質、維生素C對牙齒最重要，應該每天攝取。

眼睛疲勞：讀書的時間過久，眼睛便漸漸感到疲勞，這時候需要補充維生素A。杏果、胡蘿蔔及其他有顏色的蔬果都是富含維生素A的食物，應該每天食用，必要時可服用魚肝油補給品。維生素B對神經及精神官能都很重要，應每日充分攝取，保持頭腦清晰。

長時間坐在書桌前唸書的學生，通常都沒有足夠的運動量，如果吃得比平時少，那麼就會有營養不足的現象；但吃得過多，體重又會過重，因此，飲食的控制就變得非常重要。長時間唸書不應該忽視健康，身體不好的學生，考試的成績及其他方面的表現也不會太好的。

⊙感染疾病時的飲食計畫

當嚴重的感冒或患其他傳染病時，就應該好好在家休息。很多人都認爲請假浪費時間，但是，在感冒初期休息一、兩天較病情嚴重時請假一、兩個星期要好得多。除非醫生特別指定飲食，否則多吃些新鮮的水果及蔬菜對感冒會有幫助。飢餓時吃些肉類、魚類、水果及蔬菜，儘量多攝取些富含維生素的食物，特別是維生素A、B及C。

感冒或罹患任何傳染性疾病時，儘量避免到人多的地方去。因爲這些病都很容易傳染，對於抵抗力弱的小孩或老人，很容易造成傷害。輕微的感冒，傳染到肺或胸部不健康的人身上，就能使他們轉變成支氣管炎或是肺炎。

生病時，就應該去看醫生，但有些狀況，如輕度的貧血、疲累、青春痘等症狀，通常都可經由飲食的改善而解決。我們必需牢記，身體有了疾病時，必需每天不斷地、固定地供給營養，才能恢復健康。這似乎是項困難的工作，但只要想想健康的重要，那麼就很值得去做了。

⊙對別人的責任

爲了自己也爲了別人，我們應該時時保持最佳的健康狀態。唯有健康的身體，我們才有辦法去幫助別人、努力工作及享受生活。當然，這個想法太樂觀了，實際上，並不是任何人在任何時候都能保持良好的健康狀態，但是，如果我們能有積極的態度，朝這個目標努力，那麼實現的機率就會大些。

事實是最好的教導方式，如果你能証明均衡的飲食的確有益健康，那麼要說服周遭的人就很容易。沒有人會相信生病或身體的不適，完全是由飲食不均所引起，但是，愈來愈多的研究報告顯示，均衡的營養的確可幫助身體免於疾病的干擾。如果健康能以這樣愉快、簡單的方式得到，而我們不去做，那就太對不起自己了！

45 影響健康的嚴重問題

在前一章中，我們談到身體上一些輕微的健康問題，現在我們要討論一些影響健康比較嚴重的問題，它們通常都需要藥物治療，當然，均衡的營養在治療的過程中也扮演著很重要的角色。這些疾病包括糖尿病、肥胖症、血脂過高、心臟疾病，膽囊、消化腸道及腹腔方面的疾病。

患這些疾病時，我們應該好好檢討自己的飲食與生活，了解它們之間是否有關連。剛開始時，花些時間把問題的癥結找出來，對於日後問題的解決會有很大的幫助。

⊙糖尿病

糖尿病是一種內分泌代謝的疾病，它可能發生在年青人、老人、胖或瘦的人身上，它可能有很多徵候，也可能無任何明顯的預兆。有時，我們稱它爲糖類疾病，實際上糖尿病是由葡萄糖的新陳代謝產生故障所引起，它首先由胰臟發難，對健康的人而言，胰臟具有雙重功能。第一，它能分泌消化酵素到十二指腸幫助胺基酸、糖及脂肪的消化；第二、它含有一種特殊的細胞，能釋放胰島素這種荷爾蒙到血液中，控制血糖的含量及身體組織對葡萄糖的吸收。這些特殊的細胞發現在胰臟的區域稱爲「胰島」。糖尿病患者，這些特殊的細胞已經停止工作或只能產生極少量的荷爾蒙。

如果身體內沒有足夠的胰島素，那麼飲食後血液中血糖的含量就會過高。這些過高的葡萄糖，身體組織無法利用，最後只好隨著尿液排出體外。對於健康的人，如果攝取了過多糖份，胰臟就會分泌較多的胰島素，將這些過多的葡萄糖貯存到肌肉及脂肪細胞內，然後血糖就可以很快地回到正常濃度。但是，糖尿病患者缺乏胰島素，因此，飲食中只要含有少量的糖也會引起問題。爲了經由尿液移去血液中無法吸收的葡萄糖，體內的水份就會大量流失，導致病人因能量的流失而感到疲倦及口渴。常常感到疲倦及口渴是糖尿病初期可能產生的症狀。

幸運地，糖尿病現在可由胰島素的注射而控制，或者經由藥物的刺激，使怠工的β細胞再分泌胰島素，解決血糖的吸收問題。兒童及青少年患者，通常可依賴胰島素的注射來控制他們的血糖；但是四十歲以上的中老年患者，除了注射胰島素之外，還加上口服的藥丸以減輕病況。根據現代醫學理論推測，青少年期患糖尿病大多爲遺傳性疾病，因爲天生的缺陷，使得β細胞容易受到病毒的感染，這種感染使得β細胞製造胰島素的功能遭到破壞，完全停止胰島素的分泌。這種病例，患者終身都得依賴胰島素的注射，才能避免酸中毒或糖尿過高而導致休克死亡。老年的糖尿病患者，雖然知道和遺傳也有關係，但是通常胰臟並沒有完全喪失製造胰島素的能力，而且患者大多有某種程度的肥胖。許多報告顯示，這類型的患者，只要嚴格控制體重並維持適量的運動，便能阻止或預防它的發生。

在第八章討論碳水化合物中，我們曾談及隱藏性含糖類的食物。糖尿病患者對於這一類的食物必需要小心而且嚴格限制。大部份食譜上列出食物的碳水化合物含量多以「克」來表示，例如，一片二十克的麵包中含十克的碳水化合物。糖尿病患者每天可以攝取多少碳水化合物，通常依其病情而定，一般而言，一日的攝取量約在一百五十克至兩百克之間，但是正確的數量還是要由醫生決定。

如何將這少量的碳水化合物均勻分配在一天之中是很重要的事。一般而言，早、午、晚餐各攝取三十到四十克；另外，在早、午餐之間再攝取約十到二十克。執行這項計畫的第一件事就是找出含高碳水化合物的食物，嚴格禁止，儘量供應患者幾乎不含碳水化合物的食物。只含卡路里的食物也應禁止，至於綠葉蔬菜、肉類、魚類、鷄蛋及乳酪等富含維生素及礦物質的食物則是飲食所必需。

如果你必需爲家中的糖尿病患者準備飲食，勿須供給特別的餐飲。但在製作蛋糕、泡芙等小甜點時，只能使用全麥麵粉及甜味替代品。根據食譜中麵粉和水果的含量，每個蛋糕或派平均約含十五到二十克的碳水化合物。用太白粉或蕃薯粉做成的濃湯不適合糖尿病患者，但是拌上醋及沙拉醬的沙拉、清湯、肉類、酸乳酪、蔬菜、核果及種子類的食物都很適合糖尿病人，加上調味就是既營養又可口的食物了。

將食物含有碳水化合物的量列成表放在家裏，對於準備食物會有很大用處。烹調時可以計算碳水化合物的含量是否合適。高蛋白的食物如肉、蛋、乳酪及魚類都不含碳水化合物，搭配時可以大量利用。患者的體重如不過重，添加一些脂肪類的食物可以更滿足其食慾。一盎司穀類食物約含二十克碳水化合物，所以，儘量選用全麥麵包，除了卡路里還提供纖維素、維生素及礦物質。黃豆麵粉也是烘焙時很好的原料，它的碳水化合物含量約只有白麵粉的二分之一。

有些論說，攝取某些礦物質或維生素對糖尿病有幫助，但是，直到現在我們還沒有足夠的証據証實這項說法。不過研究報告指出，未精製過的食物含有大量的纖維素，可以控制消化腸道吸收葡萄糖的速度，因而吸收的速度就會減慢，身體就可以有較多的時間去處理血液中多出的血糖。所以，糖尿病患者每天最好都能攝取定量的新鮮水果及蔬菜。

糖尿病患者因爲不能進食大量的碳水化合物，不足的能量就要由蛋白質及脂肪來補充，碳水化合物與蛋白質、脂肪的換算一律都以十克爲單位，例如，一片土司麵可換爲一個蘋果（參閱表９）。利用這種方法，糖尿病患者也能享受健康的飲食。

⊙肥胖症

如果有人說你太胖了，聽起來就好像是一種無禮的言詞。雖然對於肥胖很難有一明確的定義，基本上，超過標準體重的百分之十就算是肥胖了。例如，標準體重應該是一百四十磅但卻擁有一百五十五磅的體重。一般而言，體重若超出三十或四十磅以上，那就達到危險的狀況了。沒有人因體重過重而死亡，但卻因體重過重所引起的併發症而導致死亡。

心臟、肝臟、腎臟、胰臟，循環系統；關節、視力跟聽覺都會因肥胖而受到影響，因此，我們該如何減肥呢？

首先，站在磅秤上記錄你的體重，測量腰圍、胸圍及臀圍，把這些測量的結果記錄下來，然後將一週內所吃的食物再詳細地記錄，計算這一週內究竟吃了多少卡路里，如果一天的攝取量超過兩千卡路里，那麼你就吃太多了。然後再仔細檢查這張記錄表，就知道原因在那裏了。是不是吃了太多的脂肪與糖類食物？或者純粹就是吃太多了。決定是否用漸進或迅速的方式進行減肥？對大部份的人而言，一天只攝取一千五百卡路里，長久下來體重就會慢慢地減輕；一天若只攝取一千卡路里的食物，體重就會迅速明顯地下降。

將維持健康所需的食物列出：蔬菜、肉類、魚類、水果及未精製過的穀類食物。計算一天中攝取多少卡路里。如果攝取的總量太高，便將食量減少。另外，製一表格記錄體重的變化，以重量（磅）爲縱軸，月份爲橫軸，逐月記錄體重，同時在你希望達到的體重數字上以鉛筆做個記號，試試看你需要多久才能達到目標。每兩天或一個星期量一次體重即可，儘量每次都穿差不多重量的衣服並且在相同的時間測量。（參閱圖21）

使用有計畫及漸進的減肥方式，對健康比較有益，同時在飲食中應包含維生素、礦物質及蛋白質類的食物，但減少脂肪和碳水化合物的攝取。如果你只需要減去幾磅的重量，那麼小麥芽是維生素B很好的來源。如果體重過量的情況很嚴重，那麼熱含量低且富含維生素的酵母粉及果汁是比較合適的食物。經常，少量的肉類也是必需的，在上午茶及下午

〔表9〕10克碳水化合物與其他食物替換表

食　物	盎　司	克	碳水化合物
蘋果	4	112	10
葡萄	2	56	10
橘子	4	112	10
堅果	8	224	10
米飯	1	28	10
胡蘿蔔	8	224	10
罐頭豌豆	2	56	10
馬鈴薯	2	56	10
麵包	2/3	18	10
麥片	1/2	14	10
餅乾	1/2	14	10
牛奶	1/3品克	157毫升	10
酸母乳	6	168	10
冰淇淋	2	56	10

〔圖21〕每日攝取1500卡路里的體重概況表

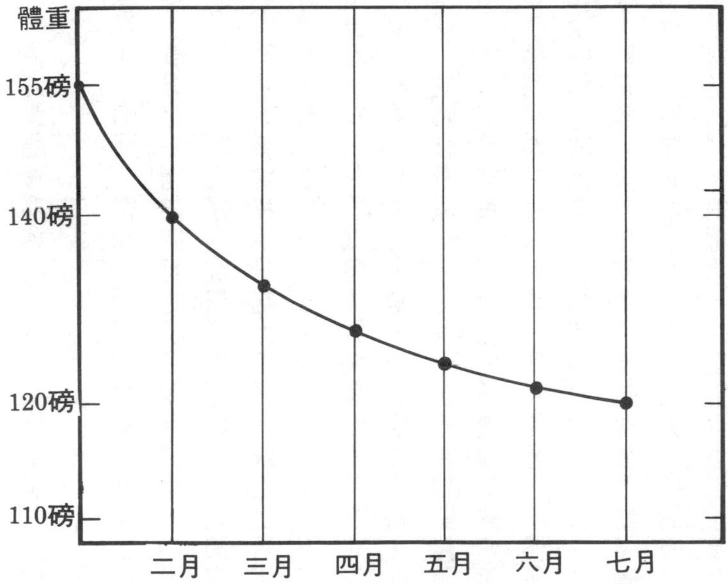

茶時間，可以吃一些脫脂牛奶、蕃茄、果汁、生胡蘿蔔、芹菜或小量新鮮的水果。肉類只能吃瘦肉；脫脂乳酪的卡路里含量並不高，也可以食用；蛋類，以任何方式烹調都可以，至於脂肪，就要儘量的減少，大部份食譜建議每天只能攝取二分之一至一盎司的脂肪，這大約等於一立方英吋的奶油或一茶匙的油脂，熱含量約爲一百卡路里。

最容易的減肥方法就是食物吃生。未經烹煮的食物含有較多纖維素，所以較不易消化，停留胃中的時間也較久，對於遏止飢餓的效果比煮熟的食物好。芹菜、蘿蔔、洋蔥、蕃茄，胡蘿蔔這類蔬菜多吃也不用擔心體重會增加，它們是最適合的減肥食物。水果比蔬菜含有較多的糖份，因此每天的攝量應限制一百至兩百卡路里之間，每天水果的攝取量，因每個人希望減肥的重量及速度而決定，如果因爲它會增加糖份的攝取，就把它完全從飲食中刪去是非常錯誤的決定。

休閒飲料及蘇打水對於減肥者非常有害，一杯的熱量高達一百卡路里。現在有些低卡路里的飲料，當然可以飲用，但是它們也不會提供任何維生素或營養素。

如果你不知道如何去做減肥計畫，雜誌或書本上都有很多可供參考的資料。大部份的資料都建議攝取低於身體所需的卡路里，那麼，堆積在體內的脂肪就會被燃燒利用，以供給身體不足的能量。最近，大家開始對脂肪在減肥飲食中扮演的角色感到有興趣。曾有人嘗試過高脂肪及低碳水化合物的餐食，結果確是成功地減輕了體重，但是因高量攝取脂肪對身體的危害，使得這種方法已漸漸被淘汰。

另外，也有人提出相反的看法，那就是攝取含量高的碳水化合物及含量低的脂肪可以減輕體重。這種看法與醫學觀點一致。脂肪量的減少，對於心臟、血管等循環系統有很大的益處，至於體內所需的脂肪則可由其他食物來代替，如乳酪、肉類及蛋類。這些替代品都是很有營養的食物，但加入飲食中時，也要小心卡路里的攝取量。

運動可以增進減肥計劃的效果，但是不要運動過量以免促進食慾。另一方面，運動對於健康也有很多好處，每個人每天都應該有適當的運動量。

⊙特別的飲食

爲了健康，在某些特殊的情況下，不但要注意飲食，還需配合藥物的控制。如心臟或循環系統有問題；膽囊及肝臟有毛病，或是腎臟不好的人，就需要雙方面注意。

很多疾病的診斷包括物理測試，如心跳次數、血壓、體重、血液及尿液的分析等，經由這些測試，醫生可診斷出疾病的導因。測試的結果，血液中含有太多的脂肪及膽固醇，表示飲食中攝取脂肪及膽固醇太多，很明顯地，解決這個問題最簡單的方法就是改變飲食。有時候，腎臟無法調節體內鹽的含量，身體內如果有太多鹽，就會使血液中的水含量增加而增加心臟的負荷。在這種狀況下，我們就應該減少飲食中鹽份的攝取。肝臟及膽囊的功能是分泌膽汁到消化腸道以幫助脂肪的消化，當肝臟及膽囊有毛病需要時間休息時，我們就應該減少飲食中脂肪的攝取。對於以上這些症狀，飲食的控制與藥物的治療同樣地重要。醫生建議的飲食通常很簡短，只是告訴你什麼可以吃、什麼不可以吃。如果我們了解這些限制背後的原因，那麼遵循這些原則便比較容易了。

⊙低鹽飲食

通常我們根據病情的輕重，將這類飲食分爲兩大類：低鹽飲食與無鹽飲食。低鹽表示烹調及進食時都不可以使用鹽，餐桌上不擺放鹽，麵包、奶油、蛋糕、乳酪、肉及魚類，正常均含有鹽份，可以少量食用。無鹽飲食就要嚴格地控制了，所有食物，不管是天然的或是添加的，都不可含有鹽。所以培根、洋火腿、魚罐頭、肉類及奶油、麵包、餅乾都應該避免，在購買或食用任何罐裝及淹漬的食物之前，一定要仔細研讀上面的標示。有時候它們可能要比想像中含有更多的鹽份。無鹽飲食是很難遵守的，而且只有在醫師指示下實施短暫的時間。無論你在一天之內吃下少許的鹽或是一茶匙的鹽，健康的腎臟都能保持體內的鹽份平衡，但是如果腎臟功能失常，無法正確地調節體內的鹽份，那麼在它復原期間，我們就應該減輕它的負擔。腎上腺素是由腎上腺所分泌的一種荷爾蒙，可以影響身體調節鹽份的能力。某些藥物可以控制這種荷爾蒙的分泌，換句話說，也就可以幫助腎臟早點恢復正常運作。

⊙低脂飲食

低脂飲食通常可以降低血液中脂肪及膽固醇的含量。高血脂症表示血液內含有過高的脂肪。這種症狀的病人，就應該遵行低脂飲食，肝臟及膽囊有毛病的人，也應該儘量減少脂肪的攝取。

醫生可能會給你一張飲食表，建議你每天進食不同的食物，但是儘量減少脂肪的含量。現在，市場上很方便可以買到低脂的食物，大部份都是爲節食者設計的，但是因爲這些食物不含脂肪與油類，所以也很適合低脂飲食者。避免進食含膽固醇的肉類、內臟甚至魚類、鷄肉及瘦肉也應避免，因爲它們都含有脂肪。

最近的研究報告指出，降低血液中膽固醇含量的最好的食物就是纖維素，我們在動物及人類身上都已經得到証明。因此，應該大量攝取水果、蔬菜、全麥麵包及未精製過的穀類食物，因爲它們都是天然纖維素最好的來源。

血液中膽固醇含量與心臟病的關係，科學家們一直深感興趣，醫學上的研究也已經証明，動脈血管內脂肪的堆積會使血液中血脂的含量增高，使血液通過的管道變窄。現在更有研究報告指出，血液中存在的膽固醇並不只有一種，而是許多種膽固醇的總合，每一種都具有不同的特性。對於心臟冠狀動脈方面的疾病，低密度脂蛋白是一種不好的膽固醇；高密度脂蛋白是一種好的膽固醇。低密度脂蛋白因爲它在流動的血液中，容易沉積在動脈血管壁上，造成阻塞，使血管變窄發生動脈硬化。避免攝取大量的動物脂肪，如牛肉、豬肉及含高脂肪的乳製品，就可以減少低密度脂蛋白的吸取。高密度脂蛋白是有益於人體的膽固醇，它能消除沉積在血管壁上的膽固醇，可預防動脈硬化的發生。

膽固醇是人體的自然產物，可用於製造膽汁，所以我們也需要適量的膽固醇。我們如果把飲食中的脂肪攝取量降低，動脈硬化及心臟方面疾病的發生機率就明顯地降低，由過去三十年來心臟疾病與飲食中脂肪、糖類攝取量的統計報告得到証明。

⊙無麩質飲食

如果對全麥食品中含有某種蛋白質會產生過敏的人，就必需採用無麩質飲食。這種蛋白質就是「麩質」，小麥、裸麥、燕麥及大麥中都含有它。對麩質過敏的人，它可能會引起消化腸壁黏膜發炎，而導致正常的消化與吸收過程受阻。這種過敏最近才被完全了解，而且可能是很多腹腔疾病的導因。不過，麩質可以很容易自麵粉中移去，現在很多麵粉製品也都採用不含麩質的麵粉爲材料，對患有腹腔疾病的人則有較多的選擇。

不含麩質的早餐麥片及餅乾在健康食品商店都可以購買得到。研究報告指出，患有多發性動脈硬化症的病人，進行無麩質飲食之後，情況大有改善，但是並沒有進一步的說明。似乎食用不含麩質的食物，的確可以改善消化腸壁及絨毛的消化吸收能力，使得身體能吸收更多的微量元素及維生素，而這些營養素是最能改善多發性動脈硬化症。

⊙禁食及新奇的飲食

新奇的飲食方式就如同春天的花朵一般，很少能夠持續很久。各種奇特的飲方式及禁食等花樣，經常是破壞身體平衡的兇手，除了干擾體內新陳代謝之外沒有任何好處。某些飲食方式只集中在某一種食物，如米飯或香蕉，也很危險。禁食也有許多擁護者，他們會告訴你，讓胃有時間休息一下，身體內各部門也可趁機做一番大掃除。但是，實際上胃並不需要休息，至於體內大掃除，只要我們吃的食物適當，體內不需要的廢物隨時都會排泄出來，勿須多此一舉。如果你有胃病，無法進食，顯然地，任何食物對你都是一種壓力，但是，也應該攝取大量的水份、果汁或牛奶，直到你的胃口恢復爲止。由你的感覺來決定你的進食方式，很多人，不管健康狀況如何，都不會隨著身體的需求改變其進食的方式。我們的飲食習慣常受進餐時間、朋友以及家人的影響，別忘了，你是你的身體的主人。好好照顧它！

46 如何保存食物的最大營養價值

現今家庭中對食物烹調的習慣，大多是採用傳統的方式，由於營養學知識的不足，在烹調中大部份營養白白地被浪費了。如果你贊同身體的健康是基於食物的營養，就應該採用科學的方法來改善傳統烹調的缺點。

⊙室內溫度的影響

很多維生素都會因氧化而破壞，食物與空氣中的氧產生化合，化合的速度隨著溫度的上升而加快，使大部份食物內所含的維生素被破壞。因此，食物最好存放在冰箱內，某些氧化作用因氧氣與酵素的存在而發生，同時，我們也在植物組織內找到一種可以破壞維生素C的酵素。

酵素反應可因降溫、冰凍而緩慢下來，並且在高溫沸騰時，酵素本身也會被分解。爲了保存食物中維生素C的含量，食物必需存放在陰涼的地方，儘量使其與空氣隔絕。蘋果、橘子及馬鈴薯等的表皮對於空氣具有相當的保護作用，但是，經過長期的貯存，食物內的維生素仍會損失。葉菜類的蔬菜如果暴露在室溫下，其所含的維生素C迅速被氧化。當冷凍食物自冰箱中取出等待解凍時，維生素又再一次的被破壞，因此食物採購後最好能夠馬上烹食，而沙拉也應在食用之前再準備。

⊙食物浸泡的影響

食物中任何可溶於水的養份，在浸泡與烹煮過程中容易釋放出來。糖份、維生素B、C及某些礦物質，都是易溶於水的物質。大部份水果、蔬菜中所含的天然糖份，如果經過長時間的浸泡或烹煮，就很容易流失。所以，蔬菜應該用大火快煮，不要加太多水，炒或烤最適宜。

食物應該充份快速地沖洗，除非是乾燥過的食物，如香菇、大豆，否則不要浸泡太久。如果食物在烹調之前已經削皮，應該裝在塑膠盒中貯存在冰箱內，避免與水、氧氣及光線接觸。用來做沙拉的蔬菜如果需要切成小塊，應該在上面灑點水，用塑膠袋裝起來，然後貯放在冰箱內，這樣約可保持半小時而且營養不會流失。但是絕對不可以將它浸泡在一大碗水中。

用來浸泡乾燥過的水果、豆類所需要的水量，只要比食物能吸收的量多一些即可，大約是食物體積的四分之三。食物因浸泡而損失的維生素、礦物質及糖份，依浸泡的時間與水的份量而定。

⊙削皮、切片、剁碎等處理對食物的影響

所有這些處理過程都會使食物的營養價值損失。當食物被切成細片時，暴露在空氣中的面積大爲增加，會有更多的養份被氧化或流失於水中。如果我們在處理食物之前先將它冷藏，則因低溫可以使氧化與酵素作用緩慢下來，便可減少營養的流失。此外，如果食物準備的時間能夠縮短，而且在烹調之後立刻進食，那麼也可降低營養物損失。儘量不要去掉食物的表皮。很多礦物質及維生素都集中在靠近表皮的附近，如果把皮削掉，這些養份就白白浪費了，水果及蔬菜如果能連皮一起烤或煮會有許多好處，而且味道也會比較好。

⊙烹調對食物的影響

在烹調過程中，食物的養份之所以會大量流失的原因有三：即酵素反應、熱對維生素的破壞及食物中的營養流失到湯汁中。要阻止酵素反應最有效的方法就是把食物直接放入沸騰的水中或是已熱好的鍋中。加熱食物的方式可直接影響到維生素C被破壞的程度，我們如果直接把高麗菜放入沸騰的水中加熱五至十分鐘，大約只有百分之二十五的維他命被破壞；但是如果放入冷水中一起加熱到水沸騰，則約有百分之七十五的維生素都浪費掉了。不恰當的烹調方式，使得飲食中大部份的養份都損失了。綠色蔬菜本來是維生素的豐富來源，但因不恰當的烹調方法，使它們變得毫無營食價值。

胡蘿蔔素與維生素A就不像水溶性維生素那樣容易受到烹調的影響，它們甚至在華氏二百一十二度（沸點）還是很穩定，但是如果溫度再上升，或用油炸的方式那麼維生素A與胡蘿蔔素也一樣會被破壞。

有些維生素在酸性環境下非常穩定，但在鹼性環境下就很容易起反應。當我們把小蘇打加到水中以保持綠色蔬菜的鮮綠時，它就會使溶液變成鹼性，這會使蔬菜在餐桌上看起來很誘人，但不幸地，鹼性會使維生素C與B遭到破壞。

烹調對食物養份造成的最大損失，就是食物的養份被溶到水中，而我們卻將溶有許多營養成份的湯汁倒掉，這種損失可使煮沸的豆類食物在五分鐘之內損失百分之二十至四十的維生素B1及百分之三十至四十的維生素C。很多蔬菜加熱的時間要比豆類更久，加熱的時間愈久，浪費的養份也就愈多。很明顯地，最好的享調方法是儘量縮短加熱的時間及浸泡的水量。只要儘量減短加熱的時間及浸泡的水份，食物加熱至沸騰是無妨的。很多人覺得何必去節省少許水量，其實，加入的水愈少，保留在食物內的營養就愈多。

經常因爲習慣問題而使食物加熱過久，這樣的烹調方式對健康是毫無益處。加熱過久會有更多的營養遭到破壞，切成細塊或剁碎的食物，更會浪費大量的養份。植物或動物組織的細胞壁一旦受到破壞，就會有更多的營養溶到湯汁中。不當的烹調方式不但破壞了食物的原味，也浪費了金錢與健康。

⊙鹽對食物的影響

似乎是一種慣例，烹調食物時要在煮熟之後再加鹽。很多食物，包括肉類及豆類，如果在烹調中加入鹽，便會變得比較堅硬，而失去美味。但是，綠色蔬菜及馬鈴薯在烹調中加入鹽則較好，蔬菜在烹調時只加少量的鹽，而在餐桌上放置鹽瓶，在進餐時再加點鹽來調味，更可滿足進餐時的食慾。

⊙蘇打對食物的影響

我們在前面曾說過，蘇打會加快維生素C氧化的速度，所以，在烹調蔬菜時應該避免加入蘇打。在烘焙過程中也應該避免加入，因爲它也會使維生素B大量流失，所以發酵粉的量應儘量減少，以減少此種損失。此外，如果可能，應該在早餐的麵包及甜甜圈中加入酵母菌。

⊙保存食物營養價值的原則

以下的法則，有助於保存食物的原味及營養：

1. 購買新鮮食物時，只買需要的份量或是冰箱能容納的範圍。
2. 清洗食物儘可能快速地沖洗。
3. 如果可以，儘量不要削去食物的外皮。

4.冷凍的食物應儘量在烹調之前再進行切塊、切片等處理工作。

5.如果食物必需事前準備，儘可能避免與空氣接觸，並貯藏在冰箱內。

6.為保持生菜沙拉的新鮮度，灑點水並用塑膠袋裝好放置在冰箱內，是很有效的保存方法。

7.不要浸泡食物，除非它經過乾燥的處理（如香菇、金針等），浸泡時也只加入它們可能會吸收的水量。

8.加熱罐頭食物時，與原湯汁一起加熱。

9.不要在蔬菜中加入發酵蘇打。

10.儘量以酵母菌代替發酵蘇打。

11.如果食物必需加熱至沸騰，應等待水已沸騰之後再將食物放入加熱。

12.烹調及加熱食物的時間應儘可能縮短。

13.冷凍的食物，待其完全解凍之後再烹調。

14.冷凍的水果在解凍之後，應該儘快食用。

15.食物不要烹調過度。

16.食物的湯汁不要丟掉，保存在冰箱內，可用來做湯及調味醬。

聰明的人對於食物的選擇有兩點要求：第一，它必需有益健康。第二，它必需美味可口。使用科學的方法來採購、準備及烹調食物，將更能保持它的美味與營養。

47 食品的加工及標示

罐頭食品在選購及烹調時均較爲方便，但站在健康的觀點上而言，這些食物應該被拒於門外，我們先拋開固有的觀點，仔細地看看這些因應時代而產生的食物再做決定。

每一家庭的廚房中，都會有一些經過加工或乾燥的食物，包括咖啡、茶葉、糖、鹽、蜜餞、米、麵粉、葡萄乾等。食物加工的方法有很多：有乾燥、醃製、眞空裝罐、冷藏、冷凍乾燥、製成粉狀、液化或去水乾燥等。問題是這些加工過程是否保存了食物中的營養成份？而這些營養成份在我們的飲食中佔著何等重要的地位。

對於第一個問題，我們只要檢查食物加工前後所含脂肪、蛋白質、碳水化合物的變化就可以知道答案。純的脂肪包括食用油類，牛油、豬油、乳瑪琳等，但在魚罐頭、肉類及其他食物中，也都有脂肪的存在。脂肪在高溫下曝露於空氣中很容易就會腐敗，同樣的情形也會發生在肉類食物，不管是罐裝的或新鮮的肉類。但對脂肪類食物而言，加工後發生腐敗的機率遠較新鮮的食品爲低。

脂肪被氧化之後會影響它原有的口味、顏色及維生素的含量，於是，防腐劑便被加入食用油中防止氧化，如果這種腐敗能因加入對人體無害的防腐劑而避免，似乎也沒有理由去禁止。我們在肉類、穀類、豆莢類及乳品中都可發現蛋白質，那麼它們的品質會不會因添加了防腐劑而受到影響呢？加熱與冷凍過程雖然會改變蛋白質的分子結構，但是不會影響它的含量，因爲蛋白質是由胺基酸所構成，只要它的生物價值沒有改變，其含量就不會減少。

如果我們了解蔬菜類食物，如菠菜、豆子、胡蘿蔔、蘑菇及四季豆是如何被加工、裝罐之後，它與家庭傳統的烹調方式比較，就會發覺加工蔬菜的優點。通常這些加工廠就位於農地或產地的附近，從採摘到加工裝罐會在較短的時間內完成。同時，在殺菌的過程中，也抑制了酵素的活性，這種酵素在蔬菜採收之後會破壞它所含的維生素。同時，我們比較加工蔬菜與家中烹調的蔬菜，分析它們的新鮮程度，結果發現冷凍的蔬菜含有較高百分比的維他命Ｃ，碳水化合物在加熱、加工過程中則很少有損失，加熱並可幫助碳水化合物分解成較簡單的糖類，因此，更可以增進糖類的消化與吸收。

準備飲食時，我們都希望能提供均衡的蛋白質、脂肪、碳水化合物、維生素與礦物質。如果我們能把加工過的食物加入飲食中，就能獲得與新鮮天然食物相去不遠的營養成份。肉類是蛋白質的良好來源，並且可提供飲食中所需的鐵質。罐裝的肉類食品保存了所有的蛋白質，但是，如果把它的肉汁拋棄就會損失部份的鐵質。乳類製品，如乳酪及奶油，都不需要經過繁雜的加工手續，因此保留了大部份的營養價值，只損失了少量的維生素Ａ及Ｂ１。

鮮奶在市場銷售之前，都已經過加熱及殺菌手續，同時也將牛奶變質的酵素破壞，處理的過程可能會使牛奶損失部份的維生素，特別是維生素B1及C，但從殺菌過程所得的好處遠超過其損失。牛奶是一種很營養的食物，它含有大量的鈣及蛋白質。有些人誤認爲未經高溫殺菌的鮮奶才是最好的鮮奶，如果你住在農場裏，知道生產這些鮮奶的乳牛的確很健康，那麼未經高溫處理的鮮奶可提供較多的營養，但是，大部份飲用鮮乳的人並不住在農場附近，那麼這些未經高溫處理的鮮奶在到達市場之時，說不定就已經變質了。奶粉也如鮮奶一般，可以提供大量的鈣及蛋白質，但是，脫脂奶粉因爲已經去掉了所含的脂肪，所以，並不適合嬰兒或是任何需要補充脂肪的人。

米、小麥、燕麥及大麥類的穀物，只要保持乾燥，就可以存放很長一段時間而不會損失任何營養成份。白麵粉要比全麥麵粉存放得更久，因爲製造白麵粉的小麥已經去掉胚芽部份，胚芽含有大量的脂肪成份，而且，如果在研磨時沒有萃取出來，就很容易發臭使麵粉變質。小麥研磨過程會損失大量的礦物質及維生素，因此，大部份的麵包都會添加維生素B1、菸鹼酸、鈣及鐵等多種維生素與礦物質。

對於加工食品，我們應該考慮的是那些添加物，而不是加工過程所造成的營養損失。例如，很多水果罐頭都含有大量的糖份，遠超過一般新鮮水果的含量。罐裝蔬菜也常含有多餘的鹽、糖、色素及防腐劑。很多肉類食物做成罐頭時，也添加了大量的鹽及糖。所以，購買加工食品時，應該仔細看看罐上或包裝上的標籤。關於標籤說明方面的法律，各個國家都不太相同，但在美、英各國均已經立法，要求加工食品一定要將成份明確的依順序標示於包裝上。例如，標籤上所列的成份前三個分別是麵粉、脂肪及水，那麼這個罐頭就不能算是肉類罐頭。這類的資料非常有用，同時，也可提昇加工食品在日常飲食中的地位。

經常，我們會將「食物添加」及「食物加強」二者產生混淆。前者是表示在食物中加入某種營養素，以補充加工過程中的損失；而後者則表示食物中原本不含有某些成份，因健康的因素而添加進去，加強了它的營養價值，如嬰兒食物及穀類製品都經常因此而加進了鐵、鈣及維生素B群，其他如健康食品商店販賣的各種食物。健康食品包括很多營養的食品，如穀類、堅果、蜂蜜、黑糖蜜等。爲了順應時尚的要求，也包括某些減肥食品及運動飲料等。仔細看看這些健康食品包裝上的標籤，你就會發現，雖然他們添加了多種的礦物質與維生素，但含量都很少，它們所能提供的含量絕對比不上一頓營養均衡的晚餐。而且，這些商品的價格又相當的貴，所以，購買之前應先認識清楚。

很多罐裝及加工的食物都含有色素，以掩飾加工過程中所失去的顏色，這似乎都是因應消費者的要求而導致的結果，許多消費者都希望吃到的豆子是綠色的，櫻桃是紅色的，於是就產生了人工色素。大部份人的色素在使用前都會經過毒性測試，但是，每個國家的標準不一樣，於是，有些進口食物，它們所添加的色素、香料及防腐劑，理論上是不合法的。因此，確是有必要訂定一套適合世界通用的法則，來保障全球消費者的安全。

48 如何以有限的預算購買營養的食物

⊙健康繫於個人的營養知識而非所得

雖然你有錢購買你自己喜歡吃的食物，但並不能確保你可以獲得均衡及健康的飲食。事實証明，經過營養學專家的指導，同樣的花費可以買到更多營養價值的食物。

或許有人沒有足夠的預算購買健康食譜上所建議的食物，但只要是具有同等營養價值的食物都可替代，仍然可維持均衡的營養。所以一個營養知識豐富的人，可以比別人花更少的錢買到更多的營養與健康。

⊙預算有限時，可以選購營養食物的替代品

尋找具有相同營養價值的替代品較爲困難，但並非不可能。例如，柑橘類的水果太貴了，維生素C就必需從其他水果及蔬菜中得到補充。因爲預算、季節或是地域的關係，不易獲得的新鮮水果，生的高麗菜或胡蘿蔔都可以替代。我們可以做成生菜沙拉，橘子、蘋果能夠供給的養份，它一樣也能提供。

喝鮮奶或許要花費較多的預算，改用脫脂奶粉來代替，一樣可以獲得所需的鈣質，同

時，鈣質也可由芥茉子、苷藍或其他綠色蔬果中獲得；其他富含鈣質的食物很多，如滷豬腳、燉排骨等，因爲骨頭經長時間的燉熬，可釋放出大量的鈣質。

⊙改善飲食勿須增加花費

只要在採購及調配食物的準備方面稍加改善，勿須多花費就可以增進家人的食慾與健康。例如，馬鈴薯把皮去掉，約有五分之一的馬鈴薯浪費了。我們每天都吃馬鈴薯，那麼一年之中，浪費的馬鈴薯可能超過一百磅。

很明顯地，預算有限的家庭，應該多吃不削皮或生的蔬菜與水果。烤馬鈴的皮是很美味的；計算一下，因爲削皮，我們一年中必需浪費多少胡蘿蔔、蘋果、梨子及其他蔬果，因而浪費多少營養。

撇開可能會浪費的因素不談，高營養價值的食物可能與低營養價值的食物價格相同，有時可能更便宜。近年來，由於健康食品的流行，使得全麥麵包與糙米的價格越來越貴，但是小麥胚芽，黑糖蜜等食物的價格還是很合理。黃色、綠色的蔬菜富含維生素，而價格也不比白色、淺色的蔬菜貴。因此，增進改善飲食的方法有很多，不一定要多花錢。對很多家庭主婦而言，如何使家人更健康，要比每日瑣碎的家務更具挑戰性。

⊙如何安排預算

以往一般家庭用在購買食物上的預算，大多均勻地分配在五大類食物上，即是：五分之一買牛奶、乳酪、牛油及乳瑪琳；五分之一買肉、魚及蛋類；五分之一買麵包及穀類食物；五分之一買水果及蔬菜；五分之一買豆莢類及其他食物。

現今，這種分類的方法對於大部份的家庭都已不太適用。家庭中採購食物的開銷大都花在穀類、水果、蔬菜、蛋及乳酪等，至於肉類的花費則隨各個家庭的收入而有所差異。由於健康的考量，富裕的家庭不吃肉類已很普遍。沒有受過營養訓練的家庭主婦，她們很少因爲健康的考量而選購食物，大多是受到口味、價錢和廣告的影響。很不幸地，這樣未經選擇的食物，常會影響身體的健康，最後還得花費更多的錢去支付醫師及藥物費用。

◎牛乳、乳酪、牛油及乳瑪琳

如果我們使用脫脂奶粉代替牛奶，那麼，在飲食中便需要多攝取牛油或乳瑪琳以確保維生素D與A供應充足。乳瑪琳價格比牛油便宜，而且爲了增加營養價值，它經常加添了某些維生素，但所含的卡路里並沒有改變。乳酪是很營養的食物，它與其他蛋白質來源的魚、肉類較爲便宜；同時也提供豐富的鈣質來源。

◎肉、魚及蛋類

就經濟的觀點而言，魚類與蛋最好經常選購，但是，肉類也必需佔一定的比例。牛肉的價格較貴，並非是最有營養。肝臟、腎臟、大腦、心臟及胰臟等動物內臟，不但富含大量的維生素及營養素，而且比肉類便宜，這些肉類及內臟，都可以做出美味的菜餚。如果預算有限，那麼選購比較便宜的蛋白質類食物，以補充肉類食物的不足。下列幾點建議可供參考：

1.肉、魚及家禽類與麵條一起烹調；2.肉類與豆類一起烹調（如豬肉與黃豆）；3.鹹肉與黃豆；4.糙米與肉類食物；5.米和肉做成的珍珠丸子；6.高麗菜葉做成的肉捲，和蕃茄醬一起烹調；7.肉丸與義大利麵；8.肉丸和黃豆粉及其他蔬菜一起烹調；9.洋火腿與豆類食物。

上面所列舉的各種方法，可以增加菜色的變化，同時，也比肉類食物單獨烹調更有營養。蛋也是很有營養的食物，它可以當成主食或搭配其他食物，也能增添其他食物的美味及蛋白質的含量。

⊙麵包及其他穀類食物

家庭收入有限時，他們最基本的食物便是穀類。世界上有些地方，穀類甚至佔他們全部飲食的百分之七十以上。穀類含有大量的蛋白質、維生素及礦物質，如果是全粒穀類，它占飲食中高比例的份量並不是件壞事，但必需使用未精製的穀類及麵粉。糙米、全麥麵粉及義大利麵食都是很好的食物，如果能夠自己製作麵食更好。烘焙麵包、土司或小餅乾時，在麵粉中加入奶粉、黑糖蜜或酵母粉，可以做出更有營養的食物，而且，這類食物在大部份的家庭中，都能很快地被接受。

⊙水果及蔬菜

有些家庭主婦並不了解水果及蔬菜的重要性，因此，只用小部份預算去購買這一類的食物。任何飲食缺少了水果、蔬菜，就很容易導致疾病。一年之中有些季節，某些水果、蔬菜的價格特別地貴。採購時依季節而定，不是盛產季節的蔬果不必購買，趁機也可以讓家人換換口味。

⊙乾燥的豆莢類食品

乾燥的四季豆、扁豆、毛豆及其他豆類，在烹調前應先加水浸泡。黃豆是蛋白質的良好來源，應該儘可能地列入食譜中，在飲食中添加綠色、黃色的蔬果及黃豆，我們所需要的維生素A及蛋白質就不用擔心了。

⊙其他食物

負責爲家人採購食物時，都有可能會花錢買些沒有營養價值的食物。甜點、飲料、泡菜、糖漿及精製砂糖等，對於沒有受過營養訓練的人是具有很大的誘惑，但這些錢經常花得很冤枉甚至有害於身體健康。因此，在購買食品之前，應該先仔細想想，這類食物對健康有益或有害？除了上面五大類食物外，其他如黑糖蜜、加碘的食鹽、植物油及堅果、乾果、向日葵花子及芝麻等，都是日常必需的食物。

⊙營養是不能用金錢衡量的

照顧家人的健康，可能是很有趣同時又很艱難的工作。需要下一番工夫，才能經常變換食物的口味，購買食物也是一門很大的學問，既乏味又花費時間；但是，當我們在健康與疾病之間做選擇時，就會發現，這些都是應該做的。均衡的飲食，不是只用錢能夠換來的，它同時也需要細心的計劃。但是，這些努力並不是白費，當你看到家人的健康時，一切辛勞也就值得了。

49 旺盛的生命力由有計劃的飲食獲得

旺盛的生命力與良好的健康本身並不是最終的目的，它只是使我們保持頭腦清晰、判斷正確且充滿幹勁的一種手段；使我們有足夠的自由去運用自己的才能。健康是一種獎勵，當你身體健康時，生活自然也愉快；當你生病時，精力都被病痛與憂慮消耗殆盡，生活就會變成一場永無止境的戰爭。

⊙充足的營養與心智的健康之關係

從許多研究的資料中，顯示均衡的營養與心理健康之間的密切關係，研究的範圍包括不願上學的兒童及承受壓力、陷於低潮的成年人。我們以學童爲研究對象，調查結果顯示，他們的午餐是否營養或根本沒有進食，表現出極爲明顯的不同。這種差異同時發生在工業國家或第三世界國家。很多兒童其實可以成爲好學生，卻被冠上懶惰、愚笨的形容詞。我們追蹤溯源，問題的起因都是由於營養不足造成健康不良所引起。

⊙充足的營養與道德德的健全之關係

人們對於營養與品行的關係經常感到質疑，就邏輯上的觀點而言，答案絕對是肯定的。具有強烈道德感的人，經常會去關懷與照顧周遭的人。如果你正擔心自己的腰痠或其他病痛，那根本不可能有多餘的精力去關心其他的人；如果你的健康狀況良好，你便有多餘的力量去做其他的事情，你也會想要去幫助別人並且好好地享受自己的生活。

某些偏遠地區的居民，他們與外界隔離，以天然的食物為生，科學家們仔細觀察他們的行為，發現到在我們的社會中，各種犯罪與紛爭充斥的情況幾乎不存在他們的生活之中。他們的精力都用來維持並改善他們的小社區，打鬥或爭執並不常見。國與國之間的戰爭經常帶來暴力，但在這樣一個獨立的社區中如果發生打鬥，只會帶來衰弱或滅亡。健康的心靈存於健康的身體，今日似乎是我們已經逐漸喪失的東西。當然，健康的心理不只是由均衡的飲食便可獲得，但是，健康的身體的確可以影響心理的發展。

⊙認識健康

大多數人對於健康的定義並不十分了解。僅由身體的外表來判斷健康與否，其實是非常錯誤的，當身體已出現異狀而仍不自覺的人，便無法及時補救了。輕微的疾病或症狀，最後也可能導致嚴重的疾病，因此，只要健康稍有脫軌現象，就應立即注意。

無疑地，每一個病人的過去身體也是健康的，但在健康狀況出了問題時是否意識到，而在病情未惡化之前做了及時的預防？如果有，那麼他們就可以免於疾病的痛苦了。

在日常生活中有很多徵兆我們必需隨時注意，包括體重、消化及排泄的情況。如果體重維持不變，消化與排泄均保持正常，那麼應該不用擔心自己的健康狀況。這些事情聽起來似乎很簡單，但是卻是維持健康很重要的因素。如果你能夠每天運動，比如游泳或慢跑，那麼你就會注意到體重是否過重或過輕。如果短短的距離就使你感到疲倦不堪，那麼，檢查一下你的飲食、睡眠及體重。如果你的皮膚看起來乾燥或是身體的感覺欠佳，你可能缺乏維生素A或C，或者二者都缺乏。牙齒或骨骼方面的問題必需長期規畫才有效果，你不可能改變牙齒或骨骼的組成，但是卻可以防止它們變得更壞，維生素D與鈣質對它們很重要，千萬不要以為你已經停止成長，就可以忽略它們的供給。

任何食物，只要能夠供給維生素，對於肌肉的發育以及身體姿勢的矯正都會有很大的幫助。良好的姿勢表示身體的肌肉與骨骼都處於適當的位置。緊張、疲勞及不好的姿勢都會導致骨骼與關節畸形發展、頭疼、血液循環不良及其他疾病。如果站和坐的姿勢不對，你的身體會養成習慣，最後就很難矯正了。

⊙迎向未來

大多數人都不滿意自己的年齡，年輕人希望他們能夠成熟些；老年人又希望他們能夠年青些。沒有人能肯定最完美的時期究竟在什麼時候，對於某些人，他們甚至還未曾經歷過。無論你是四十歲或八十歲或看起來年輕或蒼老，這一切都操縱在你的手裏。如果你注重健康，你就可以一直保持年輕，無論是現在或未來。人生的命運與機會隨時都會改變的，但爲了能夠善加利用，我們必需事先做好準備，等待它的來臨。很不幸地，疾病使得我們只能坐失良機。

即使妥善計畫飲食的營養及良好的健康，都可能在毫無預兆的情況下出現差錯，人生總是不斷地遭遇到各種問題。面臨問題時，我們便需坦誠相對，當你逐漸老邁時，如果沒有經過任何訓練，那麼保持健康的身體就會變得愈來愈困難。你會變得不願意運動，這可能和工作性質、生活形態及家人習慣都有關係。不管理由是什麼，如果你不能找出時間，持續有恆地運動，就必需小心注意你的體重。同時，也必需減少卡路里的攝取量。

大部份女性每天約消耗兩千至兩千兩百卡路里，而男性約爲兩千七百至三千卡路里。如果體重不斷地增加，那麼女性就應該將攝取量降低至一千五百卡路里，而男性必需降至一千八百卡路里。減少卡路里的攝取量並不需要減少礦物質、維生素及其他營養的攝取。如果你攝取了大量的蔬菜、肉類和魚類，並減少脂肪和精製的碳水化合物攝取量，你就可以享受營養的飲食並且避免體重增加。

在過去這數十年間，營養學從默默無聞一躍變成衆人注目的焦點，今日，營養學的常識廣泛地被利用，本世紀有許多發明使得我們的生活更簡單、更舒適；交通、娛樂、科技的發達，使得我們的生活愈來愈輕鬆。營養可以使我們獲得健康，但是，我們必需知道利用新的知識選擇正確的食物，拒絕不適當的食物。在未來，我們絕對可以把健康狀況不良的國民提昇到某個程度，使全世界的人類都能活得健康。

你可能會問，那麼應該如何來幫助這個偉大的計劃呢？每個個體都是非常重要的。想想你所敬佩的人，無論是歷史英雄或現代風雲人物，他們都是以他們本身的風範來影響其四周的人，改變他們的思想及行爲，我們也可以爲促進全體國民的健康盡一份心力。我們可以用自己來証明營養的效用，這是非常具有說服力的實例，我們並不需要大肆宣傳，只要努力實行，不久以後，人們便會注意到，爲什麼冬天你穿那麼少而不會覺得冷，而且總是精力充沛。一旦他們來詢問你如何做到時，不要吝嗇，告訴他們的實情！

信仰任何宗教或是接受任何訓練都是件困難的工作。當你第一次被折磨得精疲力竭之時，你就很難相信你爲什麼會加入這樣一個團體了。同樣的情形也發生在營養學上，外界總是存在某些誘惑，誘使你不再遵行既定的規則。沒有人能夠日復一日地按著書上所指示的方法進食，但是，至少我們應該嘗試去做。營養學對於我們確是一項重大的挑戰，對身體健康有益的食物，在我們的四周隨處可得，至於要不要去做，那就全憑自己的決定了。

附錄I 一週的食譜

成年人食譜

早　　餐	中　　餐	點　　心	晚　　餐
六盎司橘子汁 培根肉及炒蛋 土司 飲料	烤蝦 蕃茄及小黃瓜沙拉 薑汁麵包及奶油 飲料	一杯脫脂牛奶 葡萄乾 核桃	甜瓜半個 牛排 芹菜 檸檬蛋糕、飲料

青少年食譜

早　　餐	中　　餐	點　　心	晚　　餐
八盎司蘋果汁 八盎司全脂牛奶加兩茶匙脫脂奶粉 薄餅及楓糖漿	比薩 水果盤 飲料	爆米花 巧克力花生 水果	烤鯡魚 烤胡蘿蔔或烤蘋果 薯條 核桃派 飲料

老年人食譜

早　　餐	中　　餐	點　　心	晚　　餐
六盎司橘子汁 蛋捲 全麥鬆餅 飲料	牛肉湯 土司 水果沙拉（淋上乳酪） 飲料	黃豆 胡蘿蔔 小麥餅乾	蘋果、胡蘿蔔及橘子沙拉 烤豬肉 蒸的高麗菜 香草乳酪、飲料

辦公室工作者食譜

早　　餐	中　　餐	點　　心	晚　　餐
八盎司蕃茄汁 麥片、香蕉片 脫脂牛奶 飲料	烤豬肝 烤馬鈴薯 生菜沙拉 水果凍 飲料	蘋果 生的胡蘿蔔 芹菜 綠色蔬菜	乳酪 胡蘿蔔與蘋果沙拉 橘子露 飲料

運動員食譜

早　　餐	中　　餐	點　　心	晚　　餐
半個葡萄柚 全麥土司夾蛋 飲料	海軍豆湯 餅乾 黑糖蜜 飲料	水果酸母乳 花生	肉捲 烤蕃茄 奶油玉米 米布丁 飲料

體重過重者食譜

早　　餐	中　　餐	點　　心	晚　　餐
草莓酸母乳 藍莓鬆餅 飲料	乳酪（鮮果汁乳酪） 烤蘋果 飲料	芹菜及胡蘿蔔 小麥餅乾	雞、米飯 綠色蔬菜、沙拉 果泥 飲料

[附錄Ⅱ] 重量與容積單位

重量單位（公制）	重重單位（常衡）
微克(ug)	1盎司＝28.35克
1毫克(mg)＝1,000微克	4盎司＝1/4磅＝113.4克
1克(g)＝1,000毫克	1磅＝16盎司＝0.4536公斤
＝0.0353盎司	
100克＝100,000毫克＝3.5盎司	
1公斤＝1,000公克＝2,204磅	

容積單位：

毫升(ml)	1品脫＝474毫升
1公升＝1,000毫升	1夸爾＝2品脫＝958毫升
2.5公升＝2,500毫升	1加侖＝8品脫＝3.785公升
5公升＝5,000毫升	

茶匙、湯匙、杯所代表的容量：

1/8杯＝30毫升	1/8茶匙＝0.6毫升
1/4杯＝60毫升	1/4茶匙＝1.2毫升
1/3杯＝80毫升	1/2茶匙＝2.5毫升
1/2杯＝125毫升	1茶匙＝5.0毫升
1杯＝250毫升	1/2湯匙＝7.5毫升
	1湯匙＝15毫升

附錄 Ⅲ

食物營養成份表

食物類別 100克＝3½盎司	卡路里	蛋白質 （克）	脂肪 （克）	碳水化合物 （克）	維生素A 國際單位 (IU)	維生素B			維生素C （毫克）	礦物質	
						維生素B1 （毫克）	維生素B2 （毫克）	菸鹼酸 （毫克）		鈣 （毫克）	鐵 （毫克）
乾杏仁果	598	18.6	54.2	19.5	—	0.24	0.92	3.5	tr.	234	4.7
生蘋果	58	0.2	0.6	14.5	90	0.03	0.02	0.1	4	7	0.3
蘋果醬：不甜的	41	0.2	0.2	10.8	40	0.02	0.01	tr.	1	4	0.5
甜的	91	0.2	0.1	23.8	40	0.02	0.01	tr.	1	4	0.5
杏桃：罐裝，加糖	86	0.6	0.1	22.0	1,740	0.02	0.02	0.4	4	11	0.3
生食	260	5.0	0.5	66.5	10,900	0.01	0.16	3.3	12	67	5.5
朝鮮薊	18	2.8	0.2	9.9	150	0.07	0.04	0.7	8	51	1.1
炒竹筍	20	2.2	0.2	3.6	900	0.16	0.18	1.4	26	21	0.6
鱷梨	167	2.1	16.4	6.3	290	0.11	0.20	1.6	14	10	0.6
培根	611	30.4	52.0	3.2	—	0.51	0.34	5.2	—	14	3.3
香蕉	85	1.1	0.2	22.2	190	0.05	0.06	0.7	10	8	0.7
大麥	349	8.2	1.0	78.8	—	0.12	0.05	3.1	—	16	2.0
鱸魚	196	21.5	8.5	6.7	—	—	—	—	—	—	—
炒豆子	118	7.8	0.6	21.2	—	0.14	0.07	0.7	—	50	2.7
罐頭豆子（加蕃茄醬）	122	6.1	2.6	19.0	130	0.08	0.03	0.6	2	54	1.8
烤豆子	111	7.6	0.5	19.8	280	0.18	0.10	1.3	17	47	2.5
罐頭豆子	71	4.1	0.3	13.4	130	0.04	0.04	0.5	7	26	2.4
水煮豆子	118	7.8	0.5	21.4	tr.	0.11	0.06	0.7	—	38	2.4
炒豆子	25	1.6	0.2	5.4	540	0.07	0.09	0.5	12	50	0.6
罐頭豆子（加牛肉）	144	7.6	7.1	12.6	130	0.07	0.06	1.3	tr.	37	1.9
牛排（生的）	144	21.6	5.7	—	10	0.09	0.19	5.2	—	13	3.2
碎牛肉（生的）	179	20.7	10.0	—	20	0.09	0.18	5.0	—	12	3.1
炒甜菜	32	1.1	0.1	7.2	20	0.03	0.04	0.3	6	14	0.5
生甜菜	24	2.2	0.3	4.6	6,100	0.10	0.22	0.4	30	119	3.3
餅乾	369	7.4	17.0	45.8	tr.	0.21	0.21	1.8	tr.	121	1.6
黑莓	58	1.2	0.9	12.9	200	0.03	0.04	0.4	21	32	0.9
藍莓	62	0.7	0.5	15.3	100	0.03	0.06	0.5	14	15	1.0
黑麵包	211	5.5	1.3	45.6	—	0.11	0.06	1.2	—	90	1.9
清湯	120	20.0	3	5	—	—	—	—	—	—	—
大腦（生的）	125	10.4	8.6	0.8	—	0.23	0.26	4.4	18	10	2.4
麥麩（加糖）	240	12.6	3.0	74.3	—	0.10	0.29	17.8	tr.	70	—
小麥薄片（加維生命B1）	303	10.2	1.8	80.6	—	0.40	0.17	6.2	—	71	4.4

（續附錄Ⅲ）

食物分類 100克＝3½盎司	卡路里	蛋白質（克）	脂肪（克）	碳水化合物（克）	維生素A 國際單位(IU)	維生素B			維生素C（毫克）	礦物質	
						維生素B1（毫克）	維生素B2（毫克）	菸鹼酸（毫克）		鈣（毫克）	鐵（毫克）
麵包：全麥	263	8.7	2.2	52.1	tr.	0.12	0.09	1.3	tr.	88	1.1
葡萄	262	6.6	2.8	53.6	tr.	0.05	0.09	0.7	tr.	71	1.3
裸麥	243	9.1	1.1	52.1	—	0.18	0.07	1.4	—	75	1.6
白土司	269										
全麥、脫脂牛奶	243	8.7	3.2	50.4	tr.	0.25	0.17	2.3	tr.	70	2.4
麵包屑	392										
		10.5	3.0	47.7	tr.	0.26	0.12	2.8	tr.	99	2.3
		12.6	4.6	73.4	tr.	0.22	0.30	3.5	tr.	122	3.6
甘藍	26	3.1	0.3	4.5	2,500	0.09	0.20	0.8	90	88	0.8
芽甘藍	36	4.2	0.4	6.4	520	0.08	0.14	0.8	87	32	1.1
蕎麥麵粉	333	11.7	2.5	72.0	—	0.58	0.15	2.9	—	33	2.8
小麥	359	8.7	1.4	79.5	—	0.30	0.10	4.2	—	30	4.7
奶油	716	0.6	81	0.4	3,300	—	—	—	—	20	—
奶油牛奶	36	3.6	0.1	5.1	tr.	0.04	0.18	0.1	1	121	tr.
高麗菜：生的	24	1.3	0.2	5.4	130	0.05	0.05	0.3	47	49	0.4
炒、烤	20	1.1	0.2	4.3	130	0.04	0.04	0.3	33	44	0.3
蛋糕：	269	7.1	0.2	60.2	—	0.01	0.14	0.2	—	9	0.2
巧克力	369	4.5	16.4	55.8	160	0.02	0.10	0.2	tr.	70	1.0
水果	389	6.0	16.5	57.4	70	0.10	0.11	0.7	tr.	68	1.6
薑汁	317	3.8	10.7	52.0	90	0.12	0.11	0.9	—	68	2.3
海綿蛋糕	473	5.7	29.5	47.0	280	0.03	0.09	0.2	—	21	0.8
糖果：	399	4.0	10.2	76.6	10	0.03	0.17	0.2	tr.	148	1.4
焦糖	520	7.7	32.3	56.9	270	0.06	0.34	0.3	tr.	228	1.1
巧克力、牛奶	426	3.9	17.4	69.0	tr.	0.04	0.09	0.3	tr.	79	1.2
巧克力、核桃	367	tr.	0.5	93.1	—	—	tr.	tr.	—	12	1.1
蠶豆	319	2.0	tr.	80.4	—	—	tr.	tr.	—	18	1.6
甜瓜	421	5.7	10.4	81.0	—	0.16	0.03	3.4	—	35	2.3
花生	180	4.5	1.4	80.7	—	—	—	—	—	352	—
紅蘿蔔（生的）	42	1.1	0.2	9.7	11,000	0.06	0.05	0.6	8	37	0.7
（炒、烤）	31	0.9	0.2	7.1	10,500	0.05	0.05	0.5	6	33	0.6
檟如樹子	561	17.2	45.7	29.3	100	0.43	0.25	1,8	—	38	3.8
花椰菜（生的）	27	2.7	0.2	5.2	60	0.11	0.10	0.7	78	25	1.1
（烹調過的）	22	2.3	0.2	4.1	60	0.09	0.08	0.6	55	21	0.7
芹菜（生的）	17	0.9	0.1	3.9	240	0.03	0.03	0.3	9	39	0.3
（烹調過的）	14	0.8	0.1	3.1	230	0.02	0.03	0.3	6	31	0.2
	25	2.4	0.3	4.6	6,500	0.06	0.17	0.5	32	88	3.2
	18	1.8	0.2	3.3	5,400	0.04	0.11	0.4	16	73	1.8

（續附錄Ⅲ）

食物分類 100克＝3½盎司	卡路里	蛋白質（克）	脂肪（克）	碳水化合物（克）	維生素A 國際單位	維生素B			維生素C（毫克）	礦物質	
						維生素B1（毫克）	維生素B2（毫克）	菸鹼酸（毫克）		鈣（毫克）	鐵（毫克）
乳酪：天然	398	25.0	32.2	2.1	(1,310)	0.03	0.46	0.1	—	750	1.0
奶油、脫脂	106	13.6	4.2	2.9	(170)	0.03	0.25	0.1	—	94	0.3
奶油	374	8.0	37.7	2.1	(1,540)	(0.02)	0.24	0.1	—	62	0.2
帕米森	393	36.0	26.0	2.9	(1,060)	0.02	0.73	0.2	—	1,140	0.4
瑞典	370	27.5	28.0	1.7	(1,140)	0.01	(0.40)	(0.1)	—	925	0.9
美國	370	23.2	30.0	1.9	(1,220)	0.02	0.41	tr.	—	697	0.9
櫻桃：生的	70	1.3	0.3	17.4	110	0.05	0.06	0.4	10	22	0.4
酸的、加油、罐頭	89	0.8	0.2	22.7	650	0.03	0.02	0.2	5	14	0.3
甜的、加糖、罐頭	81	0.9	0.2	20.5	60	0.02	0.02	0.2	3	15	0.3
栗子	194	2.9	1.5	42.1	—	0.22	0.22	0.6	—	27	1.7
栗子粉	362	6.1	3.7	76.2	—	0.23	0.37	1.0	—	50	3.2
烤雞	166	31.6	3.4	—	60	0.04	0.10	11.6	—	11	1.3
雞豆	360	20.5	4.8	61.0	50	0.31	0.15	2.0	—	150	6.9
罐頭辣肉、豆子	133	7.5	6.1	12.2	60	0.03	0.07	1.3	—	32	1.7
蝦夷蔥	28	1.8	0.3	5.8	5,800	0.08	0.13	0.5	56	69	1.7
巧克力	205	10.7	53.0	28.9	60	0.05	0.24	1.5	—	78	6.7
可可粉	299	16.8	23.7	48.3	30	0.11	0.46	2.4	—	133	10.7
可可子	548	3.6	39.1	53.2	—	0.04	0.03	0.4	—	16	2.0
鱈魚	170	28.5	5.3	—	180	0.08	0.11	3.0	—	31	1.0
生菜沙拉	144	1.3	14.0	4.8	160	0.05	0.05	0.3	29	44	0.4
甘藍（烹調過的）	33	3.6	0.7	5.1	7,800	0.11	0.20	1.2	76	188	0.8
餅乾：原味	480	5.1	20.2	71.0	80	0.03	0.05	0.4	tr.	37	0.7
核桃	485	6.5	31.3	50.9	200	0.19	0.12	0.7	tr.	41	1.9
巧克力脆片	516	5.4	30.1	60.1	110	0.11	0.11	0.9	tr.	34	2.1
燕麥葡萄乾	451	6.2	15.4	73.5	50	0.11	0.08	0.5	tr.	21	2.9
香草	462	5.4	16.1	74.4	130	0.02	0.07	0.3	—	41	0.4
甜玉米：罐頭	91	3.3	1.0	21.0	400	0.12	0.10	1.4	9	3	0.6
加奶油	82	2.1	0.6	20.0	330	0.03	0.05	1.0	5	3	0.6
原味	83	2.5	0.5	20.5	350	(0.03)	(0.06)	(1.1)	5	3	0.5
玉米粉	368	7.8	2.6	76.8	340	0.20	0.06	1.4	—	6	1.8
玉米餅	386	7.9	0.4	85.3	—	0.43	0.08	2.1	—	17	1.4
玉米麵包	207	7.4	7.2	29.1	150	0.13	0.19	0.6	1	120	1.1
玉米粥	355	9.2	3.9	73.7	510	0.38	0.11	2.0	—	20	2.4
螃蟹（烹調過的）	93	17.3	1.9	0.5	2,170	0.16	0.08	2.8	2	43	0.8
螃蟹（罐頭）	101	17.4	2.5	1.1	—	0.08	0.08	1.9	—	45	0.8
餅乾（白麵粉）	384	8.0	9.4	73.3	—	0.04	0.21	1.5	—	40	1.5
餅乾（全麥麵粉）	433	9.0	12.0	71.5	—	0.01	0.04	1.0	—	21	1.2
蔓越橘（生的）	403	8.4	13.8	68.2	—	0.06	0.04	0.9	—	23	0.3
	46	0.4	0.7	10.8	40	0.03	0.02	0.1	11	14	0.5
蔓越橘醬（加糖）	146	0.1	0.2	37.5	20	0.01	0.01	tr.	tr.	6	0.2

（續附錄 Ⅲ）

食物分類 100克＝3½盎司	卡路里	蛋白質（克）	脂肪（克）	碳水化合物（克）	維生素A 國際單位 (IU)	維生素B			維生素C（毫克）	礦物質	
						維生素B1（毫克）	維生素B2（毫克）	菸鹼酸（毫克）		鈣（毫克）	鐵（毫克）
奶油（液狀）	134	3.2	11.7	4.6	480	0.03	0.16	0.1	1	108	tr.
奶油（泡沫狀、低脂）	300	2.5	31.3	3.6	1,280	0.02	0.12	0.1	1	85	tr.
奶油（泡沫狀、高脂）	352	2.2	37.6	3.1	1,540	0.02	0.11	tr.	1	75	tr.
水芹	32	2.6	0.7	5.5	9,300	0.08	0.26	1.0	69	81	1.3
小黃瓜	14	0.6	0.1	3.2	tr.	0.03	0.04	0.2	11	17	0.3
乳蛋糕	115	5.4	5.5	11.1	350	0.04	0.19	0.1	tr.	112	0.4
蒲公英	33	2.0	0.6	6.4	11,700	0.13	0.16	—	18	140	1.8
棗子	274	2.2	0.5	72.9	50	0.09	0.10	2.2	—	59	3.0
甜甜圈	391	4.6	18.6	51.4	80	0.16	0.16	1.2	tr.	40	1.4
蛋（熟的）	163	12.9	11.5	0.9	1,180	0.09	0.28	0.1	—	54	2.3
蛋白	51	10.9	tr.	0.8	—	tr.	0.27	0.1	—	9	0.1
蛋黃	348	16.0	30.6	0.6	3,400	0.22	0.44	0.1	—	141	5.5
茄子（烹調過的）	19	1.0	0.2	4.1	10	0.05	0.04	0.5	3	11	0.6
萵苣	20	1.7	0.1	4.1	3,300	0.07	0.14	0.5	10	81	1.7
花粉	42	1.3	0.1	8.7	—	0.04	0.03	0.4	—	4	0.3
茴香	28	2.8	0.4	5.1	3,500	—	—	—	31	100	2.7
無香果（新鮮的）	80	1.2	0.3	20.3	80	0.06	0.05	0.4	2	35	0.6
無花果（乾燥的）	274	4.3	1.3	69.1	80	0.10	0.10	0.7	—	126	3.0
榛果	634	12.6	62.4	16.7	—	0.46	—	0.9	tr.	209	3.4
綜合水果罐頭	76	0.4	0.1	19.7	140	0.02	0.01	0.4	2	9	0.4
洋菜膠	59	1.5	—	14.1	—	—	—	—	—	—	—
葡萄柚	41	0.5	0.1	10.6	80	0.04	0.02	0.2	38	16	0.4
葡萄柚罐頭（加糖）	70	0.6	0.1	17.8	10	0.03	0.02	0.2	30	13	0.3
葡萄柚汁（加糖）	165	1.6	0.3	40.2	20	0.12	0.05	0.6	116	28	0.3
葡萄	69	1.3	1.0	15.7	100	(0.05)	(0.03)	(0.3)	4	16	0.4
葡萄汁	66	0.2	tr.	16.6	—	0.04	0.02	0.2	tr.	11	0.3
黑絲鰵	165	19.6	6.4	5.8	—	0.04	0.07	3.2	2	40	1.2
比目魚	171	25.2	7.0	—	680	0.05	0.07	8.3	—	16	0.8
心臟、牛肉	108	17.1	3.6	0.7	20	0.53	0.88	7.5	2	5	4.0
鮪魚	176	17.3	11.3	—	110	0.02	0.15	3.6	—	—	1.1
蜂蜜	304	0.3	—	82.3	—	tr.	0.04	0.3	1	5	0.5
蕁菜	38	1.3	0.2	9.6	—	—	—	—	—	61	0.9
冰淇淋	193	4.5	10.6	20.8	440	0.04	0.21	0.1	1	146	0.1
果醬	272	0.6	0.1	70.0	10	0.01	0.03	0.2	2	20	1.0
甘藍（烹調過的）	39	(4.5)	(0.7)	6.1	8,300	0.10	0.18	1.6	93	187	1.6
肝臟	252	33.0	12.0	0.8	1,150	0.51	4.82	10.7	—	18	13.1
球莖甘藍（烹調過的）	24	1.7	0.1	5.3	20	0.06	0.03	0.2	43	33	0.3
羊肉	420	19.5	37.3	—	—	0.11	0.21	4.5	—	8	1.1

（續附錄Ⅲ）

食物分類 100克＝3½盎司	卡路里（卡）	蛋白質（克）	脂肪（克）	碳水化合物（克）	維生素A 國際單位(IU)	維生素B 維生素B1（毫克）	維生素B 維生素B2（毫克）	維生素B 菸鹼酸（毫克）	維生素C（毫克）	礦物質 鈣（毫克）	礦物質 鐵（毫克）
韮菜	52	2.2	0.3	11.2	40	0.11	0.06	0.5	17	52	1.1
檸檬（包含皮）	20	1.2	0.3	10.7	30	0.05	0.04	0.2	77	61	0.7
檸檬汁（未加糖）	23	0.4	0.1	7.6	20	0.03	0.01	0.1	42	7	0.2
檸檬汁（加糖）	195	0.2	0.1	51.1	20	0.02	0.03	0.3	30	4	0.2
扁豆（烹調過的）	106	7.8	tr.	19.3	20	0.07	0.06	0.6	—	25	2.1
萵苣（生的）	14	1.2	0.2	2.5	970	0.06	0.06	0.3	8	35	2.0
萊姆果（生的）	28	0.7	0.2	9.5	10	0.03	0.02	0.2	37	33	0.6
萊姆果汁（未加糖）	26	0.3	0.1	9.0	10	0.02	0.01	0.1	21	9	0.2
萊姆果汁（加糖）	187	0.2	0.1	49.5	tr.	0.01	0.01	0.1	12	5	0.1
肝（炒）	261	29.5	13.2	4.0	32,700	0.24	4.17	16.5	37	13	14.2
肝（水煮）	165	26.5	4.4	3.1	12,300	0.17	2.69	11.7	16	11	8.5
龍蝦	95	18.7	1.5	0.3	—	0.10	0.07	—	—	65	0.8
通心粉	148	5.0	0.5	30.1	—	0.18	0.10	1.4	—	11	1.1
乳酪通心粉	215	8.4	11.1	20.1	430	0.10	0.20	0.9	tr.	181	0.9
鯖魚	183	19.3	11.1	—	430	0.06	0.21	5.8	—	185	2.1
麥芽抽取汁	367	6.0	tr.	89.2	—	0.36	0.45	9.8	—	48	8.7
芒果	66	0.7	0.4	16.8	4,800	0.05	0.05	1.1	35	10	0.4
乳瑪琳	720	0.6	81	0.4	3,300	—	—	—	—	20	—
橘子果醬	257	0.5	0.1	70.1	—	0.02	0.02	0.1	6	35	0.6
牛奶	65	3.5	3.5	4.9	140	0.03	0.17	0.1	1	118	tr.
脫脂牛奶	36	3.6	0.1	5.1	tr.	0.04	0.18	1	1	121	tr.
罐裝牛奶	137	7.0	7.9	9.7	320	0.04	0.34	0.2	1	252	0.1
罐裝牛奶（加糖）	321	8.1	8.7	54.3	360	0.08	0.38	0.2	1	262	0.1
脫脂奶粉	363	35.9	0.8	52.3	30	0.35	(1.80)	0.9	7	1,308	0.6
糖蜜	252	—	—	65	—	0.07	0.06	0.2	—	165	4.3
黑糖蜜	213	—	—	55	—	0.11	0.19	2.0	—	684	16.1
鬆餅（藍莓）	281	7.3	9.3	41.9	220	0.16	0.20	1.2	1	84	1.6
鬆餅（麥麩）	261	7.7	9.8	43.1	230	0.14	0.24	4.0	tr.	142	3.7
鬆餅（玉米）	314	7.1	10.1	48.1	300	0.20	0.23	1.6	tr.	105	1.7
蘑菇（生的）	28	2.7	0.3	4.4	tr.	0.10	0.46	4.2	3	6	0.8
蘑菇（罐頭）	17	1.9	0.1	2.4	tr.	0.02	0.25	2.0	2	6	0.5
甜瓜	30	0.7	0.1	7.5	3,400	0.04	0.03	0.6	33	14	0.4
甜瓜（加蜜）	33	0.8	0.3	7.7	40	0.04	0.03	0.6	23	14	0.4
芥茉子	23	2.2	0.4	4.0	5,800	0.08	0.14	0.6	48	138	1.8
麵條	125	4.1	1.5	23.3	70	0.14	0.08	1.2	—	10	0.9
燕麥	55	2.0	1.0	9.7	—	0.08	0.02	0.1	—	9	0.6
鱸魚	227	19.0	13.3	6.8	—	0.10	0.11	1.8	—	33	1.3

（續附錄Ⅲ）

食物分類 100克＝3½盎司	卡路里	蛋白質（克）	脂肪（毫克）	碳水化合物（克）	維生素A 國際單位 (IU)	維生素B 維生素B1（毫克）	維生素B2（毫克）	菸鹼酸（毫克）	維生素C（毫克）	礦物質 鈣（毫克）	鐵（毫克）
海扇	112	23.2	1.4	—	—	—	—	—	—	115	3.0
芝蔴	563	18.6	49.1	21.6	30	0.98	0.24	5.4	—	1,160	10.5
鯡魚	201	23.2	11.3	—	30	0.13	0.26	8.6	—	24	0.6
橘子水	134	0.9	1.2	30.8	60	0.01	0.03	tr.	2	16	tr.
蝦子（生的）	91	18.1	0.8	1.5	—	0.02	0.03	3.2	—	63	1.6
蝦子（罐頭）	80	16.2	0.8	0.8	50	0.01	0.03	1.5	—	59	1.8
糖漿	263	—	—	68	—	0.13	0.06	0.1	—	60	3.6
楓糖漿	252	—	—	65	—	—	—	—	—	104	1.2
湯（蕃茄）	72	1.6	2.1	12.7	810	0.05	0.03	0.9	10	11	0.6
（蔬菜牛肉湯）	64	2.2	1.4	11.0	2,500	0.03	0.02	1.0	—	16	0.7
黃豆	118	9.8	5.1	10.1	660	0.31	0.13	1.2	17	60	2.5
義大利麵	148	5.0	0.5	30.1	—	0.18	0.10	1.4	—	11	1.1
義大利麵（加肉球、蕃茄醬）	134	7.5	4.7	15.6	640	0.10	0.12	1.6	9	50	1.5
菠菜（生的）	26	3.2	0.3	4.3	8,100	0.10	0.20	0.6	51	93	3.1
菠菜（烹調過的）	23	3.0	0.3	3.6	8,100	0.07	0.14	0.5	28	93	2.2
大黃瓜（烤）	50	1.8	0.4	11.7	4,800	0.05	0.13	0.7	10	24	0.8
（水煮）	14	0.9	0.1	3.1	390	0.05	0.08	0.8	10	25	0.4
草莓	37	0.7	0.5	8.4	60	0.03	0.07	0.6	59	2	1.0
黑糖	373	—	—	96.4	—	0.01	0.03	0.2	—	1	—
砂糖	385	—	—	99.5	—	—	—	—	—	—	0.1
向日葵子	560	24.0	47.3	19.9	50	1.96	0.23	5.4	—	120	7.1
牛肉	320	25.9	23.2	—	—	—	—	—	—	—	—
甘藷（烤）	141	2.1	0.5	32.5	8,100	0.09	0.07	0.7	22	40	0.9
甘藷（水煮）	168	1.3	3.3	34.2	6,300	0.06	0.04	0.4	10	37	0.9
甘藷（罐頭）	114	1.0	0.2	27.5	5,000	0.03	0.03	0.6	8	13	0.7
旗魚	174	28.0	6.0	—	2,050	0.04	0.05	10.9	—	27	1.3
柑橘	46	0.8	0.2	11.6	420	0.06	0.02	0.1	31	40	0.4
葛粉	117	0.2	0.1	29.4	10	tr.	tr.	tr.	tr.	3	0.2
扁魚	138	24.5	3.7	—	—	—	—	—	—	—	—
蕃茄（生的）	22	1.1	0.2	4.7	900	0.06	0.04	0.7	23	13	0.5
蕃茄（罐頭）	21	1.0	0.2	4.3	900	0.05	0.03	0.7	17	6	0.5
蕃茄醬	106	2.0	0.4	25.4	1,400	0.09	0.07	1.6	15	22	0.8
蕃茄辣醬	104	2.5	0.3	24.8	(1,400)	(0.09)	(0.07)	(1.6)	(16)	20	(0.8)
蕃茄汁	19	0.9	0.1	4.3	800	0.05	0.03	0.8	16	7	0.9
蕃茄凍	82	3.4	0.41	18.6	3,300	0.20	0.12	3.1	49	27	3.5
牛肉	244	21.5	6.7	0.4	—	0.05	0.29	3.5	—	7	2.2
鮪魚罐頭（油）	288	24.2	20.5	—	90	0.04	0.09	10.1	—	6	1.1
鮪魚罐頭（水）	127	28.0	0.8	—	—	—	0.10	13.3	—	16	1.6

（續附錄Ⅲ）

食物分類 100克＝3½盎司	卡路里	蛋白質（克）	脂肪（克）	碳水化合物（克）	維生素A 國際單位 (IU)	維生素B 維生素B1（毫克）	維生素B2（毫克）	菸鹼酸（毫克）	維生素C（克）	礦物質 鈣（毫克）	鐵（毫克）
火雞	263	27.0	16.4	—	—	—	—	—	—	—	—
芥茉子	23	0.8	0.2	4.9	tr.	0.04	0.05	0.3	22	35	0.4
芥茉葉	20	2.2	0.2	3.6	6,300	0.15	0.24	0.6	69	184	1.1
		26.4									
小牛肉	234	20.5	13.4	—	—	0.07	0.25	5.4	—	11	3.2
核桃（黑色）	628	14.8	59.3	14.8	300	0.22	0.11	0.7	—	rt.	6.0
核桃（英國）	651		64.0	15.8	30	0.33	0.13	0.9	2	99	3.1
栗子	79	1.4	0.2	19.0	—	0.14	0.20	1.0	4	4	0.6
水芹	19	2.2	0.3	3.0	4,900	0.08	0.16	0.9	79	151	1.7
西瓜	26	0.5	0.2	6.4	590	0.03	0.03	0.2	7	7	0.5
全麥麵粉	333	13.3	2.0	71.0	—	0.55	0.12	4.3	—	41	3.3
麩質麵粉	378	41.4	1.9	47.2	—	—	—	—	—	40	—
小麥芽	363	26.6	10.9	46.7	—	2.01	0.68	4.2	—	72	9.4
小麥（加鹽）	363	15.0	1.5	78.5	—	0.55	0.23	7.8	—	28	4.2
小麥（無鹽）	354	9.9	2.0	79.9	—	0.22	0.11	4.4	—	43	3.5
白魚	215	15.2	14.0	5.8	2,000	0.11	0.11	2.3	tr.	—	0.5
山芋	101	2.1	0.2	23.2	tr.	0.10	0.04	0.5	9	20	0.6
酵母菌（烘焙用）	282	(36.9)	1.6	38.9	tr.	2.33	5.41	36.7	tr.	(44)	(16.1)
酵母菌（釀酒用）	283	(38.8)	1.0	38.4	tr.	15.61	4.28	37.9	tr.	210	17.3
酵母乳（脫脂奶粉）	50	3.4	1.7	5.2	70	0.04	0.18	0.1	1	120	tr.
酵母乳（全脂牛奶）	62	3.0	3.4	4.9	140	0.03	0.16	0.1	1	111	tr.
餅乾	423	10.7	8.8	74.3	40	0.05	0.07	0.9	—	13	0.6

＊摘錄自美國農業部「農業手冊」第八冊，《食物的成分》

（續附錄 III）

食物分類 100克＝3 ½盎司	卡路里	蛋白質（克）	脂肪（克）	碳水化合物（克）	維生素A 國際單位 (IU)	維生素B 維生素B1（毫克）	維生素B2（毫克）	菸鹼酸（毫克）	維生素C（毫克）	礦物質 鈣（毫克）	鐵（毫克）
秋葵莢	29	2.0	0.3	6.0	490	(0.13)	(0.18)	(0.9)	20	92	0.5
橄欖	116	1.4	12.7	1.3	300	—	—	—	—	61	1.6
洋葱（生的）	38	1.5	0.1	8.7	40	0.03	0.04	0.2	10	27	0.5
洋葱（烹調過的）	29	1.2	0.1	6.5	40	0.03	0.03	0.2	7	24	0.4
洋葱（乾燥的）	350	8.7	1.3	82.1	200	0.25	0.18	1.4	35	166	2.9
洋葱苗	45	1.1	0.2	10.5	tr.	0.05	0.04	0.4	25	40	0.6
橘子（去皮）	49	1.0	0.2	12.2	200	0.10	0.04	0.4	(50)	41	0.4
橘子汁	45	0.7	0.2	10.4	200	0.09	0.03	0.4	50	11	0.2
橘子汁（濃縮）	158	2.3	0.2	38.0	710	0.30	0.05	1.2	158	33	0.4
牡蠣	66	8.4	1.8	3.4	310	0.14	0.18	2.5	—	94	5.5
薄餅	231	7.1	7.0	34.1	120	0.17	0.22	1.3	tr.	101	1.3
香菜	44	3.6	0.6	8.5	8,500	0.12	0.26	1.2	172	203	6.2
防風草	66	1.5	0.5	14.9	30	0.07	0.08	0.1	10	45	0.6
水蜜桃（生的）	38	0.6	0.1	9.7	1,330	0.02	0.05	1.0	7	9	0.5
水蜜桃（加糖）	78	0.4	0.1	20.1	430	0.01	0.02	0.6	3	4	0.3
水蜜桃（乾燥）	262	3.1	0.7	68.3	3,900	0.01	0.19	5.3	18	48	6.0
水蜜桃（乾燥、以糖醃漬）	119	0.9	0.2	30.8	1,070	tr.	0.05	1.4	2	13	1.6
花生（帶皮）	564	26.0	47.5	18.6	—	1.14	0.13	17.2	—	69	2.1
花生（烤過、加鹽）	585	26.0	49.8	18.8	—	0.32	0.13	17.2	—	74	2.1
花生醬	581	27.8	49.4	17.2	—	0.13	0.13	15.7	—	63	2.0
梨子（帶皮）	61	0.7	0.4	15.3	20	0.02	0.04	0.1	4	8	0.3
梨子（加糖）	76	0.2	0.2	19.6	tr.	0.01	0.02	0.1	1	5	0.2
梨子（乾燥）	268	3.1	1.8	67.3	70	0.01	0.18	0.6	7	35	1.3
梨子（乾燥、以糖醃漬）	151	1.3	0.8	38.0	30	tr.	0.07	0.2	2	15	0.6
豆類（烹調過）	43	2.9	0.2	9.5	(610)	0.22	0.11	—	—	56	0.5
豆類（罐頭）	66	3.5	0.3	12.5	450	0.09	0.05	0.9	—	20	1.7
核果	687	9.2	71.2	14.6	130	0.86	0.13	0.9	2	73	2.4
椒椒粉（辣的）	25	0.9	0.1	6.1	610	0.02	0.05	0.8	68	7	0.5
椒椒粉（含子）	65	2.3	0.4	15.8	21,600	0.1	0.2	2.9	369	16	1.4
胡椒子（生的、甜的）	22	1.2	0.2	4.8	420	0.08	0.08	0.5	128	9	0.7
胡椒子（煮過的）	18	1.0	0.2	3.8	420	0.06	0.07	0.5	96	9	0.5
胡椒子（加牛肉、麵包屑）	170	13.0	5.5	16.8	280	0.09	0.17	2.5	40	42	2.1
青柿	77	0.7	0.4	19.7	2,710	0.03	0.02	0.1	11	6	0.3
醃小黃瓜	11	0.7	0.2	2.2	100	tr.	0.02	tr.	6	26	1.0
派：蘋果	256	2.2	11.1	38.1	30	0.02	0.02	0.4	1	8	0.3
水蜜桃	255	2.5	10.7	38.2	730	0.02	0.04	0.7	3	10	0.5
覆盒子	253	2.5	10.7	38.2	50	0.02	0.04	0.3	3	64	0.7
鳳梨（生的）	52	0.4	0.2	13.7	70	0.09	0.03	0.2	17	17	0.5
鳳梨（罐頭）	74	0.3	0.1	19.4	50	0.08	0.02	0.2	7	11	0.3

（續附錄 Ⅲ）

食物分類 100克＝3½盎司	卡路里	蛋白質（克）	脂肪（克）	碳水化合物（克）	維生素A 國際單位(IU)	維生素B 維生素B1（毫克）	維生素B2（毫克）	菸鹼酸（毫克）	維生素C（毫克）	礦物質 鈣（毫克）	鐵（毫克）
鳳梨汁（不加糖）	179	1.3	0.1	44.3	50	0.23	0.06	0.9	42	39	0.9
比薩（加乳酪）	236	12.0	8.3	28.3	630	0.05	0.20	1.0	8	221	1.0
李子	75	0.8	0.2	19.7	300	0.03	0.03	0.5	4	12	0.5
李子（加糖）	83	0.4	0.1	21.6	1,210	0.02	0.02	0.4	2	9	0.9
爆米花	286	12.7	5.0	76.7	—	—	(0.12)	2.2	—	(11)	(2.7)
爆米花（加油、鹽）	456	9.8	21.8	59.1	—	—	0.09	1.7	—	8	2.1
豬肉（火腿）	394	21.9	33.3	—	—	0.49	0.22	4.4	—	10	2.9
（瘦肉）	387	23.5	31.8	—	—	0.92	0.27	5.6	—	10	3.1
（腰部肉）	467	19.7	42.5	—	—	0.40	0.19	3.2	—	8	2.5
（排骨）	93	2.6	0.1	21.1	tr.	0.10	0.04	1.7	20	9	0.7
馬鈴薯（帶皮）	65	1.9	0.1	14.5	tr.	0.09	0.03	1.2	16	6	0.5
（烤）	274	4.3	13.2	36.0	tr.	0.13	0.08	3.1	21	15	1.3
（加乳酪）	145	5.3	7.9	13.6	320	0.06	0.12	0.9	10	127	0.5
馬鈴薯片	568	5.3	39.8	50.0	tr.	0.21	0.07	4.8	16	40	1.8
馬鈴薯沙拉	99	2.7	2.8	16.3	140	0.08	0.07	1.1	11	32	0.6
梅子	119	1.0	0.3	31.4	750	0.03	0.07	0.7	1	24	1.8
梅子汁	77	0.4	0.1	19.0	—	0.01	0.01	0.4	2	14	4.1
南瓜	33	1.0	0.3	7.9	6,400	0.03	0.05	0.6	5	25	0.4
蘿蔔	17	1.0	0.1	3.6	10	0.03	0.03	0.3	26	30	1.0
葡萄乾	289	2.5	0.2	77.4	20	0.11	0.08	0.5	1	62	3.5
覆盆子	57	1.2	0.5	13.6	130	0.03	0.09	0.9	25	22	0.9
覆盆子（加糖）	98	0.7	0.2	24.6	(70)	0.02	0.6	0.6	21	13	0.6
酵母菌製品	89	3.1	3.5	11.6	140	0.03	0.15	0.1	1	111	tr.
大黃（加糖）	141	0.5	0.1	36.0	80	(0.02)	(0.05)	(0.3)	6	78	0.6
米（糙米）	119	2.5	0.6	22.5	—	0.09	0.02	1.4	—	12	0.5
白米	109	2.0	0.1	24.2	—	0.11	—	1.0	—	10	0.9
穀類（不加鹽）	399	6.0	0.4	89.5	—	0.44	0.04	4.4	—	20	1.8
米布丁	146	3.6	3.1	26.7	110	0.03	0.14	0.2	tr.	98	0.4
沙拉醬（加乳酪）	504	4.8	52.3	7.4	210	0.01	0.10	0.1	2	81	0.2
沙拉醬（低卡路里）	76	3.0	5.9	4.1	170	tr.	0.07	0.1	2	64	0.
鮭魚（罐頭）	203	21.7	12.2	—	—	—	—	—	—	—	—
鮭魚（薰）	176	21.6	9.3	—	—	—	—	—	—	14	—
沙丁魚罐頭	311	20.6	24.4	0.6	180	0.02	0.16	4.4	—	354	3.5
香腸（冷盤）	304	12.1	27.5	1.1	—	0.16	0.22	2.6	—	7	1.8
（煙薰）	345	15.1	31.1	—	—	0.22	0.19	3.1	—	9	2.3
（鄉村口味）	304	12.4	27.2	1.6	—	0.15	0.20	2.5	—	5	1.5
（牛肉、豬肉）	307	16.2	25.2	1.8	6,350	0.20	1.30	5.7	—	9	5.4
（午餐肉）	294	15.0	24.9	1.3	—	0.31	0.21	3.0	—	9	2.2
（豬肉香腸）	476	18.1	44.2	tr.	—	0.79	0.34	3.7	—	7	2.4

[附錄Ⅳ] 每日飲食各種營養素供給量(RDA)

	年齡範圍	體重		身高		熱能	蛋白質	脂溶性維生素		
								維生素A	維生素D	維生素E
	歲	公斤	磅	公分	吋	卡路里	毫克	國際單位		
嬰兒	0.0–0.5	6	14	60	24	kg.x117	kg.x2.2	1400	400	4
	0.5–1.0	9	20	71	28	kg.x108	kg.x2.0	2000	400	5
兒童	1–3	13	28	86	34	1300	23	2000	400	7
	4–6	20	44	110	44	1800	30	2500	400	9
	7–10	30	66	135	54	2400	36	3300	400	10
成人(男)	11–14	44	97	158	63	2800	44	5000	400	12
	15–18	61	134	172	69	3000	54	5000	400	15
	19–22	67	147	172	69	3000	54	5000	400	15
	23–50	70	154	172	69	2700	56	5000		15
	51＋	70	154	172	69	2400	56	5000		15
成人(女)	11–14	44	97	155	62	2400	44	4000	400	12
	15–18	54	119	162	65	2100	48	4000	400	12
	19–22	58	128	162	65	2100	46	4000	400	12
	23–50	58	128	162	65	2000	46	4000		12
	51＋	58	128	162	65	1800	46	4000		12
懷孕期間						＋300	＋30	5000	400	15
授乳期間						＋500	＋20	6000	400	15

[續附錄Ⅳ]　　每日飲食各種營養素供給量(RDA)

	水溶性維生素						礦物質					
	維生素C	葉酸	菸鹼酸	核黃素	維生素B1	維生素B12	鈣質	磷	碘	鐵質	鎂	鋅
	毫克	微克	毫克			微克	毫克		微克	毫克		
嬰兒	35	50	5	0.4	0.3	0.3	360	240	35	10	60	3
	35	50	8	0.6	0.5	0.3	540	400	45	15	70	5
兒童	40	100	9	0.8	0.7	1.0	800	800	60	15	150	10
	40	200	12	1.1	0.9	1.5	800	800	80	10	200	10
	40	300	16	1.2	1.2	2.0	800	800	110	10	250	10
成人(男)	45	400	18	1.5	1.4	3.0	1200	1200	130	18	350	15
	45	400	20	1.8	1.5	3.0	1200	1200	150	18	400	15
	45	400	20	1.8	1.5	3.0	800	800	140	10	350	15
	45	400	18	1.5	1.4	3.0	800	800	130	10	350	15
	45	400	16	1.5	1.2	3.0	800	800	110	10	350	15
成人(女)	45	400	16	1.3	1.2	3.0	1200	1200	115	18	300	15
	45	400	14	1.4	1.1	3.0	1200	1200	115	18	300	15
	45	400	14	1.4	1.1	3.0	800	800	100	18	300	15
	45	400	13	1.2	1.0	3.0	800	800	100	18	300	15
	45	400	12	1.1	+1.0	3.0	800	800	80	10	300	15
懷孕期間	60	800	+2	+0.3	+0.3	4.0	1200	1200	125	18+	450	20
授乳期間	80	600	+4	+0.5	+0.3	4.0	1200	1200	150	18	450	25

營養與健康 2

營養與保健

定價 230 元

著　　者：安德爾・戴維絲(Adelle Davis)
譯　　者：王明華
編　　輯：世潮編輯羣
責任編輯：戴　煜
封面設計：陳麗眞

發 行 人：簡玉芬
出 版 者：世潮出版有限公司
登 記 證：行政院新聞局局版台業字第 5108 號
地　　址：台北縣新店市民生路 19 號 5 樓
劃　　撥：17528093　世潮出版有限公司

總 經 銷：世茂出版社
TEL：(02) 22183277(代表)
FAX：(02) 22183239
電腦排版：磐古電腦排版公司
印　　刷：長紅印製企業有限公司
初版一刷：1993 年（民 82）四月
十四刷：2003 年（民 92）9 月

合法授權・翻印必究

⊙本書係經由大蘋果股份有限公司取得美國 Signet Book 獨家授權國際中文版。

・本書若有缺頁、破損請寄回更換・本書 ISBN　957-529-300-2
原書 ISBN　0-451-11998-3

國立中央圖書館出版品預行編目資料

營養與保健／安德爾·戴維絲(Adelle Davis)著
；許志榮譯. -- 初版. --臺北縣新店市：世
潮出版：世茂總經銷，民82
面 ； 公分--(營養與健康；2)
譯自：Let's stay healthy
ISBN 957-529-300-2(平裝)

1. 營養 2. 健康法

411.3 81006710

世茂出版有限公司
世潮出版有限公司
智富出版有限公司

世茂出版有限公司
世潮出版有限公司
智富出版有限公司